"十四五"职业教育河南省规划教材

食品类专业系列教材

食品营养与卫生

（第二版）

主　编　袁　仲　袁　彬

主　审　潘自舒

科学出版社

北　京

内 容 简 介

本书主要介绍人体需要的能量与营养素、食品的营养价值与食品加工、不同人群的营养与膳食、膳食结构与营养配餐、食品污染与预防措施、各类食品的卫生与管理、食物中毒与预防措施等，并根据中国营养学会发布的《中国居民膳食指南（2022）》，对相关内容进行了全面更新，并收录了营养配餐等最新知识。本次改版增加了课程思政元素，增设了新的工作任务内容，增强了教材的实用性。

本书可作为高职高专院校食品智能加工技术、食品检验检测技术、食品营养与健康、食品质量与安全、食品生物技术、食品贮运与营销等专业教材，也适于非食品类专业学生作为公共选修课教材，还可作为从事食品生产的技术人员和管理人员的参考用书。

图书在版编目（CIP）数据

食品营养与卫生 / 袁仲, 袁彬主编. -- 2 版. 北京：科学出版社, 2024. 12.
（"十四五"职业教育河南省规划教材）（食品类专业系列教材）.
ISBN 978-7-03-080190-6

Ⅰ．R15

中国国家版本馆 CIP 数据核字第 2024CG8487 号

责任编辑：王建洪　李　莎 / 责任校对：王万红
责任印制：吕春眠 / 封面设计：东方人华平面设计部

科 学 出 版 社 出版

北京东黄城根北街 16 号
邮政编码：100717
http://www.sciencep.com

三河市良远印务有限公司印刷
科学出版社发行　　各地新华书店经销

*

2012 年 2 月第 一 版　　开本：787×1092 1/16
2024 年 12 月第 二 版　　印张：16 1/4
2024 年 12 月第十七次印刷　字数：380 000

定价：59.00 元
（如有印装质量问题，我社负责调换）

销售部电话 010-62136230　编辑部电话 010-62130750

第二版前言

"民以食为天"。膳食、营养与人民生活息息相关,合理营养是健康的基础。科学饮食、合理营养、促进健康已成为社会的基本需求。因此,掌握基本营养学知识,了解科学饮食、合理营养的健康理念,有助于人们日常健康的维护和疾病的防治,从而提高生活和生命质量。但是,当前我国居民对营养知识的了解较少,营养人才严重缺乏。为了广泛普及营养知识,提高全民营养素质,培养专业营养技术人员已成为当前我国社会的迫切需求。

"食以安为先"。食品安全以食品卫生为基础。食品卫生是公共卫生的组成部分,也是食品科学的内容之一。食品卫生的研究内容主要包括食品污染物质的性质、分类、来源、对人体所造成的危害;食物中毒与预防措施;为了防止污染危害,保证食品的卫生质量,食品生产、消费的全过程所应采取的相应措施。

与第一版相比,本书的主要修改内容及特色如下:

1)融入课程思政元素,增加了课程思政内容

本书在编写过程中,结合编者十多年的教学经验,运用"三全育人"的教育理念,将思政元素融入课程和教材之中,通过整合思政元素与专业知识资源,实现专业课和思政课协同育人。"食品营养与卫生"课程于 2022 年 4 月被评为河南省职业教育和继续教育课程思政示范课程,并于 2023 年 1 月被农业农村部评为首届涉农职业院校服务乡村振兴"名师名课";《食品营养与卫生》(修订版)被评为河南省"十四五"首批职业教育规划教材。

2)根据最新现行标准,修订更新相关内容

自第一版出版以来,中国营养学会先后修订发布了《中国居民膳食指南(2016)》《中国居民膳食指南(2022)》。本书出版过程中,采用最新版标准,替换了第一版中已终止使用的标准,对相关内容进行了全面的更新,并更新了营养配餐等最新知识。

3)以项目为导向,重新构建教材结构

本书采用项目导向,每个项目包含若干学习单元和工作任务,将第一版的实验实训内容更新为相应的工作任务,融入每一个项目中,并增添了新的工作任务,具有较强的可操作性。

本书由商丘职业技术学院袁仲、袁彬任主编,商丘职业技术学院李哲斌、内蒙古商贸职业学院刘静、商丘职业技术学院周向辉任副主编,参与编写的还有商丘太上老菌餐饮文化连锁有限公司李福文。编写分工如下:项目一、项目四任务七~十由周向辉编写;项目二、项目三、项目四学习单元一~三由李哲斌编写;项目四学习单元四由李福文、袁仲编写;项目五、项目六由袁彬编写;项目七由袁仲、刘静编写。全书由袁仲统稿并整理。中原教学名师、商丘职业技术学院潘自舒教授对全稿进行了审稿,在此深表感谢。

在本书编写过程中，编者参考了大量文献，同时得到了商丘职业技术学院等相关院校及科学出版社的大力支持，在此一并表示感谢。

由于编者水平有限，疏漏和不足之处在所难免。敬请广大读者批评指正。

编　者

第一版前言

"民以食为天",膳食、营养与人民生活息息相关,合理营养是健康的基础。科学饮食、合理营养、促进健康已成为社会的基本需求。因此,掌握基本营养学知识,了解科学饮食、合理营养的健康理念,有助于人们日常健康的维护和疾病的防治,从而提高生活和生命质量。但是,当前我国居民对营养知识了解较少,营养人才严重缺乏。为了广泛普及营养知识,提高全民营养素质,培养专业营养技术人员已成为当前我国社会的迫切需求。

"食以安为先",食品安全是以食品卫生为基础。食品卫生是公共卫生的组成部分,也是食品科学的内容之一。食品卫生研究的内容主要包括:食品污染物质的性质、分类、来源、对人体所造成的危害;食物中毒与预防措施;为了防止污染危害,保证食品的卫生质量,食品生产、消费的全过程所应采取的相应措施以及食品卫生监督与管理。

本书主要介绍人体需要的能量和营养素、各类食品的营养价值、各类人群的营养与膳食、膳食结构与营养配餐、食品污染及其预防措施、食物中毒及其预防措施、各类食品的卫生与管理、食品卫生监督与管理等;并根据中国营养学会发布的《中国居民膳食指南(2007)》,对相关内容进行了全面的更新,收入了营养配餐等最新知识;增设了相应的实验实训内容,具有较强的实用性。

全书力求做到科学性、先进性与实用性相结合,注重理论知识和实践技能的有机结合。在内容选择和编排顺序上尽可能结合食品专业的实际需要,以对应于职业岗位的知识与技能要求为目标,以"必需、够用、实用"为重点,力求做到简明扼要、由浅入深、循序渐进、实用有效。每个项目前有知识目标、能力目标、案例导入、课前思考题,项目结束时设有项目小结、复习思考题,并设计了相应的实验实训,强调对学生的发散性思维的培养,侧重于培养学生分析和解决实际问题的能力,尤其是实践能力和创新能力。

本书可作为高职高专食品加工技术、食品营养与检测、食品生物技术、食品检测及管理、食品贮运与营销等专业教材,也适用于非食品专业的学生作为公共选修课教材,还可作为从事食品生产的技术人员和管理人员的参考用书。

本书由商丘职业技术学院袁仲任主编,鹤壁职业技术学院杨玉红、内蒙古商贸职业学院刘静、商丘职业技术学院王艳萍任副主编,参加编写的还有河南农业职业学院王彦平、黄河水利职业技术学院申森、河南轻工职业学院王新玉和烟台工程职业技术学院韩升霞。编写分工如下:第一单元项目一、项目三由袁仲和韩升霞编写;第一单元项目二由王彦平编写;第一单元项目四由王艳萍编写;第二单元项目五、项目六由杨玉红和申森编写;第二单元项目七由刘静编写;第三单元实验实训由王新玉编写。全书由袁仲统稿并整理,教育部高职高专食品类专业教学指导委员会委员、广东食品药品职业学院王尔茂教授对全稿进行了审稿,在此深表感谢!

　　本书在编写过程中，参考了相关专著、教材和其他文献，得到了商丘职业技术学院、鹤壁职业技术学院等相关院校及科学出版社等单位的大力支持，在此一并表示感谢。

　　由于编者水平有限，疏漏和不足之处在所难免，敬请同行专家和广大读者批评指正。

编　者

目　录

第一篇　食　品　营　养

第二篇　食 品 卫 生

第一篇 食品营养

"民以食为天。"食物是人类生存和发展的重要物质基础。人类在生命活动过程中，需要不断地从外界环境中摄取食物，获得生命活动所需的营养物质，这些营养物质在营养学上称为"营养素"。人体所需的营养素有碳水化合物、脂类、蛋白质、矿物质、维生素、水和膳食纤维，共七大类。碳水化合物、脂类和蛋白质因为需要量多，在膳食中所占的比例大，称为"宏量营养素"，它们也是产生能量的重要物质，又称"产能营养素"；矿物质和维生素因需要量相对较少，在膳食中所占比例也较小，称为"微量营养素"。这些营养素在人体内有三方面作用：一是供给生活、劳动和组织细胞功能所需的能量；二是提供人体的"建筑材料"，用以构成和修补身体组织；三是提供调节物质，用以调节机体的生理功能。可见营养素是健康之本，是健康的物质基础。

食品营养与健康的关系十分密切。各种营养成分与人体健康有着非常密切和复杂的关系，随着营养与健康研究的不断深入，这些成果为人类的合理膳食、延年益寿和提高生命质量提供科学依据。膳食失衡就会导致营养失衡，营养失衡不仅使人体质衰弱，而且会引起许多疾病。合理膳食不仅能够增进健康，还可作为预防疾病的手段。"药补不如食补"，这说明了食物营养对人体健康的重要意义。根据现代营养学的研究，人体对所需要的七大营养素不仅有量的需求，而且各营养素之间还应有合适的配比。合理营养可维持人体的正常生理功能，促进健康和生长发育，提高机体的劳动能力、抵抗力和免疫力，有利于某些疾病的预防和治疗。缺乏合理营养将产生障碍以致发生营养缺乏病或营养过剩性疾病（肥胖症和动脉粥样硬化等）。

《中国居民膳食指南科学研究报告（2021）》对中国居民营养与健康状况调查研究结果显示：我国居民营养状况和体格明显改善；居民生活方式改变，身体活动水平显著下降；超重肥胖及膳食相关问题日趋严重；膳食不平衡是慢性病发生的主要危险因素；城乡发展不平衡，农村地区膳食结构亟待改善；孕妇、婴幼儿和老年人的营养问题仍需特别关注；食物浪费问题严重，营养健康素养有待提高。因此，通过学习食品营养与卫生知识，可以构建不同人群合理的膳食结构；借鉴中国传统的饮食保健理论，可以合理利用食物的物性，应用于人们的日常膳食调节中，从而达到促进身体正常生长发育，增进健康，提高机体生理机能，防治疾病和延年益寿的目的。

项目一　人体需要的能量与营养素

【知识目标】

（1）掌握人体能量需求、能量的食物来源。

（2）掌握必需氨基酸、必需脂肪酸的概念及生理功能。

（3）了解碳水化合物的功能与代谢的基本原理；脂类的组成及功能。

（4）掌握碳水化合物、脂类、蛋白质、矿物质、维生素、水和膳食纤维的生理功能。

（5）了解食物中碳水化合物、脂类、蛋白质、矿物质、维生素、水和膳食纤维的供给量与来源。

【能力目标】

（1）能对人体所需能量进行评价。

（2）能根据人体对营养素的需要选择合适的食物，掌握营养素缺乏的改善方法。

（3）能对食物中蛋白质、脂肪等进行营养评价。

【素质目标】

（1）加强中华民族传统文化知识的渗透，弘扬爱国情怀，培养学生文化自信和民族自豪感。

（2）培养学生树立正确的世界观，不断提高辩证思维能力。

【案例导入】

中华民族饮食文化博大精深，源远流长。唐代著名的中医药学家孙思邈，重视饮食保健，寿超百岁，是有名的老寿星。在他所著的《千金要方》和《千金翼方》中，有很多饮食保健方面的论述，至今仍值得我们借鉴。孙思邈在古代那种战乱频繁、物质贫乏的艰苦条件下，能寿超百岁，关键之一就是他非常重视饮食和保健。他在《千金要方》中明确指出："安身之本，必资于食……不知食宜者，不足以存生也。"在疾病防治过程中，孙思邈还非常重视食疗，他指出："夫为医者，当须先洞晓病源，知其所犯，以食治之。食疗不愈，然后命药"。

国务院办公厅印发的《国民营养计划（2017—2030年）》中提到，"到2030年，营养法规标准体系更加健全，营养工作体系更加完善，食物营养健康产业持续健康发展，传统食养服务更加丰富，'互联网＋营养健康'的智能化应用普遍推广，居民营养健康素养进一步提高，营养健康状况显著改善。实现以下目标：

——进一步降低重点人群贫血率。5岁以下儿童贫血率和孕妇贫血率控制在10%以下。

——5岁以下儿童生长迟缓率下降至5%以下；0～6个月婴儿纯母乳喂养率在2020年的基础上提高10%。

——进一步缩小城乡学生身高差别；学生肥胖率上升趋势得到有效控制。

——进一步提高住院病人营养筛查率和营养不良住院病人的营养治疗比例。

——居民营养健康知识知晓率在2020年的基础上继续提高10%。

——全国人均每日食盐摄入量降低20%，居民超重、肥胖的增长速度明显放缓。"

营养是人类维持生命、生长发育和健康的重要物质基础，国民营养事关国民素质提高和经济社会发展。作为一名食品人，我们应该学以致用，了解国家政策，要求真务实，具有心系人民健康的大局意识。

【课前思考题】

（1）人体需要哪些营养素？这些营养素各有什么功能？

（2）营养素缺乏容易患哪些疾病？怎样预防？

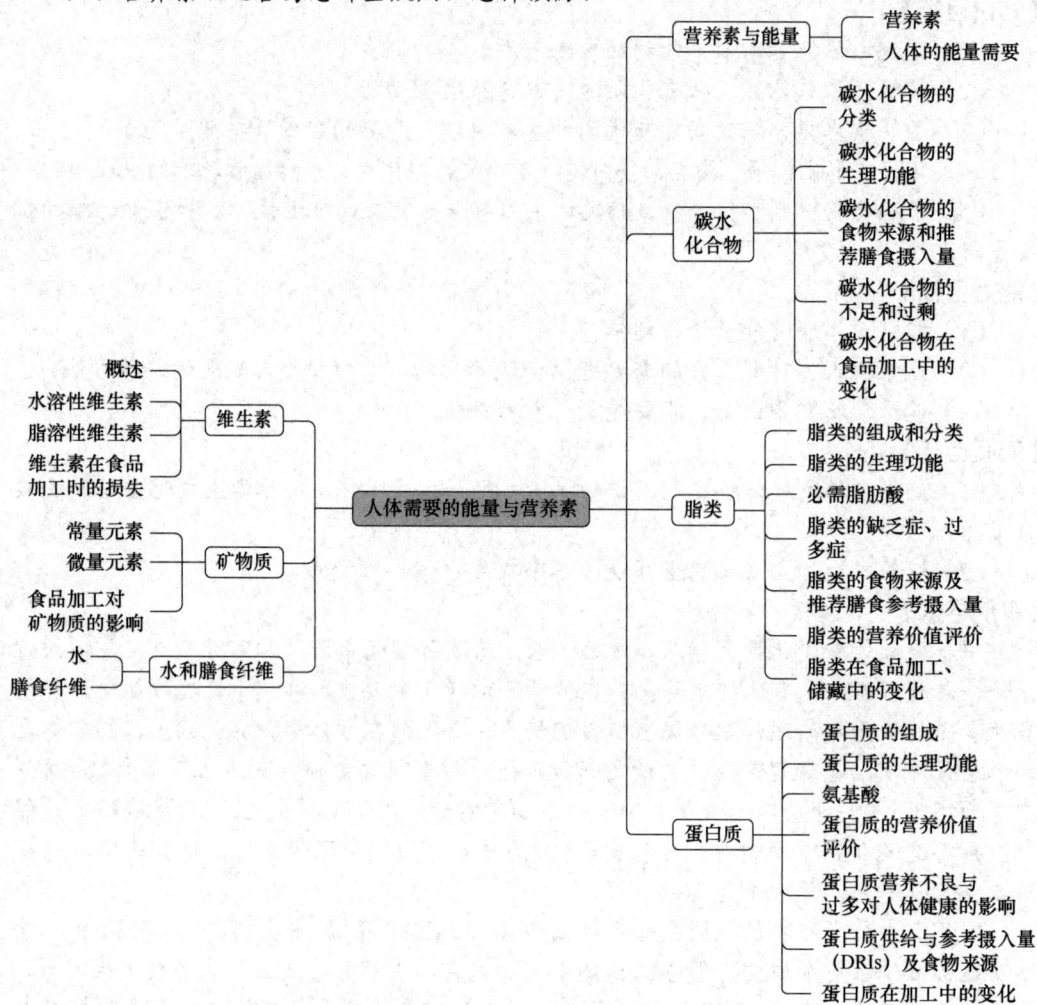

学习单元一　营养素与能量

一、营养素

（一）营养素的概念与种类

1. 营养

"营养"作为一个名词、术语已为众所习用，但人们对它的确切定义却未必准确了解。"营"在汉语里是谋求的意思,"养"是养生或养身,两个字组合在一起应当是"谋求养生"的意思。"营养"一词确切且比较完整的定义应当是:"机体通过摄取食物,经过体内消化、吸收和代谢,利用食物中对身体有益的物质作为构建机体组织器官、满足生理功能和体力活动需要的过程。"其包括两个动态过程:

(1)机体摄取、消化、吸收、利用食物或营养素的过程。

(2)机体利用营养物质维持生长发育、组织更新和良好的健康状态的过程。

2. 营养素

人类在生命活动过程中需要不断地从外界环境中摄取食物,从中获得生命活动所需的营养物质,这些营养物质在营养学上称为"营养素"。

人体所需的营养素有碳水化合物、脂类、蛋白质、矿物质、维生素、水、膳食纤维,共七大类。也可称为六大类,不单独列出膳食纤维,从属于碳水化合物。碳水化合物、脂类和蛋白质因为需要量多,在膳食中所占的比例大,称为"宏量营养素";矿物质和维生素因需要的相对较少,在膳食中所占比例也较小,称为"微量营养素";矿物质中有7种在人体内含量较多,称为"常量元素",有8种在人体内含量较少,称为"微量元素"。

有一些营养素不能在体内合成,必须从食物中获得,称为"必需营养素"。必需营养素包括9种氨基酸:异亮氨酸、亮氨酸、赖氨酸、甲硫氨酸、苯丙氨酸、苏氨酸、色氨酸、缬氨酸、组氨酸;2种脂肪酸:亚油酸、α-亚麻酸;碳水化合物;7种常量元素:钾、钠、钙、镁、硫、磷、氯;8种微量元素:铁、碘、锌、硒、铜、铬、钼、钴;14种维生素:维生素 A、维生素 D、维生素 E、维生素 K、维生素 B_1、维生素 B_2、维生素 B_6、维生素 C、烟酸、泛酸、叶酸、维生素 B_{12}、胆碱、生物素,以及水等,共计40余种。

这些营养素在体内有三方面作用:一是供给生活、劳动和组织细胞功能所需的能量;二是提供人体的"建筑材料",用以构成和修补身体组织;三是提供调节物质,用以调节机体的生理功能。因此,营养素是健康的物质基础。

"民以食为天。"食物是人类生存和发展的重要物质基础。人类每天必须摄入一定数量的食物来维持自己的生命与健康,以保证身体正常生长、发育及从事各项活动。人的生命质量和精神心理与饮食营养有极大的关系,人的智力、体力、学习能力、运动能力、防病能力、康复能力、生殖能力、寿命、身高、体重也都与营养饮食有不可分割的联系。营养素摄入不平衡将引起多种疾病。所以,合理营养和平衡膳食是预防疾病的重要手段。

(二)膳食营养素参考摄入量

1. 营养(生理)需要量与膳食营养素供给量

由中国营养学会推荐的每日膳食营养素供给量是作为保持正常人身体健康而提出的膳食质量指标,它以群体为着眼点,提供的数据和指标不是为单一个体而设置的。生理需要量与营养素供给量有不同的含义。

1)生理需要量

生理需要量是保持人体健康状态、达到应有发育水平和能有效地完成各项生活和劳动活动的人体所需要的热能和营养素的必需量。人体摄入量低于生理需要量将会对身体产生不利的影响。

2）营养素供给量

营养素供给量（recommended dietary allowances，RDAs）是依据膳食需求而提出的对特定人群的适宜摄入量，它是在生理需要量的基础上考虑了人群的安全率而制定的（安全率：人群中的个体差异、应激等特殊情况下需要的波动、食物的消化率、烹调损失及各种食物因素和营养素之间的相互影响等），略高于生理需要量（热能除外）。RDAs 的确定是通过收集健康人群的食物消费和营养素摄入的数据或以流行病学方法观察特定群体的营养状况和改进这种状况而得出的结果。达到 RDAs 要求的主要手段是摄取各种食物，而非某一种补充食物或强化食物。

2. 膳食营养素参考摄入量的相关概念

膳食营养素参考摄入量（dietary reference intakes，DRIs）是在 RDAs 基础上发展起来的一组每日平均膳食营养素摄入量的参考值，它包括以下 4 项内容。

1）平均需要量

平均需要量（estimated average requirement，EAR）是根据个体需要量的研究资料制定的，它依据某些指标判断可以满足某一特定性别、年龄及生理状况群体中的 50%个体需要量的摄入水平。这一摄入水平不能满足群体中另外 50%个体对该营养素的需要。EAR 是制定推荐摄入量的基础。

2）推荐摄入量

推荐摄入量（recommended nutrient intake，RNI）相当于传统使用的 RDAs，是可以满足某一特定性别、年龄及生理状况群体中绝大多数（97%～98%）个体需要量的摄入水平。长期保持 RNI 水平可满足身体对该营养素的需要，保持健康和维持组织中有适当的储备。RNI 的主要用途是作为个体每日摄入该营养素的目标值。

RNI 是以 EAR 为基础制定的。如果已知 EAR 的标准差，则 RNI 定为 EAR 加两个标准差，即 RNI＝EAR＋2SD（SD 为标准差）。如果关于需要量变异的资料不够充分，不能计算标准差时，一般设 EAR 的变异系数为 10%，这样 RNI＝1.2×EAR。

3）适宜摄入量

适宜摄入量（adequate intake，AI）是通过观察或实验获得的健康人群某种营养素的摄入量。AI 的主要用途是作为个体营养素摄入量的目标。制定 AI 时不仅考虑到预防营养素缺乏的需要，而且也纳入了减少某些疾病风险的概念。根据营养"适宜"的某些指标制定的 AI 值一般都超过 EAR，也有可能超过 RNI。

4）可耐受最高摄入量

可耐受最高摄入量（tolerable upper intake level，UL）是平均每日摄入营养素的最高限量。这个量对一般人群中的几乎所有个体都不致引起不利于健康的作用。当摄入量超过 UL 而进一步增加时，损害健康的风险随之增大。UL 并不是一个建议的摄入水平。"可耐受"是指这一剂量在生物学上大体是可以耐受的，但不表示可能是有益的，健康个体摄入量超过 RNI 或 AI 是没有明确的益处的。

3. 膳食营养素参考摄入量的制定方法

膳食营养素参考摄入量的制定方法是通过对人体进行全面的生理生化测定而得出的，确定 DRIs 的每一个指标都要做大量的工作，如代表性人群、特定年龄组等。

二、人体的能量需要

能量是人类赖以生存的基础。人们为了维持生命、生长、发育、繁育后代和从事各种活动，每天必须从食物中获得能量。

扫码学习

量出为入的能量

（一）能量的单位及食物能值

1. 能量的单位

能量的国际单位是焦耳（Joule，J），化学中常用卡路里（卡，cal）做单位，1 卡表示在常压与 20℃ 的条件下，使 1g 水加热升高 1℃ 所需的热能，换算成焦耳是 4.186 焦耳。由于"焦耳"和"卡"的计量单位较小，在营养学上常用"千焦耳，kJ"和"千卡，kcal"表示。个别情况也有用"兆焦耳，MJ"和"兆卡，Mcal"表示。两者关系是

$$1kcal＝4.186kJ \qquad 1kJ＝0.239kcal$$
$$1000kcal＝4.186MJ \qquad 1MJ＝239kcal$$

2. 食物能值

人体所需要的能量来源于食物中的碳水化合物、脂肪和蛋白质。在食物的构成成分中，只有碳水化合物、脂肪和蛋白质对食物的能量构成具有实际意义。营养学上将这三种营养素称为"产能营养素"或"热源质"。

食物能值是食物彻底燃烧时所测定的能值，又称"物理燃烧值"，或称"总能值"。生理能值即机体可利用的能值。在体内，糖类和脂肪氧化的最终产物与体外燃烧时相同，因考虑到机体对它们的消化、吸收情况（如纤维素即不能被人体消化），故二者的生理能值与体外燃烧时稍有不同。

在营养学中，食物粗卡价值是指食物在体外完全氧化反应（燃烧）所释放出的热能，一般是用弹式量热计测定的。食物在机体内经过氧化反应后所释放出来的热能值就是食物生理卡价值。食物生理卡价值要低于粗卡价值。两者的关系为

$$生理卡价值＝粗卡价值×（1－消化吸收损失率）$$

一般情况下，健康人从食物中摄取的能量和所消耗的能量保持平衡状态，否则就会引起体重增加或减轻。每克糖类、脂肪和蛋白质在体内氧化所产生的能量值也称为能量系数。表 1.1 为能量物质产生的能量比较。

表 1.1 能量物质产生的能量比较

比较项目	糖类	脂肪	蛋白质
粗卡价值/（kJ/g）	17.15	39.54	23.64
各物质在体内的消化吸收率/%	98	95	92
各物质在体内提供的能量/（kJ/g）	16.81	37.06	16.74

（二）人体的能量需要

人体对能量的需要与其消耗的能量相等。成年人消耗的能量用于以下几方面：基础

代谢、体力活动和食物的特殊动力作用。对于生长发育中的儿童，还包括生长发育和身体各种组织增长和更新所需要的能量。对于孕妇、乳母还包括生长发育和分泌乳汁等的能量消耗。

1. 基础代谢

基础代谢（basal metabolism，BM）是维持生命最基本活动所必需的能量，即在机体处于空腹 12～14h，睡醒静卧，室温保持在 26～30℃，无任何体力活动和紧张思维活动，全身肌肉松弛，消化系统安静状态下测定的能量消耗。这实际上是机体处于维持最基本的生命活动状态下，即用于维持体温、脉搏、呼吸，各器官组织和细胞基本功能等最基本的生命活动所需的能量消耗。基础代谢受许多因素的影响，如年龄、性别、体质类型、环境因素、应急状态等。在基础状态下，单位时间内所消耗的能量即为基础代谢率（basal metabolic rate，BMR），其表示单位为 kJ/（$m^2 \cdot h$）、kcal/（$m^2 \cdot h$）、MJ/d。一般来说，男性基础代谢率比女性高，儿童和青少年基础代谢率比成年人高，寒冷气温下的人群基础代谢率高于温热气温下的人群。一切应急状态，如创伤、发热等都可使基础代谢率升高。

2. 体力活动

每日从事各种活动消耗的能量，主要取决于体力活动的强度和持续时间。体力活动一般包括社会活动、职业活动、家务活动和休闲活动等，其中以职业活动消耗的能量差别最大。一般成年人能量的推荐摄入量可用 BMR 乘以不同的体力活动水平系数（physical activity level，PAL）进行计算，即能量推荐摄入量 RNI＝BMR×PAL。体力活动一般依据劳动强度的不同划分为 3 级，见表 1.2。

表 1.2　中国成人活动水平分级

活动水平	职业工作时间分配	工作内容举例	PAL 男	PAL 女
轻	75%时间坐或站立 25%时间站着活动	办公室工作、修理电器钟表、售货、酒店服务、化学实验操作、讲课等	1.55	1.56
中	25%时间坐或站立 75%时间特殊职业活动	学生日常活动、机动车驾驶、电工安装、车床操作、金工切割等	1.78	1.64
重	40%时间坐或站立 60%时间特殊职业活动	非机械化农业劳动、炼钢、舞蹈、体育运动、装卸、采矿等	2.10	1.82

3. 食物的热效应

食物的热效应（thermic effect of food，TEF）也称食物的特殊动力作用（specific dynamic action，SDA），是指人体摄食过程中引起的能量消耗额外增加的现象，即摄食后一系列消化、吸收、合成活动及营养素和营养素代谢产物之间相互转化过程中所消耗的能量。不同食物或营养素增加的能耗量不同，进食碳水化合物时可增加其本身所产热能的 5%～6%，蛋白质为 30%，脂肪为 4%～5%。一般成人摄入混合膳食，每日 SDA

相当于基础代谢的 10%，约为 27kJ。

4. 生长发育及孕妇、乳母对能量的需要

婴幼儿、儿童、青少年生长发育所需的能量主要用于形成新的组织及组织的新陈代谢，孕妇为了满足胎儿的生长发育和自身的孕期需要，也要消耗能量。乳母的能量消耗除自身的需要外，也用于乳汁合成与分泌。

（三）能量的供给与食物来源

1. 能量的供给

能量的消耗量是确定能量需要量的基础。能量的供给也应依据能量的消耗而定，不同人群的需要和供给量各不相同，根据目前中国经济水平、食物水平、膳食特点及人群体力活动的特点，结合国内外已有的资料，提出中国居民膳食能量推荐摄入量（RNIs）如表 1.3 所示。

表 1.3　中国居民膳食能量推荐摄入量（RNIs）

年龄/岁	RNIs/（MJ/d）		年龄/岁	RNIs/（MJ/d）	
	男	女		男	女
0	0.40MJ/（kg·d）		中体力活动	11.30	9.62
0.5	0.40MJ/（kg·d）		重体力活动	13.38	11.30
1	4.60	4.40	孕妇（4～6 个月）		+0.84
2	5.02	4.81	孕妇（7～9 个月）		+0.84
3	5.64	5.43	乳母		+2.09
4	6.06	5.85	50～		
5	6.70	6.27	轻体力劳动	9.62	7.94
6	7.10	6.70	中体力劳动	10.87	8.36
7	7.53	7.10	重体力劳动	13.00	9.20
8	7.94	7.53	60～		
9	8.36	7.94	轻体力劳动	7.94	7.53
10	8.80	8.36	中体力劳动	9.20	8.36
11	10.04	9.20	70～		
14	12.13	10.04	轻体力劳动	7.94	7.10
18～			中体力劳动	8.80	7.94
轻体力活动	10.04	8.80	80～	7.94	7.10

三大产能营养素在总能量的供给中应有一个大致适宜的比例。过去西方国家的高脂肪、高蛋白膳食结构给当地居民的身体健康带来许多不良影响。根据我国的饮食特点，成人碳水化合物供给的能量以占总能量的 55%～65%，脂肪占 20%～30%，蛋白质占10%～15%为宜。年龄越小，蛋白质及脂肪供能所占的比例相应增加。

2. 能量的食物来源

人体所需的能量来源于食物中的碳水化合物、脂肪和蛋白质三种产能营养素。正常条件下，碳水化合物是主要能量来源，其次是脂肪，蛋白质的主要作用不是供能。中国居民膳食热能主要来源于粮谷类和薯类，因其含碳水化合物较多。油料作物中富含脂肪，大豆和坚果类含丰富的油脂和蛋白质，是膳食热能辅助来源之一；动物性食品一般比植物性食品含有较多的脂肪和蛋白质，也是膳食热能的重要构成部分；至于蔬菜、水果含热能较少。不管是哪种食品，都应有一定的营养密度。从总的情况来看，在人体所需热能和各种营养素之间应保持一定的平衡关系。

学习单元二　碳水化合物

碳水化合物又称糖类，是由碳、氢、氧组成的一类多羟基醛或多羟基酮类化合物，其基本结构式为 $C_m(H_2O)_n$。碳水化合物是人类能量的最经济和最重要的来源。在植物组织中，它主要以能源物质（如淀粉）和支持结构（如纤维素和果胶等）的形式存在。在动物组织中，碳水化合物主要以肝糖原、肌糖原、核糖、乳糖的形式存在。

一、碳水化合物的分类

碳水化合物可分为糖、寡糖和多糖 3 类，见表 1.4。

表 1.4　碳水化合物分类

总分类（糖分子 DP）	亚组	组成
糖（1~2）	单糖	葡萄糖、半乳糖、果糖
	双糖	蔗糖、乳糖、麦芽糖、海藻糖
	糖醇	山梨醇、甘露糖
寡糖（3~9）	异麦芽低聚寡糖	麦芽糊精
	其他寡糖	棉子糖、水苏糖、低聚果糖
多糖≥10	淀粉	直链淀粉、支链淀粉、变性淀粉
	非淀粉多糖	纤维素、半纤维素、果胶、亲水胶体物质

二、碳水化合物的生理功能

碳水化合物是生命细胞结构的主要成分及主要供能物质，并且具有调节细胞活动的重要功能。

（一）供给和储存能量

维持人体健康所需要的能量中 55%~65% 由碳水化合物提供。每克葡萄糖在体内氧化可以产生 16.7kJ 的能量。糖原是肌肉和肝脏碳水化合物的储存形式，肝脏约储存机体内 1/3 的糖原。一旦机体需要，肝脏中的糖原即将分解为葡萄糖以提供能量。碳水化合物在体内释放能量较快，供能也快，是神经系统和心肌的主要能源，也是肌肉活动时的主要燃料，对维持神经系统和心脏的正常供能、增强耐力、提高工作效率都有重要意义。

（二）构成组织及重要生命物质

碳水化合物是构成机体组织的重要物质，并参与细胞的组成和多种活动。每个细胞都有碳水化合物，其含量为 2%～10%，主要以糖脂、糖蛋白和蛋白多糖的形式存在。核糖核酸和脱氧核糖核酸两种重要生命物质均含有 *D*-核糖，即 5-碳醛糖；一些具有重要生理功能的物质，如抗体、酶和激素的组成成分，也需要碳水化合物参与。

（三）节约蛋白质

机体需要的能量主要由碳水化合物提供，当膳食中碳水化合物供应不足时，机体为了满足自身对葡萄糖的需要，则通过糖原异生作用动用蛋白质以产生葡萄糖，供给能量；当摄入足够量的碳水化合物时，则能预防体内或膳食蛋白质消耗，不需要动用蛋白质来供能，即碳水化合物具有节约蛋白质的作用。

（四）抗生酮作用

脂肪酸被分解所产生的乙酰基需要与草酰乙酸结合进入三羧酸循环，而最终被彻底氧化和分解产生能量。当膳食中碳水化合物供应不足时，草酰乙酸供应相应减少，而体内脂肪或食物脂肪被动员并加速分解为脂肪酸来供应能量。在这一代谢过程中，由于草酰乙酸供应不足，脂肪酸不能彻底氧化而产生过多的酮体，酮体不能及时被氧化而在体内蓄积，以致产生酮血症和酮尿症。膳食中充足的碳水化合物可以防止上述现象的发生，因此称为碳水化合物的抗生酮作用。

（五）解毒作用

经糖醛酸途径生成的葡萄糖醛酸，是体内一种重要的结合解毒剂，在肝脏中能与许多有害物质（如细菌毒素、乙醇、砷等）结合，以消除或减轻这些物质的毒性或生物活性，从而起到解毒作用。

（六）增强肠道功能

非淀粉多糖类如纤维素和果胶、抗性淀粉、功能性低聚糖等抗消化的碳水化合物，虽不能在小肠消化吸收，但能刺激肠道蠕动，促进了结肠内的发酵，使发酵产生的短链脂肪酸和肠道菌群增殖，有助于正常消化和增加排便量。

三、碳水化合物的食物来源和推荐膳食摄入量

（一）碳水化合物食物来源

碳水化合物主要来源于植物性食品中，如谷类、薯类、根茎类等食物中碳水化合物的含量都很丰富，特别是谷物（如大米、小米、面粉、玉米等）中淀粉占 70%～80%，动物性食品中只有肝脏含有糖原，乳中含有乳糖。

（二）碳水化合物的参考膳食摄入量

膳食中碳水化合物的供给量主要根据居民饮食习惯、生活条件等而定，西方国家碳水化合物供能占全日能量的 50%～55%，我国占全日能量的 60%～70%。一般来说，膳食组成中蛋白质、脂肪含量高时，碳水化合物的量可以低些；反之则应高些。

四、碳水化合物的不足和过剩

（一）碳水化合物摄入不足的危害

碳水化合物摄入不足会使蛋白质用于能量代谢，同时不利于脂肪代谢，脂肪氧化不完全，会产生一定数量的酮体，酮体聚集引起血液酸度偏高，导致"酮症"，表现为疲乏、恶心、呕吐等，严重者可致昏迷。长期碳水化合物摄入不足，会造成生长发育迟缓，体重减轻，容易疲劳、头晕等。

如果谷类食物摄入不足还会造成 B 族维生素的缺乏，如果膳食纤维缺乏会引起胃肠道构造的损害和功能障碍，增加诸如溃疡性结肠炎、肥胖症、糖尿病、高脂血症、动脉硬化及癌症等疾病发病的风险。

（二）过多摄入碳水化合物的危害

高糖可刺激人体内胰岛素水平升高，促使血管紧张度增加，引发高血压。食入蔗糖过多者，糖尿病的发病率会增加，还可影响体内脂肪的消耗，造成脂肪堆积，从而导致肥胖，并会促进动脉粥样硬化的发生和发展，以及龋齿和牙周病的发生。

五、碳水化合物在食品加工中的变化

（一）淀粉的水解、糊化和老化

1. 淀粉的水解

淀粉与水一起加热容易发生水解反应，工业上水解淀粉的方法有酸水解法、酶水解法、酸-酶水解法 3 种。

酸水解法是利用无机酸为催化剂使淀粉彻底水解为葡萄糖。酶水解法是糊化后的淀粉利用淀粉酶（α-淀粉酶、β-淀粉酶、葡萄糖淀粉酶）进行水解。酸-酶水解是酸法水解与酶法水解结合的一种淀粉水解方法，即先用酸法水解淀粉至一定水解度再用酶处理。实际应用时取决于所需要的最终产物的性质。一般根据水解程度不同，工业上利用淀粉水解可生产糊精、淀粉糖浆（饴糖）、麦芽糖浆、葡萄糖等。

2. 淀粉的糊化

淀粉与水加热到一定温度（60～80℃）时，淀粉颗粒大量吸水膨胀后成为半透明的黏稠性糊状溶液的过程，称为淀粉的糊化。例如，馒头、米饭的蒸煮即是淀粉的糊化过程。糊化后的淀粉称为 α-淀粉，由于多糖分子吸水膨胀和氢键断裂，使之容易被淀粉酶水解，易于消化。未糊化的淀粉称为 β-淀粉，又称生淀粉，较难消化。

3. 淀粉的老化

经过糊化后的 α-淀粉在室温或低于室温的条件缓慢冷却后可变成难以消化的 β-淀粉，这种现象称为淀粉的老化，俗称"淀粉的返生"。例如，日常生活中凉的馒头、米饭放置一段时间后会变硬和干缩；凉粉变硬而不透明；年糕等糯米制品黏糯性变差，这些都是淀粉的老化所致。

老化后的淀粉与水失去亲和力，并且难以被淀粉酶水解，因而也不易被人体消化吸收。淀粉的老化首先与淀粉的组成密切相关，含直链淀粉多的淀粉易老化，不易糊化；含支链淀粉多的淀粉易糊化，不易老化。食物中淀粉含水量30%~60%时易老化；含水量小于10%时不易老化。

食品工业中将刚刚糊化的淀粉（α-淀粉）迅速骤冷脱水，或在80℃以上迅速脱水制作方便面、方便粥，这种食品吃时再复水，储存时就不会发生老化现象。利用淀粉加热糊化、冷却又老化的原理，还可制作粉丝、粉皮、虾片等食品。

（二）焦糖化反应和美拉德反应

1. 焦糖化反应

糖类在没有氨基化合物存在的情况下加热到其熔点以上时，会变成黑褐色的物质（焦糖或酱色），这种作用称为焦糖化作用。此外，还有一些裂解产物（挥发性的醛、酮等）。在食品加工中，焦糖化作用控制得当，可以使产品得到悦人的色泽及风味。

2. 美拉德反应

美拉德反应也称羰氨反应，是指碳水化合物在加热或长期储存时，还原糖和氨基化合物发生的褐变反应。经过美拉德反应一系列的变化后生成的褐色聚合物称为类黑色素，它在消化道内不能水解，故无营养价值。这类反应往往伴随着食品色泽、风味的变化，与食品的保藏、加工、制造有密切的关系。

（三）沥滤的损失

食品加工中经沸水烫漂后的沥滤操作可使蔬菜、水果装罐时的低分子碳水化合物及膳食纤维受到损失。例如，烫漂胡萝卜时其低分子的单糖和双糖分别损失25%和30%。不同种类及同一种类不同品种的蔬菜在烫漂后其低分子碳水化合物和膳食纤维的损失是不同的。

学习单元三　脂类

脂类是脂肪和类脂的总称，难溶于水，易溶于有机溶剂，是动植物的重要组成部分。脂肪是甘油和各种脂肪酸所形成的甘油三酯。类脂是一类在某些理化性质上与脂肪类似的物质，包括各种磷脂及类固醇，它们也广泛存在于许多动植物食品中。

一、脂类的组成和分类

（一）脂肪

脂肪又称甘油三酯，是由 1 分子甘油和 3 分子脂肪酸组成的。膳食脂肪主要为甘油三酯。

脂肪酸可按其碳链长短（碳原子数）不同而分成 3 类。

（1）短链脂肪酸（$C_4 \sim C_6$），主要存在于乳脂和棕榈油中。

（2）中链脂肪酸（$C_8 \sim C_{12}$），主要存在于某些种子中，如椰子油。

（3）长链脂肪酸（C_{14} 以上），如软脂酸、硬脂酸、亚油酸、亚麻酸等，是脂类中主要的脂肪酸。

脂肪酸还可根据碳链中双键数的多少分成以下 3 类。

（1）饱和脂肪酸，分子中不含双键，多存在于动物脂肪中。

（2）单不饱和脂肪酸，分子中含 1 个双键。油酸是最普通的单不饱和脂肪酸。

（3）多不饱和脂肪酸，分子中含 2 个以上双键，在植物种子和鱼油中含量较多。

（二）类脂

类脂包括磷脂和固醇类。

1. 磷脂

磷脂按其组成结构可以分为两类：一类是磷酸甘油酯，包括磷脂酸、磷脂酰胆碱（卵磷脂）、磷脂酰乙醇胺（脑磷脂）等；另一类是神经鞘脂。机体主要的神经鞘脂是神经鞘磷脂，其分子结构中不含甘油，但含有脂肪酰基、磷酸胆碱和神经鞘氨醇。

2. 固醇类

固醇类为一些类固醇激素的前体。胆固醇是人体中主要的固醇类化合物。人体内的胆固醇有些已酯化，即形成胆固醇酯。胆固醇可转变成类固醇激素（性激素和肾上腺皮质激素）及胆汁酸。胆汁酸是由肝脏产生的一种类固醇酸，能降低脂肪表面张力，促使脂肪乳化，以帮助肠中脂肪的消化和吸收。正常人血浆胆固醇总量为每 100mL 150～250mg，如长期增高，可能诱发胆结石和动脉硬化症。

二、脂类的生理功能

（一）供给能量

脂肪最主要的功能就是供给能量。1g 脂肪在体内可产生 37.7kJ 的能量，是营养素中产热量最高的一种。过量的碳水化合物、脂肪和蛋白质能转化为脂肪储存在体内，体内储存的脂肪是人体的"能量库"。饥饿时，机体首先消耗糖原和脂肪，保护蛋白质。合理营养膳食要求脂肪供能占每日总能量的 20%～30%。

（二）构成人体组织

脂类是人体重要组成成分，广泛存在于生物体内。中性脂肪占体重的 10%～20%，构成脂肪组织，其含量可因体力活动和营养状况而变化，被称为动脂，主要存在于人体皮下结缔组织、腹腔大网膜、肠系膜等处。类脂占总脂肪含量的 1%～5%，是构成细胞膜的基本成分，其含量稳定，不受机体活动和营养状况的影响，被称为定脂。例如，一些固醇是制造体内固醇类激素的必需物质，如肾上腺皮质激素、性激素等。磷脂是构成细胞膜、神经髓鞘外膜和神经细胞的主要成分。

（三）供给必需脂肪酸

必需脂肪酸是指人体必需的，人体不能合成或合成数量不能满足机体需要的，必须从食物中摄取的脂肪酸，包括 n-6 系亚油酸、n-3 系亚麻酸。

人体所需的必需脂肪酸是靠食物脂肪提供的。表 1.5 为常见食物的亚油酸含量。过去认为亚油酸、α-亚麻酸、花生四烯酸这 3 种多不饱和脂肪酸都是必需脂肪酸，近年来的研究证明只有亚油酸、α-亚麻酸是必需脂肪酸，而花生四烯酸可以利用亚油酸由人体合成。表 1.6 为常见食物中多不饱和脂肪酸和饱和脂肪酸的含量。

表 1.5　常见食物的亚油酸含量（占总脂肪百分比/%）

食物名称	亚油酸含量/%	食物名称	亚油酸含量/%
棉籽油	55.6	猪肉（瘦）	13.6
豆油	52.2	猪肉（肥）	8.1
玉米胚油	47.8	牛肉	5.8
芝麻油	43.7	羊肉	9.2
花生油	37.6	鸡肉	24.2
菜油	14.2	鸭肉	22.8
茶油	7.4	猪心	24.4
猪油	6.3	猪肾	16.8
牛油	3.9	猪肝	15.0
羊油	2.0	猪肠	14.9
鸡油	24.7	羊心	13.4
鸭油	19.5	鱼肉	20.9
黄油	3.6	鲤	16.4

表 1.6　常见食物中多不饱和脂肪酸和饱和脂肪酸的含量

食物名称	含量（脂肪总量的百分比/%）			食物名称	含量（脂肪总量的百分比/%）		
	饱和（S）	S/P 值	多不饱和（P）		饱和（S）	S/P 值	多不饱和（P）
菜籽油	21.5	4.5	4.78	米糠油	35.2	20.8	1.67
豆油	62.8	14.8	4.24	猪心	44.7	34.3	1.30
芝麻油	46.6	12.5	3.73	乌贼	37.5	30.0	1.25
玉米油	48.3	15.2	3.18	鲤鱼	22.2	18.6	1.19
棉籽油	55.6	27.9	3.11	鸡肉	29.9	25.6	1.17
花生油	37.6	19.9	1.89	鸡油	26.0	25.9	1.00

续表

食物名称	含量（脂肪总量的百分比/%）			食物名称	含量（脂肪总量的百分比/%）		
	饱和（S）	S/P 值	多不饱和（P）		饱和（S）	S/P 值	多不饱和（P）
鸭肉	23.8	25.2	0.94	羊肉	12.1	42.4	0.29
鲫	20.4	26.1	0.78	皮蛋黄	8.7	31.4	0.28
鲢	22.8	30.4	0.75	鸭蛋黄	5.7	27.7	0.21
猪肾	28.2	44.7	0.63	肥猪肉	8.7	41.7	0.21
兔肉	26.8	44.6	0.60	猪油	8.5	42.7	0.20
鸡蛋黄	14.7	25.8	0.57	牛肉	9.0	46.3	0.19
猪肠	18.0	33.0	0.55	牛油	6.3	51.6	0.12
大黄鱼	20.2	37.3	0.54	牛奶	6.7	59.6	0.11
带鱼	15.7	37.3	0.42	黄油	5.8	58.3	0.10
对虾	15.4	37.2	0.41	全脂奶粉	4.9	62.1	0.08
瘦猪肉	13.8	34.9	0.40	脱脂奶粉	4.5	63.1	0.07
猪肝	15.6	45.7	0.34	羊油	3.4	68	0.05

（四）维持体温和保护内脏器官

脂肪导热性差，储存在皮下的脂肪可以起到隔热、保温的作用；脂肪对脏器起到支撑和保护作用。缺少脂肪，肾脏、肝脏会下垂，严重时会发生游走肾；脂肪在体内可减少脏器之间的摩擦和震动。

（五）促进脂溶性维生素的吸收

奶油、蛋黄油、鱼肝油中含有维生素 A 和维生素 D；许多植物油（如麦胚油、玉米油、菜籽油、芝麻油等）中都含有维生素 E。膳食中有适量脂肪存在，有利于脂溶性维生素的吸收，特别是胡萝卜素的吸收。

（六）增加饱腹感，促进食欲

脂肪在胃内消化较缓，停留时间较长，这是因为过多的油脂抑制胃液的分泌和胃肠的蠕动，因此摄入含脂肪高的食物，可增加饱腹感，使人不易感到饥饿；同时没有脂肪或含脂肪少的食物不好吃，这是因为脂肪能改变食物的感官性状，增加食物的香味，促进食欲。

三、必需脂肪酸

1. 必需脂肪酸的概念

必需脂肪酸是指人体不能自行合成，必须由食物供给，并且能够预防和治疗脂肪酸缺乏症的脂肪酸。人体可以自身合成多种脂肪酸，包括饱和脂肪酸、单不饱和脂肪酸和多不饱和脂肪酸。但是，亚油酸（$C_{18:2\ n-6}$）和 α-亚麻酸（$C_{18:3\ n-3}$）却不能自行合成，必须由食物供给，是人体的必需脂肪酸。必需脂肪酸在植物油中含量较多，而在动物脂肪中含量较少。

中国营养学会提出，膳食亚油酸占膳食能量的 3%～5%，α-亚麻酸占 0.5%～1%时，可使组织中二十二碳六烯酸（docosahexaenoic acid，DHA）达最高水平和避免产生任何明显的缺乏症。

2. 必需脂肪酸的生理功能

必需脂肪酸的生理功能主要有：构成生物膜主要的成分，参与脂肪、胆固醇的代谢和运转，是合成磷脂和前列腺素等的原料，对放射线引起的皮肤损伤具有保护作用。

（1）必需脂肪酸是构成磷脂的重要成分，并参与磷脂合成，以磷脂形式出现在线粒体和细胞膜中。当必需脂肪酸缺乏时，磷脂合成受阻，会诱发脂肪肝，造成肝细胞脂肪浸润。

（2）必需脂肪酸对胆固醇代谢十分重要。人体内约有 70%的胆固醇与脂肪酸结合成酯，方可被转运和代谢，如亚油酸和胆固醇结合而成的高密度脂蛋白（high density lipoprotein，HDL）可将胆固醇从人体各组织运往肝脏而被代谢分解，从而具有降血脂作用。如果缺乏必需脂肪酸，胆固醇将与一些饱和脂肪酸结合，易造成胆固醇在血管内沉积，引发心血管疾病。

（3）必需脂肪酸是合成前列腺素、血栓素、白三烯的原料。前列腺素是由亚油酸合成的，含二十碳不饱和脂肪酸的局部性激素。亚油酸营养正常与否直接关系到前列腺素的合成量，从而影响人体功能的正常发挥。

（4）必需脂肪酸对维护正常视力、增强视力有良好的作用。DHA 在视网膜光受体中含量丰富，是维持视紫红质正常功能的必需物质，α-亚麻酸（ω-3）可在体内转变为 DHA。

一些常见食物油脂中的亚油酸和 α-亚麻酸含量见表 1.7。

表 1.7　常见食物油脂中必需脂肪酸的含量

油脂名称	必需脂肪酸		油脂名称	必需脂肪酸	
	亚油酸	α-亚麻酸		亚油酸	α-亚麻酸
芝麻油	46	10.3	椰子油	16	2
玉米油	56	10.6	橄榄油	17	—
棕榈油	12	—	菜籽油	16	9
米糠油	33	3.1	花生油	38	10.4
文冠果油	48	—	茶油	10	1
猪油	19	—	葵花籽油	63	5
牛油	12	—	豆油	52	7
羊油	13	—	棉籽油	44	10.4

注：以食物中脂肪总量的质量百分数表示。

四、脂类的缺乏症、过多症

（一）脂类的缺乏症

人体脂肪若长期供给不足，会影响大脑的发育，导致营养不良、生长迟缓和各种脂溶性维生素缺乏症，特别是危及皮肤健康的维生素 A 缺乏症。同时，还会导致中枢神经系统功能异常、生殖功能丧失、眼及视网膜病变、肾功能衰竭和血小板功能异常。

（二）脂类的过多症

脂肪摄入过多会引起超重、肥胖。膳食中脂肪总量与血清胆固醇水平及冠心病死亡率呈正相关关系。膳食脂肪总量过高对冠心病的发生有促进作用，而脂肪的种类会对动脉粥样硬化病变产生更大的影响。

研究发现，脂肪摄入过多会引发肿瘤。高脂肪摄入的人群中，结肠癌和乳腺癌发病率及死亡率均高，动物脂肪的摄入量与这两种癌症的发病率和死亡率呈正相关关系。

五、脂类的食物来源及推荐膳食参考摄入量

（一）脂类食物来源

人类膳食脂肪主要来源于动物性脂肪和植物性脂肪。各种食物中含有一定的油脂和类脂。植物性食品如大豆、花生、芝麻等脂类含量都较丰富，此外，动物性食品如肉、鱼等的脂类含量因部位及体脂含量的多少而有差异。动物的脑、心、肝、肾等富含磷脂，乳脂及蛋黄是婴幼儿脂类的良好来源。核桃、葵花籽等坚果或果仁中油脂含量也很高。一般的谷物、蔬菜、水果类食物的脂类含量很少。一些食物的脂类含量见表 1.8。动物脂肪相对含饱和脂肪酸和单不饱和脂肪酸多。植物油主要含不饱和脂肪酸。

表 1.8　一些食物的脂类含量

食物名称	总脂肪/%	食物名称	总脂肪/%
花生	39.2	马铃薯	0.8
玉米	4.3	芝麻	61.7
小米	3.5	瘦羊肉	13.6
白面	1.8	瘦牛肉	19.1
葵花籽	51.1	瘦猪肉	28.8
核桃仁	63.0	兔肉	0.9
杏仁	49.6	鸭肉	7.5
松子	63.3	鹅肉	11.2

（二）脂肪的供给量

世界各国对脂类的摄入没有统一标准。不同地区由于经济发展水平和饮食习惯的差异，脂肪的实际摄入量有很大差异。中国营养学会建议膳食脂肪供给量不宜超过总能量的30%，儿童和少年为25%～35%，成人为20%～25%，老年人以不超过20%为宜。其中，饱和、单不饱和、多不饱和脂肪酸的比例应为1∶1∶1。亚油酸提供的能量达到总能量的1%～2%，即可满足人体对必需脂肪酸的需要。

膳食中脂肪的供给量常因年龄、季节、劳动性质和生活水平而定。如在寒冷的冬季，野外工作者或重体力劳动者，能量消耗得多，就应多摄入脂类，而在炎热的夏天，就应少

摄入脂类。此外，患肝胆疾病的人，胆汁分泌减少，脂肪不易消化，不宜多吃油腻的食物；患痢疾、急性肠胃炎、腹泻的人，由于胃肠功能紊乱，不宜吃油腻的食物。至于幼儿、青少年，正处于生长发育阶段，活动量大，热能消耗多，适当多食用些脂类则对健康有利。

六、脂类的营养价值评价

食用油脂的营养价值，取决于它的消化率、稳定性、脂肪酸组成及维生素含量等。

（一）消化率

食物油脂的消化率与其熔点有密切关系。油脂中含不饱和脂肪酸多，熔点相对较低、消化吸收率高，如植物油组成以亚油酸、亚麻酸等多不饱和脂肪酸为多，故其消化吸收率高；动物脂肪以饱和脂肪酸为多，熔点高，不易被人体消化吸收，如牛脂、羊脂的熔点高于正常体温，在消化道中较难乳化和消化。黄油、奶油容易被消化和吸收。

（二）稳定性

油脂在空气中长时间放置或受理化因素影响会产生刺鼻臭味发生变质酸败。变质酸败的油脂不仅有异味，而且营养价值降低，因为其中的维生素、脂肪酸被破坏，甚至产生了有毒物质，不宜食用。

（三）必需脂肪酸种类及其含量

必需脂肪酸含量越高，营养价值越高；反之，营养价值低。此外，脂肪酸种类不同，其营养价值也不相同。通常植物油中的亚油酸高于动物脂肪，因此，植物油的营养价值较动物油脂高。此外，鱼油中含有丰富的二十碳五烯酸（eicosapentaenoic acid，EPA）和 DHA，研究表明，以上两种多不饱和脂肪酸有降低血脂的功能。

（四）脂溶性维生素的种类及其含量

脂溶性维生素含量越高，营养价值越高。例如，动物脂肪中鱼肝油、奶油、蛋黄油中含有较多维生素 A 和维生素 D，也容易消化吸收，所以营养价值高。猪油内不含维生素 A 和维生素 D，所以营养价值较低。植物油富含维生素 E。

七、脂类在食品加工、储藏中的变化

（一）脂类的品质改良

1. 油脂的精炼

无论采用压榨法还是浸出法制得的毛油都含有一定数量的杂质，这些杂质影响油脂的外观品质。油脂精炼的目的就是去除杂质，其步骤包括脱胶、中和、脱色和去臭。油脂精炼期间的营养变化主要是高温的氧化破坏和吸附脱色的结果，影响较大的是维生素 E 和胡萝卜素的损失。

2. 油脂的氢化

油脂的氢化会使不饱和脂肪酸分子中的双键与氢原子结合为不饱和程度较低的脂

肪酸，成为氢化油或硬化油。这些氢化油广泛用于人造黄油、起酥油、增香、巧克力糖衣及油炸用油。

3. 脂肪的改变

脂肪的改变主要是指改变脂肪的熔点范围和结晶性质，以及增加其在食品加工时的稳定性。

（二）油脂的酸败

油脂或油脂含量较多的食品，在储藏期间因空气中的氧气、日光、微生物、酶等作用，产生不愉快的气味，味变苦涩，甚至具有毒性，这种现象称为油脂的酸败，俗称哈喇。油脂的酸败不仅使味感变差，还可以使其中的脂溶性维生素和必需脂肪酸被破坏。此外，还能产生各种有毒的成分，如酮、环氧丙醛及低分子脂肪酸。长期食用酸败的油脂对人体健康有害，轻者可引起呕吐、腹泻，重者会引起肝大等。

（三）油脂在高温下的化学变化

1. 生成油脂热聚合物

油脂加热后（温度≥300℃），黏度增大，逐渐由稠变脲直至凝固。油炸食品所用油逐渐变稠，即属于此类聚合反应。油脂聚合可形成多种形式的聚合体，如环状单聚体、二聚体、三聚体、多聚体等。因为环状单聚体能被机体吸收，所以毒性较强，会造成肝脏损坏。二聚体可使动物生长缓慢、肝大、生殖功能出现障碍。三聚体不易被机体吸收，故无毒。亚麻油最易聚合，大豆油和芝麻油次之，橄榄油和花生油则不易聚合。在油炸烹饪中要尽量避免高温长时间加热，油炸用油不宜反复使用。

2. 油脂的热氧化反应

油脂在高温下还生成各种分解产物，如酮、醛、酸等，金属离子（如 Fe^{2+}）的存在可催化热解反应。发生热解的油脂，不仅味感变劣，且营养价值丧失，甚至有毒性。所以，在油炸烹饪时，温度不宜过高，应保持在150℃以下。

3. 油煎腌肉可形成致癌物质

腌制的腊肉、咸鱼中的脯氨酸、亚硝胺等化合物，经油煎后可转变为具有致癌性的亚硝基吡咯烷。所以，煎炸时油温不宜过高；间歇性加热比一次性加热更易变性；金属离子能使油脂的变质速度加快；油脂中添加抗氧化剂能降低油脂变质速度。

学习单元四　蛋白质

蛋白质是构成一切生物组织和细胞的基本材料，也是一切生命活动的物质基础。正常成人体内16%～19%是蛋白质。人体内的蛋白质始终处于不断地分解又不断地合成的动态平衡之中，从而达到组织蛋白不断更新和修复的目的。总体来说，成人体内每天约有 3%的蛋白质被更新。

扫码学习

一、蛋白质的组成

蛋白质是由二十多种氨基酸以肽键联结在一起，并形成一定空间结构的大分子有机化合物。相对分子质量可达数万甚至百万，并具有复杂的立体结构，从而构成了无数种功能各异的蛋白质，也才有了丰富多彩、奥妙无穷的生物世界。

蛋白质

从各种动植物组织中提取出蛋白质，经元素分析，其主要含碳、氢、氧、氮及硫；有些蛋白质还含有磷、铁、碘、锰、锌等元素。由于碳水化合物和脂肪中仅含碳、氢、氧，不含氮，因此蛋白质是人体氮的唯一来源，碳水化合物和脂肪不能代替蛋白质。

二、蛋白质的生理功能

（一）构成和修补身体组织

蛋白质是构成机体组织、器官的重要成分，人体各组织、器官均含有蛋白质。在人体的瘦组织中，如肌肉组织和心、肝、肾等器官均含有大量蛋白质；骨骼、牙齿乃至指甲也含有大量蛋白质；细胞中，除水分外，蛋白质约占细胞内物质的 80%。因此，构成机体组织、器官的成分是蛋白质最重要的生理功能。身体的生长发育可视为蛋白质的不断积累过程。这对生长发育期的儿童尤为重要。人体内各种组织细胞的蛋白质始终在不断更新。身体受伤后也需要蛋白质作为修复材料。

（二）构成体内各种重要的生理活性物质

机体新陈代谢有赖于多种生理活性物质的调节，而蛋白质在体内是构成多种具有重要生理活性物质的成分，参与调节生理功能，如核蛋白构成细胞核并影响细胞功能；酶蛋白具有促进食物消化、吸收和利用的作用；免疫蛋白具有维持机体免疫功能的作用；肌球蛋白具有调节肌肉收缩的功能；细胞膜和血液中的蛋白质担负着各类物质的运输和交换的功能。蛋白质或蛋白质衍生物可以构成某些激素，如垂体激素、甲状腺素、胰岛素及肾上腺素等，这些激素都是机体的重要调节物质。

（三）供给能量

由于蛋白质中含碳、氢、氧元素，当机体需要能量时蛋白质可被代谢分解，释放出能量，是人体能量来源之一。但是，蛋白质的这种功能可以由碳水化合物、脂肪所代替。因此，供给能量是蛋白质的次要功能。通常人体总能量的 10%～15%由蛋白质提供。

三、氨基酸

氨基酸是组成蛋白质的基本单位，其具有共同的基本结构，是氨基取代羧酸分子中 α-碳原子上的氢的化合物。按化学结构式分为脂肪族、芳香族氨基酸和杂环氨基酸。在营养学上根据氨基酸的必需性分为必需氨基酸、非必需氨基酸和条件必需氨基酸。

（一）必需氨基酸

必需氨基酸（essential amino acid，EAA）是指人体不能合成或合成速度不能满足机体需要，必须从食物中直接获得的氨基酸。构成人体蛋白质的氨基酸有 20 种（表 1.9）。

表 1.9　构成人体蛋白质的氨基酸

必需氨基酸		非必需氨基酸		条件必需氨基酸	
异亮氨酸	Isoleucine（Ile）	天冬氨酸	Aspartic acid（Asp）	半胱氨酸	Cysteine（Cys）
亮氨酸	Leucine（Leu）	天冬酰胺	Asparagine（Asn）	酪氨酸	Tyrosine（Tyr）
赖氨酸	Lysine（Lys）	谷氨酸	Glutamic acid（Glu）		
甲硫氨酸	Methionine（Met）	谷氨酰胺	Glutamine（Gln）		
苯丙氨酸	Phenylalanine（Phe）	甘氨酸	Glycine（Gly）		
苏氨酸	Threonine（Thr）	脯氨酸	Proline（Pro）		
色氨酸	Tryptophan（Trp）	丝氨酸	Serine（Ser）		
缬氨酸	Valine（Val）	精氨酸	Arginine（Arg）		
组氨酸	Histidine（His）	胱氨酸	Cystine（Cys-Cys）		
		丙氨酸	Alanine（Ala）		

半胱氨酸和酪氨酸在体内分别由甲硫氨酸和苯丙氨酸转变而成，如果膳食中能直接提供这 2 种氨基酸，则人体对甲硫氨酸和苯丙氨酸的需要量可分别减少 30%和 50%。所以半胱氨酸和酪氨酸这类可减少人体对某些必需氨基酸需要量的氨基酸，称为条件必需氨基酸或半必需氨基酸。在计算食物必需氨基酸组成时往往将半胱氨酸和甲硫氨酸、苯丙氨酸和酪氨酸合并计算。其余 10 种氨基酸人体自身可以合成以满足机体需要，故称非必需氨基酸。

组氨酸是婴儿的必需氨基酸，联合国粮食及农业组织、世界卫生组织在 1985 年首次列出了成人组氨酸的需要量为 8～12mg/（kg·d）。由于人体组氨酸在肌肉和血红蛋白中储存量很大，而人体对其需要量又相对较少，对直接证实成人体内有无合成组氨酸能力的研究带来很大困难，故尚难确定组氨酸是不是成人体内的必需氨基酸。

蛋白质根据其所含氨基酸的种类和数量，即根据食物蛋白质的氨基酸组成，分为完全蛋白质、半完全蛋白质和不完全蛋白质 3 类。

1. 完全蛋白质

完全蛋白质所含必需氨基酸种类齐全、数量充足、比例适当，不仅能维持成人的健康，还能促进儿童生长发育，如乳类中的酪蛋白、乳白蛋白，蛋类中的卵白蛋白、卵磷蛋白，肉类中的白蛋白、肌蛋白，大豆中的大豆蛋白，小麦中的麦谷蛋白，玉米中的谷蛋白等。

2. 半完全蛋白质

半完全蛋白质所含必需氨基酸种类齐全，但含有的氨基酸数量不足，比例不适当，可以维持生命，但不能促进生长发育，如小麦中的麦胶蛋白等。

3. 不完全蛋白质

不完全蛋白质所含必需氨基酸种类不全，既不能维持生命，也不能促进生长发育，如玉米中的玉米胶蛋白、动物结缔组织和肉皮中的胶质蛋白、豌豆中的豆球蛋白等。

（二）氨基酸模式和限制氨基酸

不同蛋白质在必需氨基酸的种类和含量上存在着差异，在营养学上用氨基酸模式来反映这种差异。所谓氨基酸模式就是蛋白质中各种必需氨基酸的构成比例。计算方法是将该种蛋白质中的色氨酸含量定为 1，分别计算出其他必需氨基酸的相应比值，这一系列的比值就是该种蛋白质氨基酸模式。几种食物蛋白质和人体蛋白质氨基酸模式见表 1.10。

表 1.10 几种食物蛋白质和人体蛋白质氨基酸模式

氨基酸	人体	全鸡蛋	牛奶	牛肉	大豆	面粉	大米
异亮氨酸	4.0	3.2	3.4	4.4	4.3	3.8	4.0
亮氨酸	7.0	5.1	6.8	6.8	5.7	6.4	6.3
赖氨酸	5.5	4.1	5.6	7.2	4.9	1.8	2.3
甲硫氨酸＋半胱氨酸	2.3	3.4	2.4	3.2	1.2	2.8	2.8
苯丙氨酸＋酪氨酸	3.8	5.5	7.3	6.2	3.2	7.2	7.2
苏氨酸	2.9	2.8	3.1	3.6	2.8	2.5	2.5
缬氨酸	4.8	3.9	4.6	4.6	3.2	3.8	3.8
色氨酸	1.0	1.0	1.0	1.0	1.0	1.0	1.0

当食物蛋白质氨基酸模式与人体蛋白质氨基酸模式越接近时，必需氨基酸被机体利用的程度就越高，食物蛋白质的营养价值也相对越高，如肉、蛋、奶、鱼、虾等中的动物性蛋白质，以及大豆蛋白均被称为优质蛋白质。其中，鸡蛋蛋白质与人体蛋白质氨基酸模式最接近，在实验中常将其作为参考蛋白。参考蛋白是指可用来测定其他蛋白质质量的标准蛋白。反之，如果食物蛋白质中一种或几种必需氨基酸相对含量较低而导致其他的必需氨基酸在体内不能被充分吸收利用而浪费，造成其蛋白质营养价值降低，这些含量相对较低的必需氨基酸就称为限制氨基酸。其中含量最低的称第一限制氨基酸，余者以此类推。赖氨酸、甲硫氨酸、苏氨酸和色氨酸在植物性蛋白中含量较低，所以植物性蛋白营养价值相对较低，如面粉和大米蛋白质中赖氨酸含量最少，为第一限制氨基酸。

为了提高植物性蛋白质的营养价值，往往将两种或两种以上的食物混合食用，其中所含有的必需氨基酸取长补短，相互补充，达到较好的比例，从而起到提高蛋白质利用率的作用，称为蛋白质互补作用。在利用蛋白质互补作用改善蛋白质营养时应注意以下几点：第一，食物的生物学种属关系越远越好，如动物性和植物性食品搭配比单独植物性食品搭配效果好；第二，搭配的种类越多越好；第三，搭配的各种食物应同时食用，因为各种必需氨基酸必须同时到位，才能用于合成人体蛋白质。几种食物混合后蛋白质的生理价值见表 1.11。

表 1.11　几种食物混合后蛋白质的生理价值

蛋白质来源	混合食用所占份数	生理价值	
		单独食用	混合食用
玉米	3	60	76
大豆（熟）	1	64	
小麦	7	67	74
小米	6	57	
大豆	3	64	
豌豆	3	33	
玉米	2	60	73
小米	2	57	
大豆	1	64	
小麦	4	67	89
小米	6	57	
牛肉（干）	2	76	
大豆	1	64	

四、蛋白质的营养价值评价

　　各种食物中蛋白质的含量及氨基酸组成不同，人体对不同的蛋白质的消化、吸收和利用程度也存在差异，故其营养价值有所不同。如何正确评价蛋白质营养价值，对选择和开发利用各种食物蛋白质资源有重要意义。所以营养学上，主要是从食物的蛋白质含量、被消化吸收程度和被人体利用程度三方面来评价食物蛋白质的营养价值。

　　（一）食物蛋白质的含量

　　食物蛋白质含量是评价食物蛋白质营养价值的一个重要方面。通常采用凯氏定氮法测定食物中氮的含量，再乘以由氮换算成蛋白质的换算系数 6.25，就可得到食物蛋白质的含量。

　　（二）蛋白质的消化率

　　蛋白质的消化率是指蛋白质在消化道内被吸收的蛋白质占摄入蛋白质的百分数，是反映食物蛋白质在消化道内被分解和吸收程度的一项指标。营养学具体测定时有表观消化率和真消化率两种方法。

　　1. 蛋白质表观消化率

　　蛋白质表观消化率是不计内源粪代谢氮时的消化率。通常以动物或人体为实验对象，在实验期内，首先测定实验对象摄入的食物氮（摄入氮）和从粪便中排出的氮（粪氮），然后按下式计算：

$$蛋白质表观消化率（\%）＝\frac{摄入氮－粪氮}{摄入氮}\times100\%$$

2. 蛋白质真消化率

蛋白质真消化率是考虑粪代谢时的消化率。粪中排出的氮实际上有两个来源。一是来自未被消化吸收的食物蛋白质；二是来自脱落的肠黏膜细胞及肠道细菌等所含的氮。通常以动物或人体为实验对象，首先设置无氮膳食期，即在实验期内给予无氮膳食，并收集无氮膳食期内的粪便，测定氮含量，无氮膳食期内的粪氮即粪代谢氮。成人24h内粪代谢氮一般为0.9～1.2g，然后再设置被测食物蛋白质实验期，实验期内摄取被测食物，再分别测定摄入氮和粪氮。从被测食物蛋白质实验期的粪氮中减去无氮膳食期的粪代谢氮，才是摄入食物蛋白质中真正未被消化吸收的部分，故称蛋白质真消化率。计算公式为

$$蛋白质真消化率（\%）=\frac{摄入氮-（粪氮-粪代谢氮）}{摄入氮}\times100\%$$

影响蛋白质消化率的因素很多，有食物方面的，如食物的烹调方式、加工的精细程度、食品的属性等；有人体方面的，如饮食习惯、消化功能、精神状态、心理因素等。

（三）蛋白质利用率

蛋白质利用率是指食物蛋白质被消化吸收后在体内被利用的程度。蛋白质利用率的衡量指标有很多，以下介绍几种常用的指标。

1. 生物价

生物价（biological value，BV）是反映食物蛋白质消化吸收后，被机体利用程度的一项指标。生物价越高，说明蛋白质被机体利用率越高，即蛋白质的营养价值越高，最高值为100。被测食物蛋白质的生物价按下式计算：

$$生物价=\frac{储留氮}{吸引氮}\times100\%$$
$$储留氮=吸收氮-（尿氮-尿内源性氮）$$
$$吸收氮=食物氮-（粪氮-粪代谢氮）$$

尿氮、尿内源性氮的检测原理和方法参照粪氮、粪代谢氮。生物价是评价食物蛋白质营养价值较常用的方法，同时对指导肝、肾患者的膳食很有意义。表1.12为常见食物蛋白质的生物价。

表1.12 常见食物蛋白质的生物价

蛋白质	生物价	蛋白质	生物价
鸡蛋蛋白质	94	猪肉	74
鸡蛋白	83	大米	77
鸡蛋黄	96	小麦	67
脱脂牛奶	85	生大豆	57
鱼	83	熟大豆	64
牛肉	76	扁豆	72

续表

蛋白质	生物价	蛋白质	生物价
蚕豆	58	白菜	76
白面粉	52	红薯	72
小米	57	马铃薯	67
玉米	60	花生	59

2. 蛋白质净利用率

蛋白质净利用率（net protein utilization，NPU）是反映食物中蛋白质被利用的程度，即机体利用的蛋白质占食物蛋白质的百分比，体现出不同蛋白质的消化和利用两个方面，因此更为全面。计算公式为

$$蛋白质净利用率＝消化率×生物价＝\frac{储留氮}{食物氮}×100\%$$

3. 蛋白质功效比值

蛋白质功效比值（protein efficiency ratio，PER）是以体重增加为基础的方法，是指实验期内，动物平均每摄入 1g 蛋白质时所增加的体重克数。例如，常作为参考蛋白质的酪蛋白的 PER 为 2.5，即指每摄入 1g 酪蛋白，可使动物体重增加 2.5g。一般选择初断乳的雄性大鼠，用含 10%被测蛋白质饲料喂养 28d，逐日记录进食量，每周称量体重，然后按下式计算蛋白质功效比值：

$$蛋白质功效比值＝\frac{动物增加体重（g）}{摄入食物蛋白质（g）}$$

本指标简便实用，已被美国分析化学家协会（Association of Official Analytical Chemists，AOAC）推荐为评价蛋白质营养价值的必测指标。缺点是其数值并不与受试蛋白质的营养价值成正比。例如，蛋白质功效比值为 1，其营养价值并不等于功效比值为 2 的蛋白质的 50%。

4. 氨基酸评分

氨基酸评分（amino acid score，AAS）也称蛋白质化学评分，是目前被广为采用的一种评价方法。该方法是将被测食物蛋白质的必需氨基酸组成与推荐的理想蛋白质或参考蛋白质氨基酸模式进行比较，其中最不足的一种被定为该蛋白质的限制氨基酸。按下式计算氨基酸评分：

$$氨基酸评分＝\frac{待测蛋白质每克氮（或蛋白质）中某种必需氨基酸含量（mg）}{参考模式蛋白质每克氮（或蛋白质）中该氨基酸含量（mg）}$$

对某一食物蛋白质氨基酸评分可分两步。第一步计算被测蛋白质每种必需氨基酸的评分值。第二步在上述结果中，找出最低的必需氨基酸（第一限制氨基酸）评分值，即为该蛋白质的氨基酸评分。几种食物蛋白质必需氨基酸含量及比值见表 1.13。

氨基酸评分的方法比较简单，但是没有考虑食物蛋白质消化率。美国食品药品管理局通过了一种新的方法，即经消化率修正的氨基酸评分。计算公式为

经消化率修正的氨基酸评分（protein digestibility corrected amino acid score，PDCAAS）＝氨基酸评分×真消化率

表 1.13 几种食物蛋白质必需氨基酸含量及比值

必需氨基酸	人体氨基酸模式		全鸡蛋蛋白质		牛奶蛋白质		牛肉蛋白质		大豆蛋白质		面粉蛋白质		大米蛋白质	
	mg/g	比值	mg/g	比值	mg/g	比值	mg/g	比值	mg/g	比值	mg/g	比值	mg/g	比值
异亮氨酸	40	4.0	54	3.2	47	3.4	53	4.4	60	4.3	42	3.8	52	4.0
亮氨酸	70	7.0	86	5.1	95	6.8	82	6.8	80	5.7	71	6.4	82	6.3
赖氨酸	55	5.5	70	4.1	78	5.6	87	7.2	68	4.9	20	1.8	32	2.3
甲硫氨酸＋胱氨酸	35	3.5	57	3.4	33	2.4	38	3.2	17	1.2	31	2.8	30	2.3
苯丙氨酸＋酪氨酸	60	6.0	93	5.5	102	7.3	75	6.2	53	3.2	79	7.2	50	3.8
苏氨酸	40	4.5	47	2.8	44	3.1	43	3.6	39	2.8	28	2.5	38	2.9
色氨酸	10	1.0	17	1.0	14	1.0	12	1.0	14	1.0	11	1.0	13	1.0
缬氨酸	50	5.0	66	3.9	64	4.6	55	4.6	53	3.2	42	3.8	62	4.8
总计	360		490		477		445		384		324		359	

五、蛋白质营养不良与过多对人体健康的影响

蛋白质营养不良在婴幼儿、儿童及青少年表现为生长发育迟缓、消瘦、智力发育障碍；在成人则表现为易疲倦、体重下降、贫血、血浆蛋白浓度下降引起浮肿，此外还伴有免疫功能下降、伤口不易愈合、生殖功能障碍等表现。

临床上的严重蛋白质营养不良有三种类型：浮肿型、干瘦型和混合型。浮肿型蛋白质营养不良的特征是全身浮肿，下肢水肿尤其明显。此型出现在蛋白质营养不足但能量摄入尚可的人群中，如在热带和亚热带以木薯为主要食物的人群。我国在 1959～1961 年经济困难时期，也曾出现过浮肿型蛋白质营养不良。干瘦型蛋白质营养不良的原因是蛋白质和能量的摄入量都不能满足需要，其特征是身体极度消瘦、皮下脂肪消失、肌肉严重萎缩，形成所谓"皮包骨"状态。在亚洲、非洲、拉丁美洲经济严重落后地区，饥饿时期常出现干瘦型蛋白质营养不良。混合型蛋白质营养不良是患者同时出现浮肿和干瘦两型的特征。对蛋白质营养不良伤害最敏感的人群是婴幼儿，如得不到及时的营养治疗会迅速导致死亡。这种病在我国目前已很少见。

蛋白质摄入过多，尤其是动物性蛋白摄入过多对人体同样有害。首先过多摄入动物性蛋白质必然导致摄入较多的动物脂肪和胆固醇。其次多余的蛋白质会转化为能量消耗掉或形成脂肪堆积，这也会成为引起肥胖的一个因素。机体代谢增加会增加肾脏的负荷，若肾功能不全，则危害就更大。过多的动物蛋白质摄入，也会造成含硫氨基酸摄入过多，这样会加速骨骼中的钙丢失，易导致骨质疏松。

六、蛋白质供给与参考摄入量（DRIs）及食物来源

（一）蛋白质供给与参考摄入量

蛋白质的供给量取决于人体年龄、劳动强度和生理状况等因素。蛋白质的营养供

给量和需要量不同，需要量是指维持身体正常生理功能所需要的数量，低于这个数量将对身体产生不利影响。供给量则是在正常生理需要的基础上，还需要考虑群体中存在的差异，以确保群体中的绝大多数人都能得到所需要的蛋白质。显然，供给量要比需要量充裕。

蛋白质的需要量对成人来说，必须能够维持机体氮平衡（摄入氮＝排出氮）；幼儿、孕妇和病后康复的人必须保持正氮平衡（摄入氮量＞排出氮量），消耗性疾病可能引起负氮平衡（排出氮量＞摄入氮量）。一般成年人每日每千克体重需要 1.0～1.5g 蛋白质。儿童和青少年正处于生长发育时期，需要量比成年人大，可为成年人的 1 倍多。孕妇和乳母需要较多的蛋白质。劳动强度大者消耗蛋白质多，需要补充的也多，人患病或受伤后，体内需要蛋白质就更多。

根据我国膳食构成及蛋白质的质量及消化率，中国营养学会推荐每日膳食蛋白质的供给量为：婴儿 2～4g/（kg 体重·d），成年男性和女性按劳动强度不同分别为 70～110g/d 和 65～90g/d，孕妇和乳母另增加 15～25g，老年人按劳动强度不同酌减。

中国营养学会推荐的蛋白质供给量标准中，成人的供给量：按体重计算，以每日每千克为 1.0～1.2g；按能量计算，占总能量的 11%～14%，其中儿童和青少年为 13%～14%，以保证膳食中有充足的蛋白质供给生长发育的需要；成年人为 11%～12%，可以确保维持正常的生理功能。极重体力劳动者的能量补充，主要来自谷类食物，因而蛋白质所占的能量比例相对较低，但仍可达到总能量的 11%。

理论上成人每天摄入 30g 蛋白质即可满足零氮平衡，但从安全性和消化吸收等因素考虑，成人按 0.8g/（kg 体重·d）摄入蛋白质为宜。我国饮食由于以植物性食品为主，成人蛋白质推荐摄入量为 1.16g/（kg 体重·d）。按能量计算，蛋白质摄入量应占总能量摄入量的 10%～12%，儿童青少年为 12%～14%，老年人为 15%，可防止出现负氮平衡。我国居民膳食蛋白质推荐摄入量见表 1.14。

表 1.14　我国居民膳食蛋白质推荐摄入量（RNIs）

年龄/岁	蛋白质 RNIs/（g/d）		年龄/岁	蛋白质 RNIs/（g/d）	
	男	女		男	女
0～	1.5～3g/（kg 体重·d）		10～	70	65
0.5～			11～	75	75
1～	35	35	14～	85	80
2～	40	40	18～体力劳动轻	75	65
3～	45	45	中	80	70
4～	50	50	重	90	80
5～	55	55	孕妇早期		+5
6～	55	55	中期		+15
7～	60	60	晚期		+20
8～	65	65	乳母		+20
9～	65	65	老年	75	65

（二）蛋白质食物来源

蛋白质普遍存在于所有动、植物性食品中，但它们的含量有很大差异。我国居民饮食目前仍以植物蛋白为主，谷类含蛋白质10%左右，蛋白质含量不高，但为人们的主食；豆类含有丰富的蛋白质，特别是大豆的蛋白质含量高达36%～40%，氨基酸组成也比较合理，在体内利用率较高，是植物蛋白中非常好的蛋白质。

动物性蛋白质质量好、利用率高，大部分动物性蛋白质都是优质蛋白质。蛋类含蛋白质11%～14%，是优质蛋白质的重要来源。畜、禽、肉类和鱼类蛋白质含量为16%～20%，乳类（牛乳）一般含蛋白质2.7%～3.5%，是婴幼儿除母乳外蛋白质的最佳来源。为改善膳食蛋白质质量应注意蛋白质互补，适当进行搭配是非常重要的。

七、蛋白质在加工中的变化

（一）烹调加工对蛋白质的影响

烹调加工是食品合理利用的重要环节。加工对食物营养素的影响具有双重性。一方面，食品通过烹调加工，其中的蛋白质、脂肪和糖类等营养素发生一系列的理化变化，使食品增加色、香、味，改善感官性状，如动物蛋白质凝固、部分蛋白质分解为多肽和氨基酸等，增加了食物的鲜味；水溶性物质的浸出，芳香物质的挥发使食品散发出诱人的香味，也使各类食品适合于人类的饮食习惯，更容易被消化吸收，有助于人体对这些营养素的利用。通过对食品的整理、洗涤和烹调，还可去除食品中可能存在的病菌、寄生虫卵和其他有害物质。另一方面，食品在加工烹调时，会因烹制方法不当而受到一定损失，主要是通过流失（蒸发、渗出和溶解）和破坏（物理、化学和生物作用）两个途径而损失的，其损失的程度取决于食品的种类、性状和烹调加工的方法。

（二）蛋白质的水解

水解是蛋白质在加工中的主要变化之一。酸性、碱性的加工条件或有蛋白质水解酶存在的情况下都能够破坏蛋白质的肽键致使蛋白质水解，并经过一系列的中间产物最后生成氨基酸。蛋白质经适度水解后消化率可以得到提高。

酸性条件下的蛋白质水解较彻底，且不发生构型变化，但是营养价值较高的色氨酸会被全部破坏，而且丝氨酸、苏氨酸、酪氨酸也会被部分破坏，营养价值降低。碱性条件下的蛋白质水解，虽然色氨酸没有被破坏，但由于发生了构型变化，会产生L-型和D-型两种氨基酸，D-型氨基酸不能被人体利用，因而营养价值减半。此外，丝氨酸、苏氨酸、赖氨酸、胱氨酸等大部分会被破坏，并放出氨和硫化氢，故在加工中应尽量避免。

目前，蛋白质水解酶的嫩化技术在肉品加工中的应用相当普遍，如西式火腿、灌肠等制品的加工中均采用了该项技术。蛋白质经蛋白质水解酶（如无花果蛋白酶、菠萝蛋白酶、胰蛋白酶、木瓜蛋白酶等）水解后，可以大幅提高蛋白质的水合能力，增加肉的嫩度和产品的成品率，而且氨基酸不被破坏，也不会发生构型变化，可以更好地保存营养成分。

（三）蛋白质的变性

1. 蛋白质的加热变性

加热除了使蛋白质变性外，还有蛋白质分解、氨基酸氧化、氨基酸键之间的交换、氨基酸新键的形成等多种变化。

1）蛋白加热变性的有利影响

（1）杀菌和灭酶作用。细菌和蛋白类酶的主要成分是蛋白质。由于加热可使蛋白质变性，因而可以起到杀菌和钝化酶活性的作用，也就避免了由于微生物的污染繁殖及酶的催化而带来的食品变质和对加工工艺的不良影响，保证了食品安全，同时也相对地保存了食品中的营养素。

（2）提高蛋白质的消化率。蛋白质加热变性后，其原来被包裹有序的结构显露出来，有利于蛋白酶的作用，提高了蛋白质的消化率。生鸡蛋、胶原蛋白及某些豆类和油料种子的植物蛋白等，必须先经加热处理使蛋白质变性，否则难以消化。例如，生鸡蛋蛋白的消化率仅为 50%，而熟鸡蛋蛋白的消化率几乎是 100%。大豆经加热处理后，其营养价值远远超过生大豆。

（3）破坏了某些抗营养因子。加热可以破坏胰蛋白酶抑制因子、红细胞凝集素、有毒蛋白质及其他抗营养成分，从而提高蛋白质的营养价值。例如，大豆中含有胰蛋白酶抑制剂，它对热不稳定，可以通过加热处理钝化其活性。据报道，豆奶经 14～20min/100℃、7min/110℃、6min/115℃或 5min/120℃的加热处理后，即可达到钝化胰蛋白酶抑制剂的目的，同时也显著提高了蛋白质的消化率和蛋白质功效比值。此外，热加工还可破坏大米、小米和燕麦中的抗代谢物。

（4）改善食品的感官性质。在对含有蛋白质和糖类食品进行热加工时，因所进行的美拉德反应致使发生颜色褐变或呈现良好的风味特征而改善食品的感官性状。

2）蛋白加热变性的不利影响

（1）蛋白质损失。实验表明，未加热的蛋白质在进行酶促水解、消化时，主要产生游离氨基酸和少量寡肽；加热后的蛋白质水解时产生的游离氨基酸少，无疑在食品加工时延长热处理时间可降低消化性，改变了氨基酸的释放和利用，因而降低了蛋白质的营养价值。加热亦可损失部分蛋白质，因为加热可使食品中的蛋白质与碳水化合物或脂肪相互作用，或在蛋白质分子间或分子内部发生作用，因而损失一些蛋白质。不过只有在破坏了这种蛋白质的限制性氨基酸时才会影响它的营养价值。

（2）氨基酸的破坏。加热对蛋白质和氨基酸的营养价值有一定损害，对焙烤制品的蛋白质、氨基酸也有不良影响，特别是面包皮的损失尤为严重。加热变性后的蛋白质，虽然其消化吸收率有所提高，但是，如果加热不当也会引起氨基酸含量下降和可利用性降低等，导致蛋白质的营养价值降低。

在组成蛋白质的各种氨基酸中，以胱氨酸对加热最敏感。当温度高于 100℃时就开始被破坏。在没有水化物存在的条件下，蛋白质在 115℃加热 27h，将有 50%～60%的胱氨酸被破坏，并产生硫化氢和其他挥发性含硫化合物，如甲硫醇、二甲基硫化物和二甲基二硫化物等。

赖氨酸也是最易受加热影响的必需氨基酸。一方面，在强烈的加热过程中，赖氨酸

中的 ε-NH_2 容易与天冬氨酸或谷氨酸发生反应，形成新的酰胺键。该反应在同一条肽链上和相邻的肽链之间都能发生。膨化食品和焙烤食品的高温烘烤，使蛋白质中的赖氨酸因形成新的酰胺而受到损失或变得难以消化，从而影响蛋白质的营养价值。另一方面，加热还能影响胱氨酸、色氨酸、赖氨酸、精氨酸的利用率。加热程度（温度和时间）、水分含量、pH 及还原糖和脂肪氧化物等都可影响蛋白质的功效比值（PER）。这是由于赖氨酸、精氨酸、色氨酸、苏氨酸和组氨酸的氨基容易与还原糖（如葡萄糖、果糖、乳糖）或脂肪酸败产物中的羰基相结合而发生美拉德反应的结果。对于焙烤食品来说，美拉德反应虽然赋予了食品金黄色外观及特有的香味，但无疑会使其蛋白质的生物价更低。据报道，经 200℃烘烤 15min 的蛋糕，其蛋白质的 PER 由烘烤前的 3.6 降至 2.4，如继续在 130℃烘烤 1h，则将进一步降至 0.8，这主要是由于赖氨酸的减少所引起的。所以在焙烤食品时，常需对赖氨酸进行强化，以弥补焙烤中的损失。

2. 蛋白质的碱变性

食物的碱性加工处理也可以使蛋白质变性，蛋白质用碱处理可使许多氨基酸发生异构化，从而降低营养价值。尤其是在与热处理（如蒸煮、烘烤等）同时进行时，将严重影响蛋白质的营养价值。蛋白质经碱处理后，丝氨酸、赖氨酸、胱氨酸和精氨酸等氨基酸可以在分子间或分子内形成交联键，生成各种新型的氨基酸。例如，大豆蛋白在 pH 12.2、40℃条件下加热 4h 后，其胱氨酸、赖氨酸含量逐渐减少，并有赖氨基丙氨酸的生成。

随着温度的升高和时间的延长，赖氨基丙氨酸的生成量也将增加。但由于新生成的赖氨基丙氨酸几乎不被人体吸收，故降低了赖氨酸的利用率和蛋白质的营养价值。如果在更强的碱性条件下，温度超过 60℃时，还会引起丝氨酸的减少，同时精氨酸也可被分解。

另外，在碱化处理的过程中，还可使精氨酸、胱氨酸、色氨酸、丝氨酸和赖氨酸的构型发生变化，由 L-型转变为 D-型，导致利用率降低。

3. 蛋白质的冷冻变性

肉类、鱼类等富含蛋白质的食品在冷冻加工时，由于冰晶的机械破坏，以及缓慢解冻而引起相当量的蛋白质降解。在蛋白质持水力丧失的同时，由于蛋白质分子间的相互作用，形成了不可逆的蛋白质变性。如冰冻鱼类时，由于肌球蛋白不稳定，容易变性，致使肌肉僵化，持水力降低。待解冻后，鱼体变得干韧，风味变坏。

4. 蛋白质的脱水干燥变性

蛋白质经脱水干燥后便于储存与运输，但长时间的高温干燥处理会使蛋白质中的结合水受到破坏，从而引起蛋白质的变性，致使食品的复水性降低，硬度增加，风味变劣。为减轻蛋白质在干燥中的变性程度，可采用真空干燥、冷冻升华干燥，使蛋白质外层的水化膜和蛋白质颗粒间的自由水在低温下结成冰，然后在高真空下升华去除水分即可。

（四）美拉德反应

美拉德反应是蛋白质（或氨基酸）与糖类在食品加工中发生的重要反应之一。它可以为食品带来良好的色泽与诱人的风味，增加食品的商品价值，但同时对食品质量和营养价值也产生了重大影响，主要表现在以下几个方面。

1. 氨基酸损失

氨基酸因形成色素和在斯特雷克尔（Strecker）降解反应中被破坏而损失，特别是有效赖氨酸的含量有所降低。

2. 蛋白质生物价降低

生成的色素及与糖结合的蛋白质，不易被酶分解，故氮的利用率降低，生物学价值降低。

3. 引起罐头"胀罐"

由于反应中有二氧化碳生成，会造成富含蛋白质的罐头食品（如肉类罐头、青刀豆罐头）和果汁饮料的"胀罐"。

4. 维生素 C 损失

水果及果汁由于发生美拉德反应，不仅影响色泽，而且也造成了维生素 C 的损失。

学习单元五　维生素

扫码学习

一、概述

（一）维生素的概念

维生素（vitamin）旧称维他命，是维持人体生命活动必需的一类有机物

维生素

质，也是保持人体健康的重要活性物质。维生素在体内的含量很少，但在人体生长、代谢、发育过程中却发挥着重要的作用。

维生素的发现是 20 世纪的伟大发现之一。1911 年 C. 丰克鉴定出在糙米中能对抗脚气病的物质是胺类（一类含氮的化合物），它是维持生命所必需的，所以建议命名为"vitamine"，即 vital（生命的）amine（胺），中文意思为"生命胺"。以后陆续发现许多维生素，它们的化学性质不同，生理功能不同；也发现许多维生素根本不含胺，不含氮，但丰克的命名延续使用下来了，只是将最后字母"e"去掉。

维生素在体内不能合成或合成数量极少，不能满足机体的需要，因此必须经常由食物供给。当日常膳食中长期缺乏某种维生素或供给量不足时，会引起机体新陈代谢紊乱而发生病态反应，形成维生素的缺乏症。但是，长期过量补充维生素如维生素 A、维生素 D 等又容易造成维生素的过多症，因此健康人只要有合理的膳食，就无须增补维生素。

（二）维生素的命名和分类

1. 维生素的命名

科学家对各种维生素的命名开始是按发现的顺序，在维生素之后加上英文大写字母构成，分别称维生素 A、维生素 B、维生素 C、维生素 D、维生素 E、维生素 K 等。后来，随着研究的深入，发现不同的维生素具有不同的生理功能，于是又按功能命名，如维生素 A 为抗干眼病维生素或抗夜盲维生素，维生素 C 为抗坏血酸等。有许多维生素也以其化学结构命名，如维生素 A 命名为视黄醇。

20 世纪 30 年代后，维生素的化学结构已经明确，并均可用人工方法合成，显然用化学结构特点来命名更科学，如维生素 B_1 分子含有硫和氨基，又称为硫胺素。由于维生素一物多名比较混乱，国际生化学会和国际营养科学联合会曾建议以化学命名法来统一维生素的名称，但由于习惯，一些人们熟悉的名称仍在使用。

各种维生素的化学结构以及性质虽然不同，但它们却有着以下共同点：

（1）维生素均以维生素原（维生素前体）的形式存在于食物中。

（2）维生素不是构成机体组织和细胞的组成成分，它也不会产生能量，它的作用主要是参与机体代谢的调节。

（3）大多数的维生素不能由机体自行合成或合成量不足，不能满足机体的需要，必须经常通过食物来获得。

（4）人体对维生素的需要量很小，日需要量常以毫克（mg）或微克（μg）计算，然而一旦缺乏就会引发相应的维生素缺乏症，对人体健康造成损害。维生素大多不能在体内合成，必须从食物中摄取。有些维生素如维生素 B_6、维生素 K 等能由动物肠道内的细菌合成，合成量可满足动物的需要。动物细胞可将色氨酸转变成烟酸（一种 B 族维生素）；维生素 C 除灵长类（包括人类）及豚鼠以外，其他动物都可以自身合成。植物和多数微生物都能自己合成维生素，不必由体外供给。许多维生素是辅基或辅酶的组成部分。

2. 维生素的分类

维生素种类繁多，其化学结构和生理功能差异也很大，所以很难按其化学结构或生理功能分类。一般根据它们的溶解性可分为脂溶性维生素和水溶性维生素两大类。

1）脂溶性维生素

脂溶性维生素包括维生素 A、维生素 D、维生素 E、维生素 K。它们溶于脂肪或有机溶剂中，不溶于水，其吸收与脂肪的存在有密切关系，吸收后可在体内储存，主要储存在肝脏中。

2）水溶性维生素

水溶性维生素包括维生素 B_1、维生素 B_2、维生素 B_5、维生素 B_6、泛酸、叶酸、生物素、维生素 B_{12}、维生素 C 等。水溶性维生素只溶于水而不溶于脂肪，当机体水溶性维生素饱和后即从尿液中排出。

（三）维生素缺乏的原因

严重的维生素缺乏症易于识别并得到重视，但因部分维生素缺乏而形成的慢性病的病因就很难判断。但也有例外，如佝偻病、维生素 C 缺乏症的轻型或"亚临床"表现阶段，其症状仍然是明显的，特别针对儿童期发病。大多数情况下，人们只要注意平衡膳食都不至于发生维生素缺乏，导致维生素缺乏的主要原因有以下几个方面。

（1）食物匮乏，营养素摄入不足。食物总量不足是维生素缺乏症的简单病因。

（2）偏食、厌食可造成食谱狭窄、营养素摄入不足。如长期根据口味喜好，只挑选几种爱吃的食物，排斥其他食物，由于营养素分布的不均衡性，可能常吃的几种食物中缺乏某一种或几种营养素，长此以往，就可能导致这几种维生素的缺乏。

（3）食物储存、加工、烹调方法不当也会造成维生素的破坏，从而间接造成维生素的摄入不足。

（4）自食物中吸收维生素受限，这是消化道疾病的一般并发症。胃酸缺乏症、胃炎或腹泻会阻止 B 族维生素各成分的吸收。慢性酒精中毒所产生的神经炎，也是由于维生素 B_1 吸收不足所致。如果长期服用液体石蜡，因其可溶解胡萝卜素，会导致其由粪便排出体外，干扰维生素 A 的吸收。

（5）人体对维生素的需求增多。孕妇、乳母、胎儿或婴儿要消耗许多营养素，若不及时增加营养素的摄入量，就可能导致维生素的缺乏。

（6）消耗与排泄增加。因疾病会导致代谢紊乱，可致使消耗和排泄增加。长期发烧的疾病和中毒性甲状腺肿常需增加维生素的供应量。

维生素的供给量取决于两个可变因子，即吸收量与机体需要量。一般情况下，某一种因素不易导致维生素的缺乏，往往是多种因素同时作用造成维生素的缺乏。

二、水溶性维生素

（一）维生素 B_1

维生素 B_1 又称硫胺素、抗脚气病因子、抗神经炎因子等。维生素 B_1 是最早被人们提纯的维生素，1896 年由荷兰科学家伊克曼首先发现。维生素 B_1 是由一个嘧啶环和一个噻唑环通过亚甲基桥连接而成，分子中含有氨基和硫元素，略带酵母气味，易溶于水，微溶于乙醇。

1. 生理功能

维生素 B_1 是糖代谢中辅羧酶的重要成分。它的主要功能是维持碳水化合物的正常代谢。维生素 B_1 是作为碳水化合物氧化过程中的一种辅酶起作用的，能增进食欲，维持神经正常活动。如果膳食中维生素 B_1 摄入不足，碳水化合物代谢就会发生障碍。碳水化合物代谢障碍首先影响神经系统，因为神经系统所需要的能量主要来自碳水化合物。同时，碳水化合物一些代谢不完全的产物，如 α-酮酸，在血液中蓄积还会导致酸碱平衡紊乱。

2. 缺乏与过量

维生素 B_1 摄入不足时，轻者表现为肌肉乏力、精神淡漠和食欲减退，重者会得脚气病。主要累及神经系统、心血管系统，引起水肿及浆液渗出。临床上以神经型为主的称为干型脚气病；以水肿和心脏症状为主的称为湿性脚气病；以急性心脏病变为主者称脚气性心脏病。重者可引起心脏功能失调、心力衰竭和精神失常。

3. 供给量与食物来源

我国维生素 B_1 的每日推荐摄入量：1～14 岁 0.6～1.5mg；成年男性 1.4mg，成年女性 1.3mg，孕妇 1.5mg，乳母 1.8mg。

维生素 B_1 广泛存在于各类食物中，多存在于种子外皮及胚芽中，米糠、麦麸、黄豆、酵母、动物内脏和瘦肉中最丰富，极易被人体小肠吸收。蔬菜和水果中含量不多。

（二）维生素 B_2

维生素 B_2 又名核黄素，1879 年英国化学家布鲁斯首先从乳清中发现，1933 年美国化学家哥尔倍格从牛乳中提取，1935 年德国化学家柯恩合成了它。维生素 B_2 是由核糖和异咯嗪组成的衍生物，橙黄色针状晶体，味微苦，溶于水，易溶于碱性溶液。

1. 生理功能

维生素 B_2 参与体内生物氧化与能量生成。维生素 B_2 在体内以两种辅基形式，即黄素腺嘌呤二核苷酸、黄素单核苷酸。这两种辅基与特定蛋白质结合，形成黄素蛋白参与体内氧化还原反应与能量生成；参与色氨酸转变为烟酸、维生素 B_2 转变为磷酸吡哆醛的过程；参与体内的抗氧化防御系统，提高机体对环境的适应能力。

2. 缺乏与过量

人类缺乏维生素 B_2 后，可导致物质代谢紊乱，表现为唇炎、口角炎、舌炎、阴囊皮炎、脂溢性皮炎等症状。维生素 B_2 缺乏会影响维生素 B_6 和烟酸代谢。由于维生素 B_2 缺乏影响铁的吸收，易出现继发缺铁性贫血。

一般情况下维生素 B_2 的溶解度不是很高，肠道吸收不是很多，不会出现过量和中毒现象。

3. 供给量与食物来源

我国居民维生素 B_2 的每日膳食推荐摄入量：1～14 岁 0.6～1.5mg；成年男性 1.4mg，成年女性 1.2mg，孕妇和乳母 1.7mg。

维生素 B_2 在动物性食品中含量较高，特别是内脏、乳类和蛋类中含量较多，植物性食品中以豆类和绿叶蔬菜含量较多，谷类和一般蔬菜含量较少。我国居民膳食以植物性食品为主，维生素 B_2 摄入不足是存在的重要营养问题。

（三）烟酸

烟酸又名维生素 PP、维生素 B_3、抗癞皮病因子等，是吡啶衍生物。它主要以两种形式存在于生物体内：烟酸和烟酰胺，其中烟酰胺是烟酸在人体内的重要存在形式。烟酸溶于水及酒精，对酸、碱、光、热稳定，一般烹调损失极小，是较稳定的维生素之一。

1. 生理功能

烟酸在体内以辅酶Ⅰ和辅酶Ⅱ形式作为脱氢酶的辅酶。烟酸参与呼吸链组成，在生物氧化还原反应中起电子载体或递氢体作用；参与蛋白质核糖基化过程，与 DNA 复制、修复和细胞分化有关；作为葡萄糖耐受因子的组分，促进胰岛素反应；大剂量服用具有降低血胆固醇、甘油三酯及 β-脂蛋白浓度和扩张血管的作用。

2. 缺乏与过量

烟酸缺乏会引起癞皮病，主要损害皮肤、口、舌、胃肠道黏膜及神经系统，典型症状是皮炎（dermatitis）、腹泻（diarrhea）及痴呆（dementia），又称"三 D"症状，尤其是皮炎症状最典型。

过量摄入可有皮肤发红、眼部感觉异常、高尿血酸等症状。目前，尚未发现食用食物中烟酸过量引起中毒的报道。

3. 供给量与食物来源

中国居民每日烟酸推荐摄入量（烟酸当量 niacin equivalent，NE）：成年男性 14mg NE/d，成年女性 13mg NE/d，孕妇 15mg NE/d。

烟酸广泛存在于动物性和植物性食品中，尤以内脏（如肝脏）含量很高，蔬菜也含有较多的烟酸，谷类含量也不少，但与维生素 B_2 一样受加工程度的影响。

（四）维生素 B_6

维生素 B_6 是吡啶的衍生物，包括吡哆醇、吡哆醛、吡哆胺三种形式，它们以磷酸盐的形式广泛存在于动、植物体内，并且可以相互转变，都具有维生素 B_6 的活性。维生素 B_6 是白色晶体，易溶于水及乙醇，耐热，对酸稳定，在碱性溶液中易分解破坏。

1. 生理功能

维生素 B_6 是机体中很多酶系统的辅酶，参与氨基酸的脱羧作用、转氨基作用、色氨酸的合成、含硫氨基酸的代谢、氨基酮戊酸形成及不饱和脂肪酸代谢。它还帮助糖原由肝脏或肌肉中释放能量，参与烟酸的形成、氨基酸的运输等。它有抑制呕吐、促进发育等功能，缺乏时会引起呕吐、抽筋等症状。

2. 缺乏与过量

单纯的维生素 B_6 缺乏比较少见，一般常伴有多种 B 族维生素摄入不足的表现，临床有口炎、口唇干裂、舌炎，易激动、抑郁及人格改变等症状。

3. 供给量与食物来源

我国居民膳食中维生素 B_6 每日适宜摄入量：1～14 岁 0.5～1.1mg，成人 1.2mg，50岁后 1.5mg，孕妇和乳母 1.9mg。

维生素 B_6 的食物来源很广泛，动植物中均含有，但一般含量不高。其中含量较多的食物有蛋黄、肉、鱼、肝、肾、全谷、豆类、蔬菜。人体肠道内也可合成少量维生素 B_6，一般认为人体不易缺乏维生素 B_6。

（五）维生素 B_{12}

1947 年美国女科学家肖波在牛肝浸液中发现维生素 B_{12}，后经化学家分析，它是一种含钴的类卟啉有机化合物统称，又称为钴胺素，是人体中唯一含有金属元素的维生素。它的化学性质稳定，易溶于水，不溶于有机溶剂，在弱酸环境下很稳定，在强酸和强碱环境中易分解，易被强光、紫外光、氧化剂和还原剂所破坏，是人体造血不可缺少的物质。

1. 生理功能

维生素 B_{12} 以辅酶形式参与体内一碳单位的代谢，可以通过增加叶酸的利用率来影响核酸和蛋白质的合成，从而促进红细胞的发育和成熟。维生素 B_{12} 还参与胆碱的合成，缺少胆碱会影响脂肪代谢，增加脂肪肝的风险。

2. 缺乏与过量

维生素 B_{12} 可以在回肠内被重新吸收利用，因此身体内的需要量很少，多数缺乏症是由于吸收不良引起。缺乏维生素 B_{12} 可引起巨幼红细胞性贫血、神经系统损害和高同型半胱氨酸血症。

3. 供给量与食物来源

我国维生素 B_{12} 的每日适宜摄入量：成人 2.4μg，孕妇 2.6μg，乳母 2.8μg。

膳食中的维生素 B_{12} 来源于动物性食品，主要食物来源为肉类、动物内脏、鱼、禽、贝壳类及蛋类，乳及乳制品中含量较少。植物性食品中基本不含维生素 B_{12}。口服维生素 B_{12} 不能被人体吸收，需要药物注射。

（六）叶酸

叶酸又称叶精、蝶酰谷氨酸、抗贫血因子、维生素 M、维生素 U 等。叶酸是指有相关生物活性的一类同效维生素，这类维生素含有蝶酰谷氨酸结构，由蝶啶、对氨基苯甲酸和谷氨酸 3 种成分组成。天然存在的叶酸，既有单谷氨酸型，也有以多氨酸盐的形式出现。

叶酸在有氧时可被酸、碱水解，可被日光分解。叶酸在酸性溶液中对热不稳定，在中性和碱性条件下十分稳定，即使加热到 100℃ 维持 1h 也不被破坏。叶酸不耐长时间加热、储藏或加工，叶酸在食物储存和烹调中一般损失 50%～70%，在加工和储藏中的失活主要是氧化，维生素 C 可保护叶酸。叶酸在人体内主要储存在肝脏中。

1. 叶酸的生理功能

叶酸是人体不可缺少的维生素，其活化型为四氢叶酸（FH_4）。四氢叶酸在体内参与一碳单位的转移，是体内一碳单位转移酶系统的辅酶。叶酸对氨基酸代谢，嘌呤、嘧啶的合成，进而对核酸和蛋白质的生物合成都有重要作用，故叶酸为各种细胞生长所必需。

2. 叶酸的缺乏症

孕妇体内缺乏叶酸会直接引起氨基酸代谢和蛋白质合成紊乱及 DNA 合成障碍。细胞分裂增殖的基本条件是 DNA 合成。孕妇体内一旦缺乏叶酸，细胞增殖速度快的组织首先受累，尤其是怀孕前的几个星期和怀孕早期缺乏叶酸，使胎儿脊柱关键部位发育受到损伤，导致婴儿神经管缺陷，严重影响人口质量。世界卫生组织建议：每位育龄妇女每天应增补 400μg 的叶酸。

由于叶酸在核酸合成中的重要作用，叶酸缺乏时将引起红细胞中核酸合成受阻，使红细胞的发育和成熟受到影响，红细胞比正常红细胞体积大、数量少，称为巨幼红细胞性贫血。此类贫血以婴儿和妊娠期妇女较多见，可用叶酸治疗，因此叶酸又称抗贫血维生素。近年来国内外医学研究结果表明，叶酸对预防心脑血管疾病有重要作用。

在同样受到病毒感染的情况下，血液中叶酸水平过低的妇女较叶酸水平正常的妇女患宫颈癌的危险性高 5 倍。研究显示，叶酸摄入不足会造成人体低叶酸状态，在某些肿瘤形成的早期可能起着重要作用。因此，膳食中选择富含叶酸的食物对健康是有益的。

膳食摄入不足、酗酒、口服避孕药或抗惊厥药等能干扰叶酸的吸收和代谢，常是导致叶酸缺乏的原因。

3. 叶酸的食物来源和需要量

叶酸广泛分布于动、植物性食品中，富含叶酸的食物有动物肝、肾、鸡蛋、豆类和各种绿叶蔬菜，如猪肝含 236μg/100g，菠菜含 347μg/100g，黄豆含 381μg/100g。鱼、肉、乳等食物中叶酸含量很少。

叶酸每日摄入量维持在 3.1μg/kg 的水平可保证体内有适量储备，在此基础上，无叶酸摄入仍可维持 3～4 个月不出现缺乏症，叶酸的摄入量应以膳食叶酸当量（dietary folate equivalent，DFE）表示。由于食物叶酸的生物利用率仅为 50%，而叶酸补充剂与膳食混合时生物利用率为 85%，为单纯来源于食物的叶酸利用率的 1.7 倍，因此，膳食叶酸当量（DFE）的计算公式为

$$DFE＝膳食叶酸＋（1.7×叶酸补充剂）$$

当叶酸补充与食物之叶酸混合使用时，应以 DFE 计算平均需要量（EAR），再根据 EAR×1.2 确定 RNI。

我国建议叶酸每日推荐摄入量：成人 400μgDFE，孕妇 600μgDFE，乳母 500μgDFE。

（七）泛酸

泛酸即维生素 B_5，广泛存在于自然界中，因此，又称为遍多酸。它是由泛解酸和 β-丙氨酸以肽键结合而成。泛酸是淡黄色油状物，易溶于水，不溶于有机溶剂，在酸性和碱性环境中加热易被破坏，对氧化剂和还原剂都比较稳定。

1. 生理功能

泛酸在动、植物组织中全部用于辅酶 A 和酰基载体蛋白的构成，参与蛋白质、糖和脂肪代谢的酰基转移过程，还参与脂肪酸的合成与降解、胆碱的乙酰化、抗体的合成。

2. 缺乏与过量

泛酸缺乏会导致机体代谢受阻，包括脂肪合成减少和能量产生不足。人体缺乏时可出现过敏、疲劳、胃肠道不适。由于泛酸广泛存在于自然界，并且肠内细菌也能合成，因此，一般泛酸不易缺乏。

3. 供给量与食物来源

目前国际上还没有统一的供给标准，我国建议泛酸的每日推荐摄入量：青少年及成

人 5.0mg，孕妇 6.0mg，乳母 7.0mg。

泛酸广泛存在于各种动植物食物之中，包括酵母、动物内脏、蘑菇、鸡蛋、花茎甘蓝、全谷、牛乳和一些水果等。

（八）生物素

生物素又称维生素 B_7、维生素 H 或辅酶 R，也属于维生素 B 族。有 8 种可能的立体异构体，但是天然存在并具有生物活性的是 *D*-生物素。生物素为无色长针状结晶，能溶于热水，不溶于有机溶剂，在常温下相当稳定，但高温和氧化剂可使其丧失活性。

生物素是合成维生素 C 的必要物质，是脂肪和蛋白质正常代谢不可缺的物质。它存在于肝脏、蛋黄、乳、酵母等食物中。

1. 生理功能

生物素是体内羧化酶和脱羧酶的辅酶，与酶结合参与体内二氧化碳的固定和羧化过程。生物素在脂肪与糖代谢、蛋白质和核酸合成方面都起到重要作用。

2. 缺乏与过量

生鸡蛋清中有一种抗生物素的蛋白质能和生物素结合，结合后的生物素不能由消化道吸收，造成动物体生物素缺乏，此时出现食欲不振、舌炎、皮屑性皮炎、脱毛等症状。磺胺类药物可以抑制肠道细菌合成生物素，当食物中的生物素摄取不足时，也会造成生物素缺乏病。

3. 供给量与食物来源

我国居民膳食中生物素每日适宜摄入量：成人 30μg。

生物素广泛存在于天然动植物中，在牛乳、牛肝、蛋黄、酵母、水果、糙米、绿叶蔬菜中都含有生物素，谷物中生物素含量少并且利用率低。在复合维生素 B 和多种维生素的制剂中，通常都含有生物素。肠道菌也能合成部分生物素。

（九）维生素 C

维生素 C 又称抗坏血酸，是一种含有 6 个 C 原子的 α-酮基内酯的多羟基化合物，带有明显的酸味。维生素 C 呈白色粉末状，在水中溶解度大，微溶于酒精，几乎不溶于有机溶剂，具有很强的还原性，在食品工业中被广泛用于抗氧化剂。维生素 C 很容易以各种形式进行分解，是最不稳定的一种维生素，易发生氧化分解。特别对氧气非常敏感，温度、酸碱度、氧化酶、金属离子（铜、铁等）、紫外线等都会使它受到严重破坏。

1. 生理功能

维生素 C 参与组织胶原的形成，保持细胞间质的完整，维护结缔组织、骨、牙、毛细血管的正常结构与功能，促进创伤与骨折愈合。维生素 C 参与体内氧化还原反应，促进生物氧化过程。缺乏维生素 C 会降低人体谷胱甘肽的浓度，损害人体抗氧化系统。维生素 C 能促进机体对铁的吸收和叶酸的利用，缺乏时会引起造血机能障碍。

维生素 C 是抗氧化剂，具有降低血清胆固醇、参与肝脏解毒、阻断亚硝胺形成、增强机体应激能力的作用，可促进抗体生成和白细胞的噬菌能力，增强机体免疫功能。

2. 缺乏与过量

人类所需的维生素 C 不能体内合成，必须从食物中摄取。缺乏维生素 C 会发生维生素 C 缺乏症，出现牙齿松动、骨骼变脆、毛细血管及皮下出血，会感到浑身乏力、食欲减退。

超量长时间摄入维生素 C 也会产生恶心、腹部痉挛、腹泻、红细胞损害、肾和膀胱结石等症状。

3. 供给量与食物来源

我国建议维生素 C 的每日推荐摄入量：儿童 60～90mg，青少年及成人 100mg，孕妇及乳母 130mg。

维生素 C 主要来源于新鲜水果、蔬菜中，水果中以红枣、山楂、柑橘类含量较高，蔬菜中以绿色蔬菜（如辣椒、菠菜等）含量丰富。野生果蔬，如苜蓿、苋菜、沙棘、猕猴桃和酸枣等维生素 C 含量尤其丰富。

三、脂溶性维生素

（一）维生素 A

维生素 A 又称视黄醇，是由 β-紫罗酮环与不饱和一元醇所组成，是一种淡黄色针状结晶物质，对酸碱稳定性强。维生素 A 只存在于动物性食品中，以两种形式存在：视黄醇为维生素 A_1，主要存在于海水鱼的肝脏中；脱氢视黄醇是维生素 A_2，主要存在于淡水鱼的肝脏中，两者生理功能相似。植物性食品只能提供作为维生素 A 原的胡萝卜素，其中以 β-胡萝卜素最重要。

1. 生理功能

（1）维生素 A 是视网膜细胞内视紫红质的组成成分。维生素 A 缺乏会导致视网膜细胞中视紫红质含量下降，进而引发夜盲症，民间称为"蒙眼"。中老年人缺乏维生素 A，易患白内障。

（2）保持皮肤和黏膜等上皮组织的完整和健全，增强机体抵抗力。维生素 A 缺乏时，上皮细胞退化，黏膜分泌减少，出现皮肤粗糙、脱屑，眼结膜干燥、发炎，从而导致各种眼疾。维生素 A 对预防腹泻和呼吸道感染有一定效果，此外它还有一定的抗癌作用。

（3）促进生长和发育。这可能与维生素 A 有促进蛋白质合成和骨骼细胞的分化有关，促进牙齿和骨骼的正常发育。

2. 缺乏与过量

维生素 A 缺乏可引起眼睛症状，如夜盲症、干眼症、角膜软化症等，还可以引起皮肤症状，进而影响发育，导致儿童生长迟缓。

由于维生素 A 是脂溶性维生素，在体内可以蓄积，摄入大剂量维生素 A 可以引起急性、慢性及致畸毒性，其表现为恶心呕吐、头痛、脱发、视觉模糊、皮肤干燥、骨关节疼痛、肌肉失调，食欲消失、肝脾肿大等症状。

3. 供给量与食物来源

计算膳食维生素 A 摄入量时，应考虑其来源，我国居民膳食中维生素 A 的主要来源为类胡萝卜素。

我国居民维生素 A 的每日推荐摄入量：儿童 500～700μgRE（视黄醇当量 retinol equivalent，RE），14 岁以上及成年男性 800μgRE，成年女性 700μgRE，孕妇 800～900μgRE，乳母 1200μgRE。

维生素 A 在动物肝脏、奶油和蛋黄中含量较多，在深绿色或红黄色蔬菜、水果中含量也较多。我国目前膳食中维生素 A 和类胡萝卜素的摄入量普遍偏低，对婴儿可适当补充鱼肝油或维生素 A 制剂。

（二）维生素 D

维生素 D 是类固醇衍生物。具有维生素 D 活性的化合物有 10 种左右，天然的维生素 D 有 2 种，即麦角钙化醇（D_2）和胆钙化醇（D_3）。植物油或酵母中所含的麦角固醇（24-甲基-22 脱氢-7-脱氢胆固醇）经紫外线激活后可转化为维生素 D_2。在动物皮下的 7-脱氢胆固醇，经紫外线照射也可以转化为维生素 D_3。因此，麦角固醇和 7-脱氢胆固醇常被称作维生素 D 原。人体中的维生素 D 主要是 D_3，来自维生素 D_3 原（7-脱氢胆固醇）。因此，多晒太阳是预防维生素 D 缺乏的主要方法之一。维生素 D 性质比较稳定，不易破坏，不论维生素 D_2 或维生素 D_3，本身都没有生物活性，它们必须在动物体内进行一系列的代谢转变，才能成为具有活性的物质。

1. 生理功能

维生素 D 主要与钙、磷的代谢有关，它促进小肠对钙、磷的吸收利用，维持血清钙、磷浓度的稳定，刺激破骨细胞的形成和活性，对骨骼及牙齿的钙化过程起重要作用，保证正常生长发育。

2. 缺乏与过量

维生素 D 缺乏会导致肠道对钙、磷的吸收减少，肾小管对钙、磷的重吸收也减少，从而影响骨化。严重缺乏时对婴儿和儿童可引起佝偻病，对成人，尤其是孕妇、乳母和老年人，可使已成熟的骨骼脱钙而发生骨软化症、骨质疏松症和手足痉挛症等。

一般从膳食中摄取的维生素 D 极少会引起中毒，但长期过量摄入维生素 D 可引起中毒，尤其是对婴儿，表现为食欲不振、体重减轻、恶心、腹泻、皮肤瘙痒、多尿等，进而发展为动脉、心肌、肺、肾、气管等软组织转移性钙化和肾结石。发现维生素 D 中毒后，首先应停服，限制钙的摄入，重者可以静脉注射乙二胺四乙酸（ethylene diamine tetraacetic acid，EDTA），促使钙排出。

3. 供给量与食物来源

我国居民维生素 D 的每日推荐摄入量：0～10 岁 10μg，11～50 岁 5μg，50 岁以后 10μg。日光直接照射皮肤可产生胆钙化醇。所以，在户外活动较多的人不易缺钙，一般不需要另外补充。

天然食物中维生素 D 的含量很少，在动物的肝、乳及蛋黄中含量较多，尤以海洋鱼类的肝脏中含量最丰富。

（三）维生素 E（生育酚）

维生素 E 又称生育酚，天然存在的维生素 E 有 8 种，均为苯并二氢吡喃的衍生物，根据其化学结构可分为生育酚及生育三烯酚两类，每类又可根据甲基的数目和位置不同，分为 α-、β-、γ-和 δ-4 种。商品维生素 E 以 α-生育酚生理活性最高。α-生育酚是黄色油状液体，溶于乙醇、脂肪和脂溶剂，对热和酸稳定，对碱不稳定，对氧敏感，易被氧化，易受碱和紫外线破坏，油脂酸败对维生素 E 破坏很大。

1. 生理功能

维生素 E 是一种高效的抗氧化剂，可保护细胞免受自由基的损害，维持细胞的完整和正常功能，与发育、抗衰老有密切关系。与生殖功能也有关，与精子的生成有关，可防止流产。维生素 E 还具有抗动脉粥样硬化与抗癌作用。维生素 E 常用作食品加工的抗氧化剂，还可以阻断亚硝胺的形成等。

2. 缺乏与过量

正常情况下人体很少缺乏维生素 E，但是如果长期缺乏者可导致血浆中浓度过低，红细胞膜受损，引起溶血性贫血。

如果长期大量摄入维生素 E 也可以引起中毒症状，如抑制生长、干扰甲状腺功能及血液凝固。补充维生素 E，应该在最高耐受剂量之下。

3. 供给量与食物来源

我国居民维生素 E 的每日适宜摄入量：儿童 3～10mg α-TE（α-TE 是 α-生育酚当量），青少年、成人 14mg α-TE。

维生素 E 广泛地存在于食物中，植物油、种子、坚果、蛋黄和绿色蔬菜中含量丰富，在麦胚油中含量最丰富，肉、鱼、禽、乳中也都含维生素 E。我国膳食结构以植物性食品为主，维生素 E 的摄入量普遍较高，一般不易缺乏。

（四）维生素 K

维生素 K 是一种与血液凝固有关的维生素，又称凝血维生素。维生素 K 是甲基萘醌衍生物。天然维生素 K 有 2 种：维生素 K_1 存在于绿叶植物中，维生素 K_2 存在于发酵食品中。通过人工合成可以形成 2 种具有维生素 K 的活性物质：维生素 K_3 和维生素 K_4，这 4 种统称为维生素 K。天然存在的维生素 K_1 和维生素 K_2 都是黄色油状物，不溶于水；人工合成的维生素 K_3 和维生素 K_4 都是白色结晶粉末。维生素 K 对热、空气和水分都很稳定，但易被光和碱分解。

1. 生理功能

维生素 K 与血液的凝固有关，主要是促进肝脏中的凝血酶原前体转变为凝血酶原，促进血液凝固，还可以帮助人体维持骨骼强壮。

2. 缺乏与过量

维生素 K 缺乏时，可使血液凝固发生障碍，导致凝血时间延长，甚至出现出血现象。过量使用维生素 K 制剂可能会引起中毒反应，表现为溶血、黄疸及肝损伤。

3. 供给量与食物来源

目前国际上还没有正式的维生素 K 供给标准，我国推荐的维生素 K 的每日适宜摄入量：成年男性 $120\mu g$，成年女性 $106\mu g$。青少年膳食适宜摄入量，可按 $2\mu g/(kg \cdot d)$ 计算。

维生素 K 在食物中分布很广，以绿叶蔬菜含量最丰富，动物内脏、肉类和乳类中维生素 K 的含量也较多，但水果和谷物中的含量较低。

四、维生素在食品加工时的损失

各种食品在加工过程中尽管采取清洗、整理，或者钝化某些抗营养物等措施增加其可利用性，但是仍然无法避免维生素和矿物质在加工过程中不同程度的损失。食品加工操作可引起食品中多种维生素的损失，其损失程度取决于特定维生素对操作条件的敏感性。

导致维生素损失的主要因素有：

（1）氧化（在空气中）。

（2）加热（包括温度和时间）。

（3）金属离子的影响。

（4）pH。

（5）酶的作用。

（6）水分。

（7）照射（光或电离辐射），以及上述两种或两种以上因素的综合作用。

就食品加工本身来说，加工操作的不同对加工食品维生素含量的影响更大。

维生素在加工中的变化如下。

（一）水溶性维生素在加工中的变化

水溶性维生素的损失主要包括两个方面：一是清洗、沥滤、烫漂等加工处理中造成的水洗损失；二是由于大部分水溶性维生素对加热、氧气、光照及碱性加工环境敏感，易分解破坏和氧化而造成损失。

1. 维生素 B_1

由于目前谷物仍然是我国传统摄取维生素 B_1 的主要来源，过度碾磨的精白米、精白面会造成维生素 B_1 的大量丢失。由于维生素 B_1 是水溶性的，在食物的清洗、挤压、烫漂等过程中都有损失。

2. 维生素 B_2

维生素 B_2 较耐热，不易受空气中氧气的影响。在碱中易受热分解，酸性条件下稳定，光照射易被破坏。当在酸性和中性溶液中，光照射产生的光黄素是一种很强的氧化剂，可催化破坏维生素 C 等维生素。

3. 烟酸

烟酸非常耐热，将其加热到 120℃，持续 20min 也几乎不被破坏。因此，在食品和食品加工中非常稳定。

4. 维生素 B_6

维生素 B_6 在不同食品中的存在形式研究得比较晚，目前认为在食品的热加工、浓缩和脱水过程中，对维生素 B_6 的形式和数量都有影响。

5. 维生素 B_{12}

食品一般多处于中性和偏酸性环境，故维生素 B_{12} 在加工烹调中损失不多。如果在中性环境长时间加热，食品中的维生素 B_{12} 损失较为严重。

6. 叶酸

叶酸在有氧时可被酸、碱水解，也可被日光分解，在无氧条件下对碱稳定。叶酸在食物储存和烹调中一般损失 50%～70%，在加工和储藏中的失活原因主要是氧化，维生素 C 可保护叶酸。

7. 泛酸

食物中的泛酸在正常储存条件下相当稳定，在酸性和碱性环境中加热易被破坏，烹调可损失 15%～50%，蔬菜加工可损失 37%～78%，谷物加工可损失 37%～74%，肉类加工可损失 50%～75%，冷冻和罐头中泛酸损失也比较大。

8. 生物素

生物素对热、光、空气及中等强度的酸碱都很稳定，一般在食品加工中非常稳定。过高或过低的酸碱度、高锰酸钾和过氧化氢可以破坏生物素的活性。

9. 维生素 C

维生素 C 在加工中很容易从食品的切面或擦伤面流失，如在果蔬烫漂、沥滤时损失。维生素 C 最大的损失还是因化学降解而引起的。冷冻或冷藏、热加工均可造成维生素 C 的损失。果蔬用二氧化硫处理可减少加工和储藏过程中的损失。维生素 C 在一般烹调中损失较大，在酸性溶液中较稳定。由于维生素 C 易受储存和烹调加工的影响，所以，果蔬要尽可能保持新鲜和生食。

（二）脂溶性维生素在加工中的变化

脂溶性维生素对常规加热、沥滤及烫漂处理等加工方法的适应性比较强，一般损失不大。但是由于受氧化作用、脱水干燥及光照辐射的影响，也会造成一定的损失。另外，在脂肪氧化酸败的同时，脂溶性维生素也将部分被破坏而损失。

1. 维生素 A

维生素 A 一般性质比较稳定，加工损失一般不大，但对空气、紫外线和氧化剂都比较敏感，高温和金属离子都可加速其分解。人们从食物中摄取的大多数是维生素 A 原，烹调中胡萝卜素比较稳定，并且食物的加工和热处理有助于提高植物细胞内胡萝卜素的释出，提高其吸收率。长时间的高温，特别是在有氧和紫外线照射的条件下，维生素 A 的损失有明显的增加。我国的炒菜方法，胡萝卜素的保存率为 70%~90%。

2. 维生素 D

维生素 D 很稳定，耐高温，不易氧化，但对光敏感，脂肪酸败可使其破坏。常规的储藏、加工不会引起维生素 D 的损失。

3. 维生素 E

维生素 E 在食品加工时可由于机械作用而受到损失或因氧化作用而损失，脱水食品中维生素 E 特别容易氧化，在无氧条件下对热稳定，脂肪氧化可引起维生素 E 的损失。

4. 维生素 K

目前关于维生素 K 在食品加工、保藏等过程中的研究很少，一般情况下比较稳定，新鲜食物中含维生素 K 很充足，冷冻食品易缺乏。

学习单元六　矿物质

人体所有各种元素中，除碳、氢、氧、氮主要以有机化合物形式存在外，其他各种元素基本上是以无机物的形式存在，又称为矿物质。这些物质在体内不能合成，必须从食物和饮水中摄取。这些无机盐在人的生命活动中起重要作用，可以分为常量元素和微量元素。

一、常量元素

常量元素又称宏量元素或大量元素，是每日膳食需要量在 100mg 以上的元素。除氧、碳、氢、氮外，还包括硫、磷、钙、钠、钾、氯和镁 7 种元素，它们占人体总量的 99.95%。其中前 6 种是蛋白质、脂肪、碳水化合物与核酸的主要成分，称为基本结构元素；后 5 种则是体液的必需成分。一般将钙、磷、硫、钾、钠、氯和镁称为必需常量元素。必需常量元素具有以下生理功能：

扫码学习

（1）构成人体组织的重要成分，如骨骼和牙齿等硬组织，大部分是由钙、磷和镁组成，而软组织含钾较多。

（2）在细胞内外液中与蛋白质一起调节细胞膜的通透性、控制水分、维持正常的渗透压和酸碱平衡（磷、氯为酸性元素，钠、钾、镁为碱性元素），维持神经肌肉兴奋性。

常量元素

（3）构成酶的成分或激活酶的活性，参加物质代谢。

现将一些重要的常量元素介绍如下。

（一）钙

钙是人体含量最多的无机元素，正常成人体内含钙总量约为 1200g，相当于体重的 2.0%。其中约 99% 集中在骨骼和牙齿中，主要以羟磷灰石 $[Ca_{10}(PO_4)_6(OH)_2]$ 结晶的形式存在；其余 1% 的钙，一部分与柠檬酸螯合或与蛋白质结合，另一部分则以离子状态分布于软组织、细胞外液和血液中，统称为混溶钙池。混溶钙池中的钙与骨骼当中的钙保持着动态平衡，即骨中的钙不断地从破骨细胞中释放出进入混溶钙池，保证血浆钙浓度的恒定，而混溶钙池中的钙又不断沉积于成骨细胞。这种平衡状态对维持体内细胞正常生理状态和调节神经肌肉兴奋性具有重要的作用。

1. 钙的生理功能

（1）钙是构成骨骼和牙齿的主要成分。钙对骨骼和牙齿起着支持和保护作用。

（2）钙作为各种生物膜的结构成分，影响膜的通透性和完整性。

（3）凝血作用。在钙离子存在下可使凝血酶原转变为凝血酶，然后凝血酶再使纤维蛋白原聚合成纤维蛋白，使血液凝固。

（4）保持神经肌肉的兴奋性。钙与肌肉的收缩和舒张有关。当体液中钙离子浓度降低时，神经和肌肉的兴奋性增强，肌肉出现自发性收缩，严重时出现抽搐；当体液中钙离子浓度增加时，则抑制神经和肌肉的兴奋，严重时引起心脏和呼吸衰竭。

（5）其他功能。钙还对酶反应的激活、激素分泌、细胞正常生理功能的维持及体液的酸碱平衡具有重要的调节作用。

2. 影响钙吸收的因素

钙易溶解在酸性环境中，因此食物中的钙摄入体内以后主要在小肠上段被吸收，但吸收率的高低常常依赖于身体对钙的需要量，处于生长阶段的儿童、青少年、孕妇或乳母对钙的需求量大，身体对钙的吸收率也比较大，相应的储留也就越多；相反，人体需要量少时吸收也少。除此之外，钙的吸收率还会受某些膳食因素等其他因素的影响。

1）抑制因素

（1）植酸和草酸抑制钙的吸收。植物性食品（如谷类、蔬菜等）中植酸和草酸含量较高，容易和钙形成难溶性的植酸钙和草酸钙而抑制钙的吸收。因此，含植酸和草酸高的食物烹调时应先用水焯一下，去除大部分水溶性的植酸和草酸，从而有利于钙的吸收。

（2）膳食纤维影响钙的吸收。可能是由于膳食纤维中的醛糖酸残基与钙结合成不溶性钙盐的结果。

（3）体内维生素 D 不足。在钙的吸收过程中，维生素 D 的活性代谢产物 1,25—$(OH)_2$—D_3 通过促进钙结合蛋白质的合成来促进钙的吸收。当体内维生素 D 不足时，钙结合蛋白质的合成量减少，钙的运载能力降低，主动吸收能力也随之下降。

（4）食物中钙、磷比例不平衡。钙或磷任何一种矿物质含量过多或过少，都会相互影响其吸收率，因此食物中所含的钙、磷比例应适当。美国规定 1 岁以下婴儿钙与磷的适当比例为 1.5:1，1 岁以上的儿童为 1:1，一般认为成人钙磷比值在 (1:1)～(1:2)

均属适宜范围。

（5）脂肪消化不良时也会降低钙的吸收。这可能是钙可与未被消化吸收的游离脂肪酸，特别是饱和脂肪酸形成难溶性的钙皂乳化物从粪便排出的缘故。

（6）其他。饮酒过量、活动很少或长期卧床的老年人、病人对钙的吸收率下降，一些碱性药物（如四环素等）也会使钙的吸收率下降。

2）促进因素

（1）维生素D促进钙吸收。

（2）乳糖、蛋白质促进钙的吸收。乳糖可被肠道微生物利用而发酵形成乳酸，从而降低肠内的pH，并可与钙结合成可溶性的乳酸钙来促进钙的吸收；蛋白质的一些代谢产物如赖氨酸、色氨酸、组氨酸、精氨酸等可与钙形成可溶性的钙盐而促进钙的吸收。

（3）一些抗生素如青霉素、氯霉素、新霉素等有利于钙的吸收。

3. 钙的缺乏与过量

钙缺乏是常见的营养性疾病，并且钙缺乏常常与维生素D的营养水平有关，也与钙磷比有关。缺乏时对生长期儿童可表现出生长发育迟缓、骨和牙的质量差，严重时引起骨骼变形进而发展成佝偻病。中老年人则易患骨质疏松症。此外，钙不足使血钙浓度小于1.75mmol/L时，会引起神经肌肉的兴奋性增强而出现抽搐等症状。

过量钙的摄入可能增加肾结石的风险。持续摄入大剂量的钙可使降钙素分泌增多，以及发生骨硬化。

4. 钙的供给及食物来源

中国营养学会推荐成人每日膳食钙的适宜摄入量（AI）为1000mg。钙的无明显损害水平（no observed adverse effect level，NOAEL）为1500mg/d，可耐受最高摄入量（UL）为2000mg/d。

另外，考虑钙的供给量时，还应当注意到影响钙吸收的因素及钙的吸收率问题。

各类食物中乳和乳制品含钙丰富且吸收率高，是钙的良好来源。此外，水产品中的小虾皮和海带、豆类及豆制品、芝麻和绿色蔬菜等钙含量也较丰富，而谷类及畜肉钙含量较低，常见食物中钙含量见表1.15。

表1.15　常见食物中钙含量　　　　　　　　　（单位：mg/100g）

食物名称	含量	食物名称	含量	食物名称	含量
牛奶	104	豌豆（干）	67	蚌肉	190
干酪	799	花生仁	284	大豆	191
蛋黄	112	荠菜	294	豆腐	164
大米	13	苜蓿	713	黑豆	224
标准粉	31	油菜	108	青豆	200
猪肉（瘦）	6	海带（干）	348	雪里蕻	230
牛肉（瘦）	9	紫菜	264	苋菜	178
羊肉（瘦）	9	木耳	247	大白菜	45
鸡肉	9	虾皮	991	枣	80

目前我国居民钙的缺乏比较普遍，钙摄入量仅为推荐摄入量的一半以下。同时，我国居民日常膳食中乳类制品所占的比例很低，大豆及其制品的摄入也不够充分，钙摄入还处于较低水平。因此，如何调整膳食结构，提高我国居民膳食中钙的摄入量是亟待解决的营养问题。

（二）磷

磷和钙一样，是组成人体骨骼和牙齿的重要成分。正常人体内的磷含量约为650g，占成人体重的1%左右。其中，85%～90%以羟磷灰石结晶的形式存在于骨骼和牙齿中，其余10%～15%与蛋白质、脂肪、糖及其他有机物相结合，分布在细胞膜、骨骼肌、皮肤、神经组织及体液中。

1. 磷的生理功能

（1）构成骨骼和牙齿。磷和钙同是构成骨骼和牙齿的重要成分，其中钙、磷比例为2∶1。

（2）构成软组织结构的重要组成成分。人体内许多结构蛋白含有磷，细胞膜上的磷脂及细胞内的DNA和RNA也含有磷。

（3）调节体内酸碱平衡。磷在血液中以酸式磷酸盐和碱式磷酸盐的形式存在，通过从尿液中排出适当酸碱度物质和适当量的磷酸盐来调节体内的酸碱平衡。

（4）其他。如三磷酸腺苷（ATP）和磷酸肌酸参与体内能量代谢，磷还是体内很多酶的辅酶或辅基的组成成分和激活剂，如焦磷酸硫胺素、磷酸吡哆醛、辅酶Ⅰ和辅酶Ⅱ等。

2. 磷的缺乏与过量

食物中磷的来源广泛，一般不易引起人体磷缺乏，临床所见磷缺乏的病人多为长期使用大量抗酸药物或禁食者，表现为食欲不振和能量代谢障碍。

过量的磷酸盐可引起低血钙症，导致神经兴奋性增强而引起手足抽搐和惊厥。

3. 磷的供给及食物来源

磷广泛存在于动植物性食品中，但植物性食品中磷与植酸盐结合，不易被吸收；肉、禽类含磷量较高，但含钙低；蛋黄中的磷含量高，但钙、磷的比例不适当。鱼类中磷含量高，而且钙、磷所含的比例较适当，因此是膳食磷的良好来源。

《中国居民膳食营养素参考摄入量（2023版）》中规定，18岁以上成人（含孕妇、乳母）膳食磷的AI为700mg/d，NOAEL为1500mg/d，UL为3500mg/d。

（三）钾

钾为人体的重要阳离子之一，正常成人体内钾总量约为20mg/kg，主要存在于细胞内，约占总量的98%，其余的存在于细胞外。

1. 生理功能

钾可维持碳水化合物、蛋白质的正常代谢；维持细胞内正常渗透压；维持神经肌肉的应激性和正常功能；维持心肌的正常功能；维持细胞内外正常的酸碱平衡和电离子平衡；降低血压。许多研究发现，血压与膳食钾、尿钾、总体钾或血清钾呈负相关关系。

2. 缺乏与过量

正常进食的人一般不易发生钾摄入不足。如果摄取不足或损失太多，也可以引起钾缺乏症，主要表现为肌无力及瘫痪、心律失常、横纹肌肉裂解症及肾功能障碍等。

如果体内钾过多，也会引起中毒反应，表现在神经肌肉和心血管方面，出现四肢无力、心动过缓、心音减轻等症状。

3. 供给量与食物来源

我国居民膳食中钾的每日适宜摄入量为：儿童 1500mg，青少年及成人 2000mg，孕妇及乳母 2500mg。

大部分食物都含有钾，但蔬菜和水果是钾最好的来源。

（四）钠

钠是维持体内水平衡和血液酸碱度的重要物质，主要存在于细胞外液。

1. 生理功能

钠是细胞外液中的重要阳离子，构成细胞外液渗透压，调节与维持体内水量的恒定，维持酸碱平衡，增强神经、肌肉的兴奋性，维持血压正常。钠的摄入与血压有关，每摄入钠 2300mg，可致血压升高 0.267kPa（2mmHg）。

2. 缺乏与过量

钠缺乏非常少见，在低钠饮食、过量出汗或者在患胃肠疾病时，或用利尿剂治疗高血压病人时，由于钠排出量过多，才容易缺乏。钠缺乏表现为血钠降低、细胞肿胀、恶心、心动过速、血压下降、疼痛、反射消失，严重的可致昏迷，急性肾功能衰竭而死亡。

如果钠过多，也可以引起中毒反应，出现口渴、精神恍惚、昏迷，甚至死亡。

3. 供给量与食物来源

有关钠的需要量研究得不多，我国建议钠的每日适宜摄入量：儿童 900～1800mg，成人 2200mg（1g 食盐含 400mg 钠）。

钠普遍存在于各种食物中，人体钠来源主要为食盐等调味品及盐渍的咸菜等。

（五）镁

镁是人体细胞内的主要阳离子，主要存在于细胞内，成人体内含镁 20～30g，55%左右以磷酸盐和碳酸盐的形式存在于骨骼和牙齿中，27%存在于软组织中，7%左右存在于其他组织中。

1. 生理功能

镁是体内多种酶的激活剂，可参与 300 多种酶促反应，在能量和物质代谢中有重要作用。镁可影响骨细胞的结构和功能，促使骨骼生长。镁还有调节心肌细胞的功能，可预防高胆固醇引起的冠状动脉硬化。

2. 吸收与排泄

镁主要在空肠末端和回肠内吸收，吸收率为 30%～50%。吸收代谢后有 60% 从肠道排出，有些通过汗液和尿液排出。肾脏是维持体内镁稳定的重要器官。

3. 缺乏与过量

各种食物含有丰富的镁，一般不会缺乏。在某些病理情况下，人体缺乏镁可导致血清钙浓度显著下降，出现神经、肌肉兴奋性亢进等，导致失眠、焦虑不安、消化不良等症状。

正常情况下，人体一般不会发生镁过量，但大量注射或口服镁盐也可以引起中毒反应。

4. 供给量与食物来源

我国居民膳食镁的每日适宜摄入量：成人 350mg，孕妇及乳母 400mg。

植物性食品含镁较多，绿叶蔬菜的叶绿素中富含镁，是镁的丰富来源，紫菜含镁最多，粗粮、坚果也含有丰富的镁，肉类、淀粉类、牛乳中含量属中等，精制的糖、酒和油脂中不含镁。

二、微量元素

微量元素又称痕量元素，在人体内的含量极少，甚至仅有痕量，但有一定生理功能，且必须通过食物摄入，每种微量元素的标准量在 0.01% 以下。微量元素按其生物学作用可分为 3 类：

（1）人体必需微量元素，包括铁、碘、锌、硒、铜、钼、铬、钴。

（2）人体可能必需的元素，包括锰、硅、硼、矾、镍。

（3）具有潜在的毒性，但在低剂量时，可能具有人体必需功能的元素，包括氟、铅、镉、汞、砷、铝、锡。

现将一些重要的微量元素介绍如下。

扫码学习

微量元素

（一）铁

铁是研究较多和了解较深的人体必需微量元素之一，而同时铁缺乏又是全球特别是发展中国家主要的营养问题之一。成人体内含铁 3～5g，约占人体体重的 0.004%。体内铁分为功能铁和储备铁，功能铁约占 70%，它们大部分存在于血红蛋白和肌红蛋白中，少部分存在于含铁的酶类和运输铁中。储备铁约占总铁含量的 30%，主要以铁蛋白（ferritin）和含铁血黄素（hemosiderin）的形式存在于肝、脾和骨髓中。

1. 铁的生理功能

1）参与体内氧的运送和组织呼吸过程

铁为血红蛋白、肌红蛋白、细胞色素及某些呼吸酶的组成成分，参与体内氧的运送和组织呼吸过程。例如，血红蛋白可与氧可逆性地结合，当血液流经氧分压较高的肺泡时，血红蛋白能与氧结合成氧合血红蛋白，而当血液流经氧分压较低的组织时，氧合血红蛋白又能解离出氧，从而完成氧的输送过程。肌红蛋白的基本功能是在肌肉组织中起转运和储存氧的作用，当肌肉收缩时释放氧以促进肌肉运动；细胞色素为含血红素的化合物，其在线粒体内具有电子传递作用，对细胞呼吸和能量代谢具有重要意义。

2）维持正常的造血功能

红细胞中铁含量约占机体总铁量的 2/3。铁在骨髓造血细胞中与卟啉结合形成高铁血红素，再与珠蛋白结合形成血红蛋白。缺铁可影响血红蛋白的合成，甚至影响 DNA 的合成及幼红细胞的增殖。缺铁还可使红细胞变形能力降低，寿命缩短，自身溶血增加。

2. 影响铁吸收的因素

铁的吸收主要在小肠上部，在胃中及整个小肠也有部分吸收。首先食物中的铁在胃酸作用下，由三价铁离子还原成亚铁离子，然后与肠道中存在的维生素 C 及一些氨基酸形成络合物，在肠道以溶解状态存在，以利于铁的吸收。膳食中铁的吸收率平均为 10%，绝大多数铁不能被机体吸收，而是随粪便排出。

铁在食物中的存在形式对其吸收率影响很大。铁在食物中以两种形式存在。

1）非血红素铁

非血红素铁主要是以三价铁的形式与蛋白质、氨基酸和有机酸结合成络合物，存在于植物性食品中。这种形式的铁必须在胃酸作用下先与有机物部分分开，并还原成二价铁（亚铁离子）以后，才能被体内吸收。如果膳食中有较多的植酸或草酸，将与铁形成不溶性的铁盐而影响其吸收。谷类食物中铁的吸收率低，就是这个原因。

影响非血红素铁在体内吸收的主要因素有以下 4 点。

（1）当食物中有植酸盐和草酸盐存在时，它们可与三价铁离子形成不溶性铁盐，抑制了铁的吸收利用。

（2）当胃中胃酸缺乏或服用抗酸药物时，不利于三价铁离子的释放，也妨碍了铁的吸收。

（3）人体生理状况及体内铁的储备多少也显著地影响铁的吸收。例如，由于生长、月经和妊娠引起人体对铁的需要增加时，铁的吸收比平时增多；体内储存铁丰富，则吸收减少，体内铁储存较少时，则吸收增加。

（4）维生素 C 能与铁形成可溶性络合物，即使较高的 pH 下，铁也能呈溶解状态，有利于铁的吸收，同时维生素 C 还可将三价铁离子还原为二价铁离子，促进其吸收。胱氨酸、赖氨酸、葡萄糖和柠檬酸等也有类似的促进作用。

2）血红素铁

血红素铁是与血红蛋白及肌红蛋白中的卟啉结合的铁。这种铁是以卟啉铁的形式直接被肠黏膜上皮细胞吸收，然后在黏膜细胞内分离出铁，并结合成铁蛋白。因此，血红素铁的吸收不受各种因素的干扰。

通常动物性食品中所含的血红素铁较多，因此其吸收利用率也较高，但蛋黄中铁的吸收率只有 3%，这是由于蛋黄中存在卵黄高磷蛋白，可与铁形成不溶性物质所致。植物性食品中所含的铁多为非血红素铁，一般吸收率较低，常受其他膳食因素的影响。

因此，通常人体内缺铁的原因不在于食物中铁的含量，而在于人体对不同食物中铁的吸收利用不同。在我国农村，铁大部分从植物性食品中获得，吸收率低，缺铁性贫血现象还普遍存在。

3. 铁的缺乏与过量

长期膳食中铁供给不足，可引起体内铁缺乏，进而导致缺铁性贫血，多见于婴幼儿、孕妇及乳母。我国 7 岁以下儿童贫血平均患病率高达 57.6%，其中 1～3 岁的幼儿患病率最高。孕妇贫血率平均为 30%，孕晚期更高。贫血的症状主要有皮肤黏膜苍白、易疲劳、头晕、畏寒、气促、心动过速和记忆力减退等。

铁中毒分急性和慢性两种。急性中毒多发生在儿童群体中，一些儿童将包装精美并有糖衣或糖浆的铁补充剂误当糖果食用后发生中毒，主要症状为消化道出血，甚至危及生命。慢性中毒则由于长期过量服用铁补充剂或慢性酒精中毒使铁吸收增加等引起，其症状为皮肤铁血黄素沉积、糖尿、肝硬化等。

4. 铁的供给及食物来源

铁在体内可被反复利用，排出量很少。成年男性每日铁损失约为 1mg，女性为 0.8mg，特殊情况下可达 2mg。考虑到食物中铁的吸收率较低，常以吸收率 10%作估计，则每日成人铁的供应量应大于 10mg。中国营养学会推荐我国居民膳食铁的适宜摄入量（AI）：成年男性 15mg/d、女性 20mg/d，UL（成人）50mg/d。

膳食中铁的良好来源为动物性食品，如肝脏、瘦肉、鸡蛋、动物全血、禽类、鱼类等，但乳里的含铁量较少，牛乳的含铁量更低，长期用牛乳喂养的婴儿应及时补充含铁量较丰富的食物。植物性食品中海带、芝麻的铁含量较高，各种豆类的铁含量也较丰富，一些蔬菜里（如油菜、芹菜等）也含有丰富的铁。另外，使用铁锅炒菜，也是补铁的一个好方法。

（二）锌

成人体内的锌含量为 2～3g，分布在人体所有的组织器官当中，以肝、肾、肌肉、视网膜、前列腺内的含量为最高。血清中锌的正常浓度为 100～140μg/100mL，其中 75%～85%存在于红细胞内，3%存在于白细胞内，其余 12%～22%存在于血浆中。头发中锌的正常浓度为 125～250μg/g。锌对生长发育、智力发育、免疫功能、物质代谢和生殖功能等均具有重要的作用。

1. 锌的生理功能

（1）酶的组成成分或激活剂。人体内有 200 多种含锌酶，其中主要的含锌酶有超氧化物歧化酶、苹果酸脱氢酶、碱性磷酸酶、乳酸脱氢酶等，这些酶在参与组织呼吸、能量代谢及抗氧化过程中发挥重要作用。

（2）促进生长发育。锌维持 RNA 多聚酶、DNA 多聚酶及逆转录酶等活性所必需的微量元素，从而参与蛋白质合成及细胞生长、分裂和分化等过程。动物缺锌导致生长和蛋白质合成与代谢发生障碍。儿童缺锌会因生长发育受严重影响而出现侏儒症。

（3）其他。锌参与某些有关内分泌激素的代谢，对促进性器官的发育和性功能的正常有重要的调节作用。锌与唾液蛋白结合成味觉素，对味觉和食欲起促进作用。锌对皮肤和视力具有保护作用，缺锌可引起皮肤粗糙和上皮角化。锌还可以维护机体免疫功能等。

2. 锌的缺乏与过量

锌不同程度地存在于各种动、植物性食品中,一般情况下可以满足机体的需求,但是不同食物中锌的生物利用率差别很大。通常植物性食品中由于存在较多的植酸、草酸和膳食纤维,它们可与锌结合成不易溶解的化合物从而影响锌的吸收。动物性食品中(如肉类和海产品)锌的吸收率要远远高于植物性食品。因此,当膳食中缺乏动物性食品或人体需要量增加时容易引起锌的缺乏而出现相应的症状。儿童主要表现为食欲减退或异食癖、生长发育停滞,男孩性腺小,严重时导致侏儒症。孕妇缺锌可导致胎儿畸形。成人长期缺锌可导致性功能减退、精子数减少、皮肤粗糙、免疫功能降低等。

过量服用锌补充剂或食用被锌污染的食物和饮料等均有可能引起锌过量或锌中毒,具体表现为急性腹痛、腹泻、恶心、呕吐等临床症状;但停止服用后症状即可消失。

3. 锌的供给量与食物来源

中国营养学会推荐锌的 RNI 为成年男性 15mg/d,女性 11.5mg/d。锌的 NOAEL 为30mg/d,成年男性 UL 为 45mg/d,女性为 37mg/d。

锌的来源较广泛,普遍存在于各种食物中,但是食物含锌量因地区、品种不同而有较大差异。通常动物性食品含锌丰富而且利用率高,如贝壳类海产品,其中牡蛎和鲱鱼的锌含量高达 1000mg/kg。肉类、肝脏、蛋类的锌含量为 20~40mg。豆类、谷类胚芽、燕麦、花生、调味品、全麦制品等也富含锌。蔬菜及水果类锌含量较低。

(三)硒

硒在人体内的含量为 14~21mg,它广泛分布在体内除脂肪外的所有细胞和组织中。其中以肝、肾、胰、心、脾、牙釉质和指甲中浓度较高,肌肉、骨骼和血液中浓度次之。人体血液中的硒浓度不一,它受生活地区、土壤、水和食物中硒含量的影响。我国克山病流行地区中,病区全血硒浓度为 0.005~0.01mg/L,无病区为 0.02~0.05mg/L。

硒主要在小肠吸收,人体对食物中硒的吸收率为 60%~80%,吸收后的硒经代谢后大部分经肾脏由尿排出。

1. 硒的生理功能

(1)抗氧化作用。现代科学发现,谷胱甘肽过氧化物酶在机体中具有抗氧化功能,能够清除体内脂质过氧化物,阻断活性氧和自由基的损伤作用,从而保护细胞膜及组织免受过氧化物损伤,以维持细胞的正常功能。由于硒参加谷胱甘肽过氧化物酶的组成,因此在人和动物体内起到抗氧化的作用。

(2)保护心血管和心肌的健康。据报道,硒和维生素 E 一起对动物心肌纤维、小动脉及微循环的结构、功能均有重要作用。机体缺硒可引起以心肌损害为特征的克山病,而高硒地区人群中的心血管病发病率较低。

(3)有毒重金属的解毒作用。硒与重金属有较强的亲和力,能与体内重金属,如汞、镉、铅等结合成金属-硒-蛋白质复合物而起解毒作用,并促进重金属排出体外。

(4)其他。一些动物实验和流行病调查发现硒还具有促进生长、保护视力、提高机体免疫功能及抗肿瘤等作用。

2. 硒的缺乏与过量

克山病分布我国 14 个省（区），大多发生在山区和丘陵。主要易感人群为 2～6 岁的儿童和育龄妇女。克山病是一种以心肌坏死为特征的地方性心脏病，临床特征为心肌凝固性坏死，伴有明显心脏扩大，心功能不全和心律失常，重者发生心源性休克或心力衰竭，死亡率高达 85%。克山病的病因虽未完全明了，但在多年的防治工作中，我国学者发现克山病的发病与硒的营养缺乏有关，并且已用亚硒酸钠进行干预取得了较好的预防效果。

另外，缺硒也被认为是发生大骨节病的重要原因，该病主要发生在我国西北某些地区，部分人在青少年期发生的一种地方性骨关节疾病。用亚硒酸钠与维生素 E 治疗取得了显著疗效。

过量的硒可引起中毒，在土壤中含硒量很高的高硒地区，其所产的粮食中硒的含量也较高，从而可引起人体中毒。据报道，我国湖北恩施地区就曾发生过慢性硒中毒事件。其中毒症状为头发变干变脆，易脱落，指甲变脆、有白斑及纵纹、易脱落，皮肤损伤及神经系统异常，如肢端麻木、偏瘫、全身麻痹等，严重者可致死亡。

3. 硒的供给量与食物来源

根据研究结果确定预防克山病的硒最低需要量：男性 19μg/d，女性 14μg/d。生理需要量为≥40μg/d。中国营养学会建议我国居民膳食硒的推荐摄入量（RNI）成人为 50μg/d，UL 为 400μg/d。

食物中硒的含量受其产地的土壤和水源中硒元素水平的影响，因而有很大的地区性差异。通常海产品和动物内脏是硒的良好食物来源，如鱿鱼、鱼子酱、海参、贝类、鱼类和肾脏等。畜禽肉类、全粒谷物及大蒜中也含有较多的硒，蔬菜中硒含量较少。

（四）碘

正常成人体内含碘（iodine）20～50mg，其中约 15mg 存在甲状腺组织内，其余分布在骨骼肌、肺、卵巢、肾、淋巴结、肝、睾丸和脑组织中。

1. 碘的生理功能

碘在人体内主要参与甲状腺素的合成，因此其生理功能主要通过甲状腺素的生理功能来体现，主要有以下几个方面。

（1）促进生物氧化，加速氧化磷酸化过程，调节体内的热能平衡和三大产能营养素的合成与分解，促进机体的生长发育。

（2）促进神经系统发育和组织发育分化，对胚胎发育期和出生后早期生长发育，特别是智力发育尤为重要。

（3）激活体内许多重要的酶，包括细胞色素酶系、琥珀酸氧化酶系等 100 多种酶。

（4）调节组织中的水盐代谢，缺乏甲状腺素可引起组织水盐潴留并发黏液性水肿。

（5）促进维生素的吸收和利用，包括促进烟酸的吸收利用及 β-胡萝卜素向维生素 A 的转化。

2. 碘的缺乏与过量

单纯性甲状腺肿（俗称大脖子病）与地方性克汀病（又称地方性呆小病）是典型的碘缺乏症，它们是世界性的疾病，几乎在所有国家都有发生。流行地区主要在远离海洋的内陆山区或不易被海风吹到的地区，其土壤和空气含碘量较少，导致该地区的水及食物含碘量很低。有人估计全世界约有 2 亿单纯性甲状腺肿患者，病征是甲状腺肿大而使颈部肿胀。这是由于膳食中碘供给不足，甲状腺细胞代偿性增大而引起的。孕妇严重缺碘可影响胎儿神经、肌肉的发育及引起胚胎期和围生期胎儿死亡率上升；婴幼儿缺碘可引起以生长发育迟缓、智力低下、运动失调等为特征的呆小症。

单纯性甲状腺肿也可因碘过量引起。碘过量通常发生于摄入含碘量高的食物，以及在治疗甲状腺肿大等疾病中使用过量的碘剂等情况。一般只要限制高碘的摄入，症状即可消失。

3. 碘的供给量与食物来源

中国营养学会提出的每人每日碘的 RNI：成年人为 150μg，孕妇和乳母为 200μg。成年人碘的 UL 为 1000μg /d。

含碘丰富的食物主要为海产品，如海带、紫菜等是良好的膳食碘的来源。植物性食品含碘量最低。另外，也可采用碘强化措施，如食盐加碘、食用油加碘及自来水中加碘等。我国为改善人群碘缺乏的状况在全国范围内采取食盐加碘的防治措施，经多年实施已取得良好的防治效果。

三、食品加工对矿物质的影响

在食品加工中，矿物质是比较稳定的营养素，一般不受酸、碱、氧气及光等因素的影响而造成损失。在某些加工过程中，矿物质的含量还有所增加。如在脱脂大豆浓缩蛋白与大豆分离的加工过程中，铁、锌等含量随着大豆蛋白的浓缩反而提高很多。但是谷物的碾磨加工，果蔬的去皮、去核、烫漂等预处理，以及蒸煮、烧烤及油炸等烹调方法对其影响很大，常导致不同程度的损失。另外，有些矿物质会因氧化作用而影响其生物学价值，如还原性的二价铁氧化为三价铁后，导致生物学价值降低。

（一）碾磨对谷物类食物中矿物质的影响

小麦、稻谷、玉米等谷物类食物的矿物质主要存在于胚芽和糊粉层中。由于碾磨加工除去了外层的麸皮并破坏了胚芽组织，从而影响了矿物质在面粉、精制米、玉米粉等谷物食品中的含量。随着碾磨加工精细度的提高，矿物质的损失量增加。如精碾大米中铬和锌的损失率可达 75%。玉米粉中铬和锌的损失率可达 50%，而钴、铜的含量却高于干玉米。小麦在碾磨时钴、锰、锌、铁等的损失较为严重，铬、钼在碾磨时损失较少。在加工时可以使用强化面粉或通过对特定矿物质进行强化以弥补物质的损失。

（二）烫漂处理对食品中矿物质的影响

罐藏加工中的烫漂、蒸煮和沥滤等处理对矿物质含量的影响很大，损失的程度主要取决于各种矿物质在水中的溶解度。菠菜中矿物质在烫漂时损失率分别为：钾 56%、钠 43%、镁 36% 和磷 36%，钙不仅没有损失还略有增加。另外，采用蒸汽烫漂可以减少矿物质的损失，如几种蔬菜经过热水烫漂后，铁的损失率为 48.0%，而经过蒸汽烫漂后，铁的损失率仅为 21.3%。

（三）烹调对食物中矿物质的影响

在烹调过程中，矿物质很容易流失到汤汁中。流失的程度主要取决于食物的种类和烹调方法。大豆经蒸煮后矿物质的损失也非常显著。各种矿物质的损失分别为：镁 65%、钾 64%、锰 60%、磷 55%、铁 51%、锌 59%和钙 49%。

食品加工对矿物质含量的影响与多种因素有关，如食物原料、加工方法、加工用水、设备、食品添加剂及包装材料等。针对矿物质在加工中的损失，可以通过强化来弥补，如钙、铁、锌等在液态乳及配方奶粉、营养米粉中的强化，碘在食用盐中的强化等。

学习单元七　水和膳食纤维

一、水

水不仅是人体细胞的组成成分，而且还具有调节生理功能的作用。人在断水时比在断食时死得更快。例如，人如断食而只饮水时可生存数周；但如断水，则只能生存数日，一般断水 5～10d 即可危及生命。断食至所有体脂和组织蛋白质耗尽 50%时，才会死亡，而断水至失去全身水分 10%就可能死亡。可见水对于生命的重要性。

由于水在自然界广泛分布，一般无缺乏的危险，因此，在营养学中常未被列为必需营养素，但这并不否定水在生命活动中的重要作用。

（一）水的代谢

1. 水在体内的分布

水是人体中含量最多的成分。总体水（体液总量）可因年龄、性别和体型的胖瘦而存在明显个体差异。新生儿总体水最多，约占体重的 80%；婴幼儿次之，约占体重的70%；随着年龄的增长，总体水逐渐减少，10～16 岁以后，减至成人水平；成年男子总体水约为体重的 60%，女子为 50%～55%；40 岁以后随肌肉组织含量的减少，总体水也渐减少，一般 60 岁以上男性为体重的 51.5%，女性为 45.5%。总体水还随机体脂肪含量的增加而减少，因为脂肪组织含水量较少，仅 10%～30%，而肌肉组织含水量较多，可达 75%～80%。水在体内主要分布于细胞内和细胞外。细胞内液约为总体水的 2/3，细胞外液约为 1/3。各组织器官的含水量相差很大，以血液中最多，脂肪组织中较少，女性体内脂肪较多，故体内水含量不如男性高。

2. 水的平衡

正常人每日水的来源和排出处于动态平衡。水的来源和排出量每日维持在 2500mL左右（表 1.16）。体内水的来源包括饮水和食物中的水及内生水三大部分。通常每人每日饮水约 1200mL，食物中含水约 1000mL，内生水约 300mL。内生水主要来源于蛋白质、脂肪和碳水化合物代谢时产生的水。每克蛋白质产生的代谢水为 0.42mL，脂肪为 1.07mL，碳水化合物为 0.6mL。

表 1.16　正常成人每日水的出入平衡量

来源	摄入量/mL	排出器官	排出量/mL
饮水或饮料	1200	肾脏（尿）	1500
食物	1000	皮肤（蒸发）	500
内生水	300	肺（呼气）	350
		大肠（粪便）	150
合计	2500	合计	2500

体内水的排出以经肾脏排出为主，约占 60%，其次是经肺、皮肤和粪便排出。一般成人每日尿量为 500～4000mL，最低量为 300～500mL，低于此量，可引起代谢产生的废物在体内堆积，影响细胞的功能。皮肤以出汗的形式排出体内的水。出汗分为非显性和显性两种，前者为不自觉出汗，很少通过汗腺活动产生；后者是汗腺活动的结果。一般成年人经非显性出汗排出的水量为 300～500mL，婴幼儿体表面积相对较大，非显性失水也较多。显性出汗量与运动量、劳动强度、环境温度和湿度等因素有关，特殊情况下，每日出汗量可达 10L 以上。经肺和粪便排出水的比例相对较小，但在特殊情况下，如高温、高原环境及胃肠道炎症引起的呕吐腹泻时，可发生大量失水。

3. 水平衡的调节

体内水的正常平衡受渴觉中枢、垂体分泌的抗利尿激素及肾脏调节。渴觉中枢是调节体内水来源的重要环节。当血浆渗透压过高时，可引起渴觉中枢神经核兴奋，激发饮水行为。抗利尿激素可通过改变肾脏远端小管和集合小管对水的通透性影响水分的重吸收，调节水的排出。抗利尿激素的分泌也受血浆渗透压、循环血量和血压等调节。肾脏是水分排出的主要器官，通过排尿多少和对尿液的稀释和浓缩功能，调节体内水平衡。当机体失水时，肾脏排出浓缩性尿，使水保留在体内，防止循环功能衰竭；当体内水过多时，则排尿增加，减少体内水量。

（二）水的生理功能

1. 构成细胞和体液的重要组成部分

成人体内水分含量约占体重的 65%，血液含水量在 80%以上。水广泛分布在组织细胞内外，构成人体的内环境。

2. 参与人体内物质代谢

水的溶解力很强，并有较大的电解力，可使水溶物质以溶解状态和电解质离子状态存在；水具有较大的流动性，在消化、吸收、循环、排泄过程中，可加速协助营养物质的运送和废物的排泄，使人体内新陈代谢和生理化学反应得以顺利进行。

3. 调节人体体温

水的比热值大，1kg 水升高 10℃需要约 $4.2×10^4$J 的热量，大量的水可吸收代谢过程中产生的能量，使体温不致显著升高。水的蒸发热量大，在 37℃体温的条件下，蒸发 1g 水可带走 2.4kJ 的热量。因此在高温下，体热可随水分经皮肤蒸发散热，以维持人体体温的恒定。

4. 润滑作用

在关节、胸腔、腹腔和胃肠道等部位，都存在一定量的水，对器官、关节、肌肉、组织能起到缓冲、润滑、保护的作用。

（三）水的需要量与缺乏

1. 水的需要量

水的需要量主要受代谢情况、年龄、体力活动、温度、膳食等因素的影响，故水的需要量变化很大。人体每天需水量见表 1.17。

表 1.17　人体每日需水量

年龄/岁	需水量/（mL/kg）	年龄/岁	需水量/（mL/kg）
1 周~1	120~160	8~9	70~100
2~3	100~140	10~17	50~80
4~7	90~110	成人	40

成人每消耗 4.184kJ 能量，水需要量为 1mL，考虑到发生水中毒的危险性极小，水需要量常增至 1.5mL/4.184kJ，以便包括活动、出汗及溶质负荷等的变化。婴儿和儿童体表面积较大，身体中水分的百分比和代谢率较高，肾脏对调节因生长所需摄入高蛋白时的溶质负荷的能力有限，易发生严重失水，因此以 1.5mL/4.184kJ 为宜。哺乳期妇女乳汁中 87%是水，产后 6 个月内平均乳汁的分泌量为 750mL/d，故需额外增加 1000mL/d 的水。

2. 水缺乏

水摄入不足或水丢失过多，可引起体内失水，又称脱水。根据水与电解质丧失比例不同，分为 3 种类型。

1）高渗性脱水

高渗性脱水的特点是以水的丢失为主，电解质丢失相对较少。当失水量占体重的 2%~4%时，为轻度脱水，表现为口渴、尿少、尿相对密度增高及工作效率降低等。失水量占体重的 4%~8%时，为中度脱水，除上述症状外，可见皮肤干燥、口舌干裂、声音嘶哑及全身乏力等表现。如果失水量超过体重的 8%，为重度脱水，可见皮肤黏膜干燥、高热、烦躁、精神恍惚等。若失水量达 10%以上，可危及生命。

2）低渗性脱水

低渗性脱水以电解质丢失为主，水的丢失较少。此种脱水特点是循环血量下降，血浆蛋白质浓度增高，细胞外液低渗，可引起脑细胞水肿，肌肉细胞内水过多并导致肌肉痉挛。早期多尿，晚期尿少甚至尿闭，尿液相对密度低，尿液中 Na^+、Cl^- 降低或缺乏。

3）等渗性脱水

此类脱水是水和电解质按比例丢失，体液渗透压不变，临床上较为常见。其特点是细胞外液减少，细胞内液一般不减少，血浆的 Na^+ 浓度正常，兼有上述两型脱水的特点，有口渴和尿少表现。

二、膳食纤维

（一）膳食纤维的概念

膳食纤维一词是 1970 年后营养学中出现的，此前仅有"粗纤维"之说，粗纤维是指食物经酸、碱、醇、醚等化学处理后留下的残渣。经这些处理后，膳食纤维受到消化被损失掉，故粗纤维不能反映膳食纤维的真实含量。

"膳食纤维"（或食物纤维）所含有的成分比"粗纤维"要广泛。膳食纤维是木质素与不能被人体消化道分泌的消化酶所消化的多糖的总称，包括植物中的纤维素、半纤维素、木质素、戊聚糖、果胶和植物胶质等。膳食纤维在人体内基本以原形通过消化道到达结肠，其中，50%以上可被细菌作用为低级脂肪酸、水、二氧化碳、氢气和甲烷。

膳食纤维大体可分为不溶性和可溶性两大类。不溶性的膳食纤维包括纤维素、半纤维素、木质素，为植物细胞壁的组成成分，存在于禾谷类、豆类种子的外皮及植物茎叶中；可溶性膳食纤维则存在于细胞间质，包括果胶、藻胶、豆胶及树胶。

（二）膳食纤维的营养学意义

膳食纤维有许多对人体健康有益的作用：大多数纤维素具有促进肠道蠕动和吸水膨胀的特性，利于粪便的排出，可预防结肠癌；木质素具有提高人体免疫力功能，间接抑制癌细胞的功能；可溶性纤维素能减少小肠对糖的吸收，使血糖不因进食而快速升高；各种纤维素都可吸附胆汁酸、脂肪等达到降血脂的作用；可溶性纤维在大肠中被肠道细菌代谢分解产生一些短链脂肪酸（如乙酸、丁酸、丙酸等），可减弱肝中胆固醇的合成，对预防和治疗心血管疾病有一定的作用；摄入膳食纤维还可减缓食物由胃进入肠道的速度和吸水作用，从而使人产生饱腹感，减少热能的摄入，达到控制体重和减肥的目的。

（三）膳食纤维的来源和推荐膳食摄入量

膳食纤维主要存在于谷物、薯类、水果、豆类及蔬菜等植物性食品中，来源丰富。植物成熟度越高，其纤维含量也越高。一般谷物加工越精细，膳食纤维的含量越低。常见富含膳食纤维的食品见表 1.18。适量地食用粗杂粮、蔬菜和水果，一般都能满足人体需求的膳食纤维摄入量。

表 1.18　常见富含膳食纤维的食品

食品名称	膳食纤维含量/%	食品名称	膳食纤维含量/%
燕麦片	7.46	荞麦	4.74
糙米	2.92	玉米	2.89

续表

食品名称	膳食纤维含量/%	食品名称	膳食纤维含量/%
脱脂大豆	15.96	甘薯	2.32
菜豆	2.36	杏	8.29
南瓜	2.99	苹果	1.63
笋	2.27	猕猴桃	2.65
胡萝卜	2.55	黑木耳	74.18
菠菜	2.50	海带	28.58
芝麻	11.58	紫菜	29.68
花生	7.66	干香草	43.41

任务一　三大供能物质摄入情况评价

一、任务描述

根据自己实际情况，依据中国居民膳食能量推荐摄入量表，查找自己能量需求总量；以我国的饮食特点，分别计算出三大供能物质碳水化合物、脂肪、蛋白质供能量及食物质量，对照自己日常膳食，评价三大供能物质摄入是否合理。

二、工作内容及步骤

（1）根据自己实际情况：性别、年龄、劳动强度等，找到"中国居民膳食能量推荐摄入量"表中对应的推荐摄入量 RNI 的值（MJ/d）。

（2）根据我国的饮食特点，成人碳水化合物供给的能量以占总能量的 55%~65%，脂肪占 20%~30%，蛋白质占 10%~15% 为宜，分别计算出碳水化合物、脂肪、蛋白质供能量。

（3）根据每克碳水化合物、脂肪和蛋白质的能量系数，将碳水化合物、脂肪、蛋白质能量供能量转化为质量需要量。

（4）估算自己一日三餐中所食用食物的质量，通过食物成分表计算出食用食物中碳水化合物、脂肪、蛋白质的质量。

（5）将步骤（3）中得到的碳水化合物、脂肪、蛋白质的质量和步骤（4）中得到的碳水化合物、脂肪、蛋白质的质量进行比较分析。

三、总结思考

思考自己日常膳食中碳水化合物、脂肪、蛋白质三大供能物质摄入量是否合理，该如何调整，以报告的形式提交。通过此任务培养学生实事求是的科学态度，树立科学的世界观、方法论和辩证思维方式。

任务二　日常膳食中油脂营养价值评价

一、任务描述

列举自己膳食过程中食用油脂的种类；根据学习单元中脂类的营养价值评价，从油脂的消化率、稳定性、脂肪酸组成及维生素含量等方面，对自己日常膳食中的油脂进行评价，从而改善膳食中油脂摄入的平衡。

二、工作内容及步骤

（1）列举自己日常膳食中油脂的种类：大豆油、菜籽油、花生油、芝麻油、玉米胚芽油、橄榄油等。

（2）查询资料，根据自己食用情况编写并完善表 1.19。

表 1.19　日常膳食油脂营养价值评价

油脂种类	消化率	稳定性	必需脂肪酸种类及其含量	脂溶性维生素的种类及其含量

（3）填写表格后，对自己日常食用油脂情况进行分析。

三、总结思考

评价自己日常膳食中油脂的摄入是否合理，该如何调整，以报告的形式提交。通过此任务培养学生实事求是的科学态度，从关注自己膳食中油脂的平衡进而关注其他人群膳食平衡，培养学生的社会责任感和使命感。

项目小结

人体所需的营养素有碳水化合物、脂类、蛋白质、矿物质、维生素、水、膳食纤维，共七大类。碳水化合物、脂类和蛋白质因为需要量多，在膳食中所占的比例大，称为"宏量营养素"；矿物质和维生素因需要的相对较少，在膳食中所占比例也较小，称为"微量营养素"；人体所需要的能量来源于食物中碳水化合物、脂肪和蛋白质。人体对能量的需要与其消耗的能量相等。成年人消耗的能量用于以下几方面：基础代谢，体力活动和食物的特殊动力作用。对于生长发育中的儿童，还包括生长发育和身体各种组织增长、更新所需要的能量。对于孕妇、乳母还包括胎儿生长发育和分泌乳汁等的能量消耗。

本项目阐述了碳水化合物、脂类、蛋白质、矿物质、维生素、水的种类、生理功能、需要量、缺乏与过量的危害和食物来源，还介绍了必需氨基酸、必需脂肪酸、膳食纤维的种类、生理功能和食物来源。

复习思考题

1. 名词解释：必需氨基酸；必需脂肪酸；氨基酸模式；参考蛋白；限制性氨基酸；蛋白质互补作用；消化；吸收。

2. 人体所需必需氨基酸和必需脂肪酸有哪些？

3. 蛋白质、碳水化合物、脂肪的生理功能有哪些？

4. 蛋白质、碳水化合物、脂肪缺乏对人体有哪些影响？

5. 蛋白质、碳水化合物、脂肪的食物来源有哪些？

6. 如何进行蛋白质的营养价值评价？

7. 维生素的共同特点有哪些？

8. 人体缺乏维生素 B_1、维生素 B_2、维生素 C、维生素 D 和维生素 A 会得什么病？这几种维生素的主要膳食来源是什么？

9. 矿物质元素有哪些共同特点？

10. 简述人体缺乏钙、锌和铁会得什么病？它们的主要膳食来源是什么？

11. 碘的生理功能是什么？为什么要对食盐加碘？

12. 水的生理功能有哪些？

项目二　食品的营养价值与食品加工

【知识目标】

（1）掌握谷薯类、豆类、坚果、水果、蔬菜、肉、蛋、乳等各类食品的营养价值特点。

（2）理解食品营养价值的相对性；熟悉食品营养强化的意义和要求。

（3）了解保健食品的概念、发展与开发等。

【能力目标】

（1）熟悉各类食品的营养搭配及加工特点。

（2）能根据人体营养需求，选择食物种类。

【素质目标】

（1）加强中华优秀传统文化知识的渗透，弘扬爱国情怀，培养学生文化自信和民族自豪感。

（2）培养学生独立思辨和高阶思维能力，透过现象看本质，不盲从、不跟风，追求真理的素质。

【案例导入】

中华优秀传统文化中关于饮食营养的论著内容丰富，《黄帝内经·素问》第二十二篇《脏气法时论》中提出了"五谷为养，五果为助，五畜为益，五菜为充，气味合而服之，以补精益气"的饮食调养原则。五谷为养，五谷在古代指的是稷、黍、麦、菽、麻，现代泛指各种谷物。谷类含有丰富的碳水化合物，是人体主要的能量来源。五果为助，五果泛指枣、李、杏、栗、桃等古代常见的果实。五果为助中"助"是指生命机体活动的营养补助。五畜是牛、犬、羊、猪、鸡等五种畜类肉。肉类对人体有补益作用，能增补五谷主食营养之不足，是平衡饮食食谱的主要辅食。五菜指葵、藿、薤、葱、韭。五菜为充是指五菜是人体机能营养的补充，蔬菜均含有多种微量元素、维生素、纤维素等营养物质，有增食欲、充饥腹、助消化、补营养、防便秘、降血脂、降血糖、防肠癌等作用，故对人体的健康十分有益。在食物营养价值的学习过程中，可以丰富思政教育的历史文化内涵，增强学生的民族自豪感。

【课前思考题】

（1）营养素含量高的食品的营养价值较高，这一说法正确吗？

（2）平时膳食中，营养价值高的食品是否应该多摄入，而营养价值较低的食品应该少摄入呢？

人体所需要的能量和各种营养素主要靠食物获得。自然界供人类食用的食物种类繁多，根据其来源可分为植物性食品和动物性食品两大类。前者主要包括谷薯类、豆类、坚果、蔬菜及水果等，后者主要包括肉类、蛋类和乳类等。各种食物所含营养素的种类和数量在满足人体营养需要时的程度不同，所以我们要了解各类食品的营养价值，以便于进行正确的食物营养搭配和科学的食品加工。

```
                                              ┌── 食品的营养价值与分类
                            各类食品的营养价值 ──┼── 植物性食品的营养价值
                                              └── 动物性食品的营养价值

                                              ┌── 食品营养强化的意义
                                              ├── 食品营养强化的要求
 食品的营养价值与食品加工 ──  食品营养强化 ──────┼── 食品营养强化剂
                                              ├── 食品营养强化的方法
                                              └── 营养强化食品的种类

                                              ┌── 保健食品概念
                            保健食品 ─────────┼── 保健食品发展与管理
                                              └── 保健食品原料资源与开发
```

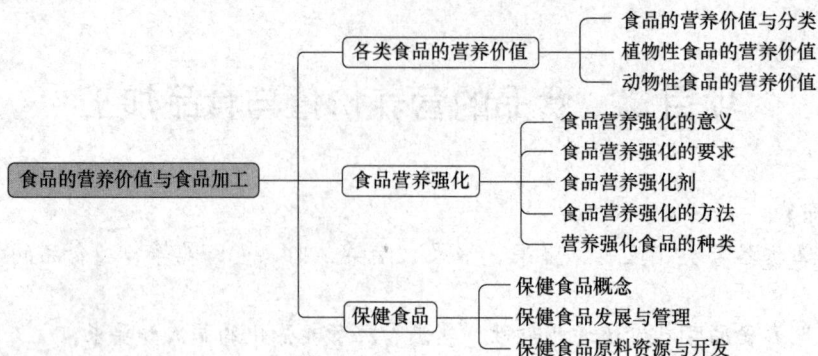

学习单元一　各类食品的营养价值

一、食品的营养价值与分类

　　凡是食物都能提供一定量的营养素，但一种天然食物很难满足人体对全部营养素的需求。含营养素的种类齐全，数量及其相互比例适宜，易被人体消化吸收利用的食物，营养价值相对较高；反之，营养价值相对较低。为了保证机体正常的生命活动，就需要了解各类食品的营养价值，对食品进行科学的营养搭配。

　　（一）食品营养价值

　　1. 食品营养价值的定义

　　食品营养价值（nutritional value）是指某种食品所含营养素和能量满足人体营养需要的程度。食品的营养价值主要与食物的种类有关，同时也受食物的储藏、加工和烹调的影响，即使是同一种食物，也可因品系、部位、产量和成熟程度等不同而存在差异。

　　2. 食品营养价值的评定

　　食品营养价值的评定主要是对食品中所含各营养素的质与量的评定，即对食品中所含碳水化合物、蛋白质、脂肪、维生素、矿物质及水分的评定。一般而言，食品中所提供的营养素的种类和含量越接近人体需要，该食品的营养价值就越高。

　　要了解食品营养价值的高低，可以通过查阅食物成分表，也可采用理化分析的方法对食物中营养素的种类和数量进行测定。另外，还可以通过动物实验和人体试验，根据生长、代谢、生化等指标进行评定。

　　常用的表示食品营养价值的指标是营养质量指数。

　　营养质量指数（index of nutrition quality，INQ），也可称为营养素密度（density of nutrient），即食品中以单位热量为基础所含某种重要营养素（包括蛋白质、维生素和矿物质）的浓度。计算公式为

$$INQ = \frac{\dfrac{某营养素含量}{该营养素供给量}}{\dfrac{所产生的能量}{能量供给量标准}}$$

INQ＝1，说明食物的该营养素与能量含量达到平衡；INQ＞1，说明该营养素的供给量高于能量的供给量，营养价值较高；INQ＜1，说明该营养素的营养价值低，长期食用此食物可能造成该营养素的不足或能量过剩。

3. 食品营养价值的相对性

食物的营养价值不能以一种或两种营养素的含量来决定，而要看它在膳食整体中对营养平衡的贡献。如谷类食品蛋白质中缺乏赖氨酸，其蛋白质营养价值相对较低，但谷类食品中含有大量的碳水化合物，是给人体提供的能量中不可缺少的营养素；肉类食品中蛋白质组成接近于人体，其蛋白质营养价值相对较高，但其脂肪中含有较高的饱和脂肪酸，对血脂过高、心血管疾病等的患者不利。若想满足膳食平衡就需要通过各类食品的科学搭配，因此各类食品在平衡营养中均具有重要意义。

4. 食品营养价值评定的意义

评定食品营养价值的意义在于：第一，指导人们科学地选购食品和合理配制营养平衡膳食，达到合理营养的目的；第二，通过了解食品在加工和烹调过程中营养素的变化和损失，改进加工工艺和烹饪方法，最大限度地保存营养素的含量，提高食品营养价值；第三，了解各类食品中的营养素、抗营养因子等，针对缺陷和不足，科学地进行营养强化。

（二）食品的分类

食品是人类获取能量和各种营养素的基本来源。一般其按性质和来源将食品分为3类。

1. 植物性食品

植物性食品主要包括谷薯类、豆类、坚果类、蔬菜、水果等，其中粮谷类主要提供碳水化合物、蛋白质及 B 族维生素、矿物质等营养素，豆类主要提供蛋白质、脂类、B族维生素等营养素，蔬菜、水果主要提供各类维生素和矿物质等。

2. 动物性食品

动物性食品主要包括畜禽肉类、蛋、乳和水产品等，所提供的营养素有蛋白质、脂肪、矿物质、维生素 A 和 B 族维生素等。

3. 各类食品的制品

以上两种食品为原料，通过加工制作的食品，如糖、酒、罐头、糕点等食品。

二、植物性食品的营养价值

（一）谷类及薯类的营养价值

1. 谷类

谷类包括稻米、小麦、大麦、玉米、小米和高粱等。我国人民的膳食中以稻米和小麦为主，人体中 50%～80%的热量、50%的蛋白质、B 族维生素和部分矿物质是由谷类食品提供的，故被称为主食。

1）谷类的结构和营养素分布

谷类种子形状各有不同，但基本构造都是由谷皮、糊粉层、胚乳和胚芽四部分组成。各部分营养素分布很不均匀。

（1）谷皮：谷粒的最外层，主要由纤维素、半纤维素等组成，占谷粒质量的 5%，含一定量的矿物质和脂肪。

（2）糊粉层：介于谷皮和胚乳之间，占谷粒质量的 6%～7%，含有较多的蛋白质、脂肪、矿物质和 B 族维生素，具有较高的营养学意义，但在碾磨加工时，易与谷皮同时脱落至麸皮中。

（3）胚乳：是谷类的主要部分，占谷粒质量的 83%～87%，主要成分是大量淀粉和一定量蛋白质，但维生素和矿物质含量较低。

（4）胚芽：位于谷粒的一端，占谷粒质量的 2%～3%，富含脂肪、蛋白质、矿物质、B 族维生素和维生素 E，但因质地较软且有韧性，在加工时极易损失。

2）谷类的营养价值特点

谷类食品中各种营养素含量因种类、品种、种植地区、气候、地理条件、施肥条件的不同而存在一定的差异。

（1）水分。自然风干的谷物所含水分为 11%～14%，水分含量对酶活性、微生物及仓储害虫都有一定影响。

（2）碳水化合物。谷类碳水化合物主要为淀粉，含量在 70%以上，主要集中在胚乳部分。同时也含有少量糊精、戊聚糖、葡萄糖等，还含有一定量膳食纤维，如纤维素、半纤维素。淀粉是人类最理想、最经济的能量来源，我国居民膳食中热量的 50%～70%来自谷类碳水化合物。

谷类的淀粉根据与葡萄糖分子的结合方式，可分为直链淀粉和支链淀粉，其含量的不同，可影响谷类食品的营养价值和风味。一般来说，直链淀粉易溶于水，易消化，而支链淀粉更容易被消化酶降解，使血糖升高幅度较大。所以，儿童和老年人不宜食用支链淀粉含量较高的食物，如糯米及其制品年糕、汤圆等。

（3）蛋白质。谷类蛋白质的含量为 7.5%～15%，由谷蛋白、白蛋白、醇溶蛋白和球蛋白组成，其中以醇溶蛋白和谷蛋白为主。

谷类食品的必需氨基酸的组成不平衡，赖氨酸为其第一限制氨基酸，故谷类食品蛋白质生物学价值低于动物性食品。谷类蛋白质的营养价值见表 2.1。由于各种谷类食品限制性氨基酸不完全一致，因此混食谷类食品可提高其生物价。

表 2.1 常见谷类食品蛋白质的生物价和功效比值

谷类食品	生物价	功效比值	谷类食品	生物价	功效比值
大米	77	1.36～2.56	玉米	60	1.2
小麦	67	1.0	鸡蛋	100	4.0

尽管谷类蛋白质的含量不高且生物价不高，但谷类食品在膳食中的比例较大，所以仍然是膳食蛋白质的主要来源。在种植或加工中常采用氨基酸强化和蛋白质互补的方法来提高谷类蛋白质的营养价值，如赖氨酸强化大米和高赖氨酸玉米等。

（4）脂肪。谷类脂肪含量低，大米、小麦为 1%～2%，玉米和小米可达 4%。主要集中在糊粉层和胚芽，在食品加工中极易损失。其组成成分中约 80% 为不饱和脂肪酸，其中亚油酸占 60%，还有少量磷脂和谷固醇，并富含维生素 E，具有降血脂、预防动脉硬化的作用。如从米糠中提取的米糠油、玉米或小麦的胚芽中提取的胚芽油都是高档油脂的来源。

（5）维生素。谷类是 B 族维生素的主要来源，如维生素 B_1、维生素 B_2、烟酸、泛酸和吡哆醇等，主要分布在糊粉层和胚芽。谷类胚芽中富含维生素 E，以小麦胚芽中含量最高。玉米和小米含有少量的胡萝卜素。谷类加工精度越高，保留的糊粉层和胚芽越少，维生素损失越多。

（6）矿物质。谷类矿物质含量为 1.5%～3%，主要在谷皮和糊粉层。其中主要是磷和钙，但由于植酸的影响，吸收利用率较低。

3）谷类加工营养价值的变化

谷类经过加工后，可以改善感官性状，有利于消化吸收，但随着加工精度的提高，使谷皮、糊粉层和胚芽中的 B 族维生素和膳食纤维等部分或全部转入副产品，营养价值降低；若精度过低，虽然保留了许多营养素，但产品的口感差而且营养素吸收利用率不高。因此，谷类食品的加工程度既要兼顾消化率和感官性状，也要考虑保留的营养成分。我国标准米面就是根据以上原则加工而成的。

4）谷类加工品

（1）常见的谷类熟制品主要包括馒头、包子、饺子、米饭等食品。馒头在制作过程中经过酵母发酵，B 族维生素的含量大幅提高，营养价值较水煮的面食稍高。包子、饺子是我国特有的传统食品，多种食品混合使用可提高各种营养素的生物利用率。米饭在蒸制的过程中要经过水洗、蒸煮等过程，尤其是水洗时，部分水溶性维生素会流失在淘米水中，再经加热蒸煮，营养素的损失较大。

（2）挂面、方便面和方便米粉。挂面在制作过程中，如果添加鸡蛋、豆粉、杂粮、蔬菜汁等成分，营养价值会有所提高。方便面是快节奏生活方式的一种产物，其中以油炸的工艺居多，口感良好，但含油量达 20%～24%，而且经高温油炸后，B 族维生素损失较多，营养密度大幅降低。此外，油炸食品所用油脂多为饱和程度高的油脂，长期食用可增加心血管疾病的发病风险。另外，油炸食品在高温下还可以产生致癌性较强的丙烯酰胺。方便米粉的营养价值与方便面相似。

（3）糕点类食品以谷类为主要原料，营养价值具有谷类的特点，其碳水化合物含量较高，但营养成分因所用辅料不同而有较大差异。如蛋糕以低筋面粉为主要原料，以砂糖、蛋类、油脂等为辅料，口感甜、香、松、软。由于添加了鸡蛋或牛奶，蛋白质、维生素和矿物质含量有所提高，但含有大量的糖和油脂，故营养密度较低。而且此类食品所用油脂一般为氢化植物油和动物性油脂，对健康不利。随着人们营养意识的转变，此类食品将向营养型、健康型的方向发展。

（4）膨化食品。以谷类、薯类、豆类为原料经过膨化处理可得膨化食品，其内部呈蜂窝多孔、疏松的海绵状，入口香而无渣，食用方便而且容易吸收，比较适合老年人、儿童和病人食用，如雪米饼、威化饼等。但此类食品在膨化过程中蛋白质有所损失，其他营养素变化不大。

（5）淀粉类制品。主要包括粉皮、粉条、凉粉、凉皮等，由谷薯类淀粉制成。由于加工过程中，绝大部分的蛋白质、维生素和矿物质经多次的洗涤而损失，剩下的几乎都是淀粉，故营养价值比较低。

2. 薯类

薯类包括马铃薯、番薯、芋头、山药等，在世界上广为种植，是我国传统膳食的重要组成部分，其营养价值同时兼有粮食和蔬菜的双重特点。

薯类食品水分含量较高，为60%～80%，淀粉含量较高，为10%～30%，薯类淀粉颗粒大，容易分离，故常用来提取淀粉或做成各种淀粉制品，如粉条等。甘薯中含有较多可溶性糖，故口感较甜。薯类含有较为丰富的膳食纤维，可促进肠道蠕动。

薯类食品中蛋白质的生物价较高，但含量较低，为1%～5%。番薯、山药和芋头中含有黏蛋白，在糖尿病、高血脂等慢性病的预防中可起到一定作用。

薯类的脂肪含量通常低于0.5%。薯类维生素含量丰富，维生素 C 和 B 族维生素（除维生素 B_1）含量丰富，番薯中含有较高的胡萝卜素。薯类富含矿物质，以钾含量最高，属于碱性食品。

（二）豆类及坚果类的营养价值

1. 豆类

豆类分为大豆（黄豆、黑豆和青豆）和其他杂豆（绿豆、红小豆、豌豆、蚕豆、豇豆等），是我国居民膳食中优质蛋白质的重要来源。

1）大豆的营养特点

大豆主要包括黄豆、黑豆和青豆，其中以黄豆最常见，其蛋白质含量较高，脂肪含量中等，碳水化合物含量较低。

（1）蛋白质。大豆含有35%～40%的蛋白质，是植物性食品中含蛋白质最多的。大豆蛋白质含有人体所需的各种必需氨基酸，特别是谷类蛋白质中缺乏的赖氨酸，是与谷类蛋白质互补的天然理想食品，故大豆蛋白为优质蛋白。

（2）脂肪。大豆的脂肪含量为15%～20%，其中不饱和脂肪酸占85%，亚油酸高达50%。此外，大豆油中还含有 1.6%的磷脂和具有较强抗氧化能力的维生素 E。大豆油是我国居民的重要食用油，其熔点低、易于消化吸收，并有利于降低血液胆固醇和软化血管，适合老年人食用。

（3）碳水化合物。大豆中碳水化合物的含量为25%～35%，其中一半是可供人体利用的淀粉、阿拉伯糖、半乳聚糖和蔗糖，而另一半是人体不能消化吸收的棉子糖和水苏糖，存在于大豆细胞壁，在肠道细菌作用下发酵产生二氧化碳和氨，可引起腹胀。

（4）矿物质和维生素。大豆中还含有丰富的矿物质和维生素。大豆中含有丰富的钙、磷、钾和微量元素铁、铜、锌、锰、钴、硒等，以及丰富的 B 族维生素。干豆中几乎不含维生素 C，但经发芽制成豆芽后，其含量明显提高。

（5）大豆中的生物活性物质。大豆中含有多种对人体具有生物活性的成分，对人体健康有一定的促进作用，如大豆异黄酮、大豆低聚糖、大豆皂苷等。

大豆异黄酮可在人体中转化为具有雌激素活性的成分，故又被称为植物雌激素，对人体具有降血脂、抗动脉粥样硬化、抗肿瘤、抗骨质疏松等作用。

大豆低聚糖主要成分为水苏糖和棉子糖等，因可引起胀气，故常被称作"胀气因子"。最新研究表明，大豆低聚糖是促进肠道内双歧杆菌和乳酸杆菌增殖的活性物质，从而能够抑制病原菌，改善胃肠功能，防止腹泻、便秘，并能起到保护肝脏、降低胆固醇等作用。

大豆皂苷对人体具有抗血脂、抗氧化、抗病毒、提高免疫力等作用。

2）杂豆的营养特点

杂豆主要有绿豆、红小豆、豌豆、蚕豆、豇豆等，营养特点介于大豆和谷类之间。蛋白质含量为 20%～25%，脂肪含量 1%左右，碳水化合物含量 55%以上。维生素和矿物质含量也很丰富，含有丰富的 B 族维生素，但基本无胡萝卜素和维生素 C。

3）豆类中的抗营养因素

（1）蛋白酶抑制剂。蛋白酶抑制剂是能抑制胰蛋白酶、糜蛋白酶、胃蛋白酶等 13 种蛋白酶的物质的统称，其中胰蛋白酶抑制剂最普遍，妨碍蛋白质消化吸收，对动物有抑制生长的作用。采用常压蒸汽加热 30min 或 9.8N 压力加热 10～15min 即可破坏豆类中的抗胰蛋白酶因子。

（2）豆腥味。脂肪氧化酶是产生豆腥味的主要物质。采用 95℃以上加热 10～15min 或用乙醇处理后减压蒸发的方法，以及采用纯化大豆脂肪氧化酶等方法均可脱去部分豆腥味。

（3）胀气因子。通过加工成豆制品可被去除。

（4）植物红细胞凝集素。能凝集人和动物红细胞的一种蛋白质，可影响动物的生长，加热即被破坏。

4）豆制品

豆类经过不同的加工方法可制成多种豆制品，现已成为我国居民膳食中的重要组成部分。

豆制品有非发酵豆制品和发酵豆制品两种。非发酵豆制品主要有豆浆、豆腐、豆腐干、腐竹等，经过加工后，去除了纤维素、抗营养因子，从而提高了豆类蛋白质的消化率和利用率。发酵豆制品有腐乳、豆豉、臭豆腐等，蛋白质因部分分解而易于消化吸收，而且某些营养素也会增加，如维生素 B_2、维生素 B_{12} 等。

大豆和绿豆发芽制成豆芽、绿豆芽，除含原有营养成分外还可产生丰富的维生素 C。

2. 坚果类

坚果是以种仁为食用部分，因外覆木质或肉质硬壳，故称坚果。根据其脂肪含量不同，可分为油脂类坚果和淀粉类坚果。前者富含油脂和蛋白质，常见的有核桃、葵花籽、西瓜子、花生、芝麻、松子、榛子、杏仁等；后者富含淀粉，而油脂和蛋白质含量较少，常见的有板栗、银杏、莲子、芡实等。

1）蛋白质

油脂类坚果的蛋白质含量多为 12%～22%，其中有些蛋白质含量更高，如西瓜子和南瓜子的蛋白质含量达 30% 以上。淀粉类坚果中以板栗的蛋白质含量最低，一般为 4%～5%。油脂类坚果大多缺乏含硫氨基酸和赖氨酸，生物学效价较低，需要与其他食物蛋白质互补。

2）脂肪

油脂类坚果脂肪含量通常在 40% 以上，其脂肪多为不饱和脂肪酸，富含必需脂肪酸，是优质植物性脂肪。其中核桃和松子脂肪酸中含 10% 的 α-亚麻酸，对改善膳食中的 n-3 脂肪酸和 n-6 脂肪酸的比例有一定贡献。

3）碳水化合物

淀粉类坚果含碳水化合物丰富，如银杏含淀粉 72.6%，干栗子为 77.2%，莲子为 64.2%。油脂类坚果中碳水化合物的含量较少，多在 15% 以下，如花生为 5.2%，榛子为 4.9%。坚果中膳食纤维含量较高，如花生为 5.5%、榛子为 9.6%、杏仁更高达 19.2%。

4）维生素和矿物质

坚果类是维生素 E 和 B 族维生素的良好来源。矿物质含量丰富，含有钾、镁、磷、钙、铁、锌、铜等。常见坚果中维生素和矿物质含量见表 2.2。

表 2.2　常见坚果中维生素和矿物质含量　　　　　（单位：mg/100g）

种类	维生素 E	维生素 B_1	维生素 B_2	烟酸	叶酸	钙	钾	铁	锌
花生	18.09	0.72	0.13	17.9	0.108	39	587	2.1	2.50
核桃	43.21	0.15	0.14	0.9	0.103	56	385	2.7	2.17
杏仁	18.53	0.08	0.56	—	0.033	97	106	2.2	4.30
芝麻	38.28	0.36	0.26	3.8	0.066	620	266	14.1	4.21
板栗	11.45	0.06	0.15	0.8	0.004	—	—	1.2	1.32

（三）蔬菜、水果的营养价值

随着生活水平的不断提高，蔬菜和水果已经成为日常膳食的重要组成部分，在我国居民膳食中的食物构成比分别是 33.7% 和 8.4%。新鲜的蔬菜和水果含有人体需要的多种营养成分，它们具有共同的特点：含有大量水分，碳水化合物含量不高，蛋白质很少，脂肪含量更低，所以不能作为能量和蛋白质来源，但是其中含有多种维生素、丰富的矿物质及纤维素、芳香物质、有机酸、色素等，可以赋予食品良好的感官性状，给人们提供丰富的营养。

1. 碳水化合物

蔬菜、水果所含碳水化合物包括可溶性糖、淀粉及膳食纤维。可溶性糖主要有果糖、葡萄糖、蔗糖，其次为甘露糖、甘露醇及阿拉伯糖等。在成熟的水果中，可溶性糖含量增高，甜味增强。

大多数蔬菜的碳水化合物含量为3%～5%，如叶菜类、瓜果类蔬菜。含糖较多的蔬菜有胡萝卜、番茄、南瓜、番薯、马铃薯等，其最高含量可达30%。根茎类蔬菜含有较多的淀粉。大多数水果含糖量较蔬菜多，一般为8%～12%，但因种类和品种不同，含糖的种类和数量有较大差异，如苹果和梨以含果糖为主，桃、李、柑橘以含蔗糖为主，葡萄、草莓以含葡萄糖和果糖为主。

蔬菜和水果是人体膳食纤维的良好来源，蔬菜中膳食纤维含量为0.2%～2.8%，水果中含0.5%～2%。这些纤维素、半纤维素、木质素和果胶，虽然不参与体内代谢，但可促进肠道蠕动而有利于排便，防止肠道疾病的发生，而且能够减少或阻止胆固醇等物质的吸收，有益于健康。水果中的果胶物质，在一定条件下可形成凝胶，利用此特性可制造果酱和果冻等食品。

菊芋、牛蒡、婆罗门参等菊科蔬菜的块茎和肉质根中含有菊淀粉，又称菊糖，是果糖的高聚物，为目前发现的少数几种可溶性膳食纤维之一，是体内双歧杆菌和乳杆菌的增殖因子。菊糖已被世界上40多个国家批准作为食品的营养增补剂。

魔芋中含有较高的葡甘露聚糖，具有较高的凝胶性和黏着力，吸胀率达50～100倍，不能被人体消化吸收，是一种优质的膳食纤维，对肥胖、心血管疾病、糖尿病、肿瘤等具有很好的预防作用。

2. 维生素

新鲜的蔬菜和水果是维生素C、胡萝卜素、维生素B_2和叶酸等的重要来源。

1）维生素C

蔬菜中的维生素C在代谢旺盛的叶、花、茎内含量丰富。一般深绿色蔬菜的维生素C含量较浅色蔬菜高，叶菜类的维生素C含量较瓜果类高。绿叶蔬菜维生素C含量一般为20～40mg/100g，瓜果类蔬菜较低，但柿子椒和青椒特殊，可高达125～160mg/100g，根茎类蔬菜的维生素C含量不高。

水果的维生素C含量差异较大。高的可达200mg/100g，如鲜枣为243mg/100g；低的少于5mg/100g，如苹果为4mg/100g。鲜枣、草莓、山楂、猕猴桃、龙眼是维生素C的良好来源，其次是柑橘类水果；仁果类水果如苹果、梨、桃等维生素C含量较低。

2）胡萝卜素

蔬菜和水果含有丰富的胡萝卜素，凡是绿色蔬菜、橙黄色蔬菜和水果，都含有较多的胡萝卜素，如油菜、菠菜、胡萝卜及柑橘、杏、杧果等，而缺乏色素的蔬菜中胡萝卜素的含量甚微。

3）维生素B_2

蔬菜中维生素B_2含量与动物性食物，如肝脏、蛋黄、乳类相比较低，但在我国的膳食生活中，绿叶蔬菜却是维生素B_2的重要来源。

3. 矿物质

蔬菜和水果是膳食矿物质的重要来源，主要含有钙、钾、镁及微量元素铁、铜、钴、锰、硒、碘、氟等。各种蔬菜中叶菜类矿物质含量最多，尤以绿叶蔬菜含量更为丰富。蔬菜和水果中的矿物质不仅为人体提供丰富的营养素，还在维持体内酸碱平衡中起到了重要作用。大多绿叶蔬菜含钙量可达100mg/100g，含铁量为1～3mg/100g，如菠菜、雪里蕻、油菜、苋菜等。但是，某些蔬菜中存在的草酸可影响本身和其他食物中钙和铁的吸收，如菠菜、空心菜等。采用在开水中漂烫的烹饪手法，可去除部分草酸，以提高人体对矿物质的吸收率。

4. 芳香物质、有机酸和色素

蔬菜和水果中常具有特殊的芳香气味、鲜艳色泽和不同的口味，主要是因为其含有各种芳香物质、有机酸和色素。

芳香物质为油状挥发性化合物，亦称精油，主要成分为醇、酯、醛、酮等，有些是以糖苷或氨基酸状态存在的，需要经过酶作用分解为精油才具有香味。芳香物质能刺激食欲，帮助消化，提高食品利用率。

蔬菜和水果中常有有机酸，如一般蔬菜中的草酸。草酸具有一定涩味，影响口感，而且影响矿物质的吸收，故在烹饪时采用开水漂烫后再加工，可破坏草酸。水果中的有机酸以苹果酸、柠檬酸和酒石酸为主，三者统称果酸，此外还有乳酸、琥珀酸、延胡索酸等。未成熟的果实中琥珀酸和延胡索酸含量较多，柑橘类和浆果类中柠檬酸含量丰富。有机酸能刺激消化腺的分泌，增进食欲，有利于食物的消化，使食物保持一定的酸度，保护维生素 C 和促进矿物质的吸收。

蔬菜和水果中含有多种色素，如胡萝卜素、叶绿素、花青素和番茄红素等，它们赋予了食物良好的色泽，可以增强食欲，同时还具有较强的抗氧化功能和补充营养素的作用。

此外，蔬菜和水果中还含有一些酶类、杀菌物质和具有特殊生理活性的植物化学物。如大蒜和洋葱含有植物杀菌素和含硫化合物，具有抗菌消炎、降低血清胆固醇作用；萝卜中的淀粉酶，有助于消化；苹果、大枣、甘蓝中的类黄酮为天然抗氧化剂，除具有保护心血管、预防肿瘤等生物学作用外，还可保护维生素 C、维生素 A、维生素 E 等不被氧化。

蔬菜和水果经加工可制成罐头食品、果脯、菜干、咸菜、干果等，加工过程易受损失的主要是维生素和矿物质，尤其是维生素 C。

三、动物性食品的营养价值

动物性食品主要有畜禽肉类、蛋、乳及水产品等，是人们膳食的重要组成部分。该类食品主要包括优质蛋白质、脂肪、矿物质和维生素，是食用价值较高的食品。

（一）畜肉类的营养价值

畜肉类食物包括猪、牛、羊、马、犬、兔等牲畜的肌肉、内脏及血等适合人类食用的部分及其制品。动物因其种类、年龄、肥瘦程度及肉的部位不同，营养素的分布也不同。

1. 蛋白质

畜肉的蛋白质含量为 10%~20%，通常牛、羊肉的蛋白质含量高于猪肉。

畜肉蛋白质中必需氨基酸的含量较高，种类和比例接近于人体需要水平，而且易消化吸收，故是生物利用率较高的优质蛋白。但是，存在于结缔组织的间质蛋白，主要是胶原蛋白和弹性蛋白，生物利用率较低。

畜肉在烹调过程中有独特的香味，主要是因为肉中的含氮浸出物。肉中含氮浸出物是指可溶性的肌溶蛋白、肌肽、肌酸、肌酐、嘌呤、尿素和氨基酸等非蛋白含氮物质的统称。含氮浸出物越多，味道越浓，刺激胃液分泌的作用越强，成年动物的蛋白质含量较幼年动物高。

2. 脂肪

畜肉的脂肪含量为 10%～30%，猪肉脂肪含量大于牛羊肉。不同肥瘦程度和部位有较大差异，一般瘦肉和内脏脂肪含量较低，脑和骨髓脂肪含量较高，肥肉的脂肪含量可达 80%以上。常见畜肉中脂类含量见表 2.3。

表 2.3　常见畜肉中脂类含量（每 100g 可食部）

脂类	猪肥肉	猪瘦肉	羊瘦肉	牛瘦肉	猪脑	牛脑	猪肝	牛肝	猪肾
脂肪/g	88.6	6.2	3.9	2.3	9.8	11.0	3.5	3.9	3.2
胆固醇/mg	109	81	60	58	2571	2447	288	297	354

畜肉类脂肪以饱和脂肪酸为主，熔点较高，主要成分是甘油三酯，少量卵磷脂、胆固醇和游离脂肪酸。胆固醇多存在于动物内脏，如脑、肝、肾等。

3. 碳水化合物

肉类的碳水化合物含量都很低，基本在 2%以下，主要以糖原的形式存在于肌肉和肝脏。宰后的动物肉在保存过程中，由于酶的分解作用糖原含量会逐渐下降。

4. 维生素

畜肉中 B 族维生素含量丰富，内脏中（如肝脏）富含维生素 A、维生素 B_2 等，但是肌肉中基本不含维生素 A 和维生素 C。

5. 矿物质

畜肉中矿物质的含量为 0.8%～1.2%，其中钾含量位居第一，其次是磷含量，而钙含量较低。畜肉是膳食中铁元素的重要来源，铁以血红素铁的形式存在，其生物利用率高。畜肉中锌、铜、硒等微量元素较为丰富，生物利用率较植物性食品高。

畜内脏富含磷和铁，其中铁含量明显高于畜肉。肝脏是铁的储藏器官，含铁量位于各内脏之首。此外，畜内脏也是锌、铜、硒等微量元素的良好来源。畜血含有多种矿物质，吸收利用率高，尤其是膳食铁的良好来源。常见畜肉中维生素和矿物质含量见表 2.4。

表 2.4　常见畜肉中维生素和矿物质含量（每 100g 可食部）

营养素	猪肉	羊肉	牛肉	猪血	猪肝	猪肾	猪心	羊肝	牛肝
维生素 A/μgRE	18	22	7	—	4972	41	13	20972	20220
维生素 B_1/mg	0.22	0.05	0.04	0.03	0.21	0.31	0.19	0.21	0.16
维生素 B_2/mg	0.16	0.14	0.14	0.04	2.08	1.14	0.48	1.75	1.30
烟酸/mg	3.5	4.5	5.6	0.3	15.0	8.0	6.8	22.1	11.9
叶酸/μg	4.3	3.7	3.6	15.4	335.5	49.6	1.7	226.5	—

续表

营养素	猪肉	羊肉	牛肉	猪血	猪肝	猪肾	猪心	羊肝	牛肝
铁/mg	1.6	2.3	3.3	8.7	22.6	6.1	4.3	7.5	6.6
锌/mg	2.06	3.22	4.73	0.28	5.78	2.56	1.90	3.45	5.01
铜/mg	0.06	0.75	0.18	0.10	0.65	0.58	0.37	4.51	1.34

（二）禽肉类的营养价值

禽肉包括鸡、鸭、鹅、鸽子、鹌鹑等的肌肉、内脏及其制品。禽肉的营养价值与畜肉相似，是营养价值很高的一类食品。

1. 蛋白质

禽肉类蛋白质含量为10%～25%，其中鸡肉（21.5%）＞鸭肉（16.5%）＞鹅肉（10%）。能够提供人体各种必需氨基酸，属于优质蛋白。禽肉一般比畜肉含有较多的均匀分布的柔软结缔组织，故其肉质更细嫩且容易消化。禽肉含氮浸出物较畜肉多，故炖汤味道较畜肉鲜美。

2. 脂肪

禽肉的脂肪含量很不一致，鸡肉约 2.5%，而肥鸭、肥鹅可达 10%或更高。禽肉脂肪含有 20%的亚油酸，易于消化吸收，营养价值高于畜肉脂肪。

3. 维生素

禽肉类富含 B 族维生素，与畜肉相似，其中烟酸含量较高，并富含维生素 E。禽肉内脏富含维生素 A 和维生素 B_2。

4. 矿物质

禽肉含钙、磷、铁等均高于畜肉，禽肝的铁含量为猪牛肝的 1～6 倍。禽肉的营养素含量见表 2.5。

表 2.5　鸡、鸭、鹅的主要营养素含量（每 100g 可食部）

项目	蛋白质/g	脂肪/g	维生素 A/μgRE	维生素 B_1/mg	维生素 B_2/mg	钙/mg	铁/mg	胆固醇/mg
鸡	19.3	9.4	48	0.05	0.09	9	1.4	106
鸡肝	16.6	4.8	10410	0.33	1.10	7	12.0	356
鸡肫	19.2	2.8	36	0.04	0.09	7	4.4	174
鸭	15.5	19.7	52	0.08	0.22	6	2.2	94
鸭肝	14.5	7.5	1040	0.26	1.05	18	23.1	341
鸭肫	17.9	1.3	6	0.04	0.15	12	4.3	135
鹅	17.9	19.9	42	0.07	0.23	4	3.8	74

（三）水产品的营养价值

水产品种类繁多，作为膳食的水产品主要有鱼类、甲壳类和软体类，可提供丰富的优质蛋白质、脂肪和维生素等。

1. 鱼类的营养价值

1）蛋白质

鱼肉的蛋白质含量为15%～16%。鱼肉肌纤维短，含水量较多，故肉质细嫩，很容易被消化吸收，其消化吸收率为87%～98%。鱼肉蛋白质中富含赖氨酸，生物价仅次于鸡蛋，尤适合老年人和儿童食用。

2）脂肪

鱼肉的脂肪含量变化较大，为0.5%～11%，一般为3%～5%。鱼肉脂肪中不饱和脂肪酸含量较多，可达80%，消化吸收率高达95%。鱼肉尤其是深海鱼肉富含EPA和DHA等多不饱和脂肪酸，具有降低血脂、预防动脉粥样硬化等作用。

3）维生素

鱼肉是维生素的良好来源，其中维生素A、维生素D、维生素E含量都高于畜禽肉。海鱼肝中富含维生素A、维生素D，一般鱼肉都含有多种B族维生素。生鱼肉含有硫胺素酶，可降解维生素B_1。因此，在生吃时可破坏维生素B_1，但加热可破坏硫胺素酶。

4）矿物质

鱼肉的矿物质含量为1%～2%，高于畜肉，其中钾、磷、钙、镁、铁、锌均较丰富，海鱼中还有碘和钴。

2. 甲壳类水产品的营养价值

甲壳类动物主要有虾类和蟹类，其蛋白质含量为15%～16%，蛋白质氨基酸种类齐全，必需氨基酸含量高。蟹黄的蛋白质含量高于蟹肉，如河蟹黄的蛋白质含量为24.8%，河蟹肉的蛋白质含量为16.12%。

虾、蟹肉的脂肪含量低，为1%～4%，但蟹黄的脂肪含量较高，如河蟹黄的脂肪含量为15.66%。脂肪中不饱和脂肪酸含量高，EPA、DHA含量丰富。

虾、蟹肉的矿物质含量丰富，钙、磷、铁、锌、硒等含量较高。虾、蟹肉富含维生素A、维生素B_1、维生素B_2及烟酸等，虾、蟹肉中可同时存在维生素A和胡萝卜素。甲壳类食品的甲壳质含量丰富，甲壳质是唯一的动物性膳食纤维，具有多种生理活性，如降低胆固醇、调节肠内代谢、调节血压、排出体内重金属等。

3. 软体类水产品营养价值

软体类水产品主要有牡蛎、蛤类、扇贝及章鱼、乌贼等，其必需氨基酸含量丰富且均衡，酪氨酸和色氨酸的含量比牛肉和鱼肉高，脂肪、碳水化合物含量低，矿物质含量丰富，以硒最为突出，其次是锌。牡蛎是含锌、铜最高的海产品。贝类肉含有丰富的牛磺酸，尤以海螺、毛蚶和杂色蛤中最高，每100g新鲜可食部所含牛磺酸可达500～900mg。

（四）蛋类的营养价值

蛋类主要是指鸡、鸭、鹅、鹌鹑、火鸡等的蛋。蛋类的营养素含量丰富，其蛋白质是优质蛋白，是 B 族维生素的良好来源，也是脂肪、维生素 A、维生素 D 和一些微量元素的较好来源。蛋制品主要有咸蛋、皮蛋等。

各种蛋类的结构类似，主要由蛋壳、蛋清和蛋黄三部分构成。

1. 蛋白质

蛋类的蛋白质含量为 12%～15%，蛋黄中的蛋白质含量较蛋清高。蛋类富含各种必需氨基酸而且比例均衡，利用率可达 95%以上。

其中鸡蛋蛋白质的氨基酸模式与人体氨基酸模式最接近，是最理想的优质蛋白质。因此，在评价食物蛋白质营养价值时，常以全鸡蛋蛋白作为参考蛋白。

2. 脂肪

蛋类的脂肪含量为 11%～15%，主要集中在蛋黄，蛋清中几乎没有。蛋类脂肪在蛋黄中呈乳融状，大部分为中性脂肪，其中单不饱和脂肪酸最为丰富，约占 50%，亚油酸约占 10%，易消化吸收。蛋黄是磷脂的良好来源，主要为卵磷脂和脑磷脂，具有增强记忆力和降低胆固醇的作用。但是，鸡蛋胆固醇含量较高，每个鸡蛋含胆固醇约 290mg，是胆固醇含量较高的食品。

3. 碳水化合物

蛋类碳水化合物含量较少，蛋清中含有甘露糖和半乳糖，蛋黄中主要含有葡萄糖，多以与蛋白质结合形式存在。

4. 维生素和矿物质

钙、磷、铁等矿物质和维生素 A、维生素 D、维生素 B_1 及维生素 B_2 多集中在蛋黄中，蛋黄中的铁、磷与蛋白结合而吸收率不高。鸭蛋和鹅蛋的维生素和矿物质含量总体高于鸡蛋。

煎鸡蛋和烤鸡蛋中的维生素 B_1 和维生素 B_2 损失率分别为 15%和 20%，而叶酸损失率最高，可达 65%。煮鸡蛋几乎不引起维生素损失。常见禽蛋主要营养素含量见表 2.6。

表 2.6　常见禽蛋主要营养素含量（每 100g 可食部）

项目	水分/g	蛋白质/g	脂肪/g	胆固醇/mg	钙/mg	铁/mg	维生素 A/μgRE	维生素 B_1/mg	维生素 B_2/mg
全鸡蛋	74.1	13.3	8.8	585	56	2.0	234	0.11	0.27
鸡蛋清	84.4	11.6	0.1	—	9	1.6	—	0.04	0.31
鸡蛋黄	51.5	15.2	28.2	1510	112	6.5	438	0.33	0.29
全鸭蛋	70.3	12.6	13.0	565	62	2.9	261	0.17	0.35
鸭蛋清	87.7	9.9	—	—	18	0.1	23	0.01	0.07

续表

项目	水分/g	蛋白质/g	脂肪/g	胆固醇/mg	钙/mg	铁/mg	维生素A/μgRE	维生素B₁/mg	维生素B₂/mg
鸭蛋黄	44.9	14.5	33.8	1576	123	4.9	1980	0.28	0.62
皮蛋	68.4	14.2	10.7	608	63	3.3	215	0.06	0.18
鹅蛋	69.3	11.1	15.6	704	34	4.1	192	0.08	0.30

（五）乳及乳制品的营养特点

乳类指动物的乳汁，是一种营养成分齐全、组成比例适宜、易消化吸收的天然食物。人们经常食用的是牛乳和羊乳，适合儿童、老年人及病人食用。随着生活水平的提高，乳及乳制品在我国居民的膳食生活中占有重要地位。

1. 乳类的营养特点

乳类中水分含量较高，为86%～90%。

1）蛋白质

牛乳中蛋白质含量高于羊乳和人乳，约为3%，以酪蛋白为主，其次为乳清蛋白（主要为乳白蛋白和乳球蛋白）。酪蛋白约占牛乳蛋白质的80%，乳清蛋白约占20%。乳类蛋白质的氨基酸模式与人体接近，为优质蛋白，容易被人体吸收利用。乳类中的免疫球蛋白是抗体蛋白质的异型群，是新生儿被动免疫的来源。

羊乳蛋白质含量为1.8%，低于牛乳，但乳清蛋白比例较高，而且其中所含的 α-S2酪蛋白在胃中所含凝乳块较小而细软，更容易消化，故羊乳比牛乳更适合婴幼儿和年老体弱者食用。

2）脂肪

乳中的脂肪含量约为3.0%，以微粒状的脂肪球分散在乳汁中，易被消化吸收。乳脂肪中脂肪酸成分复杂，以饱和的棕榈酸和硬脂酸为主，约占40%；短链的饱和脂肪酸如丁酸、己酸和辛酸含量也较高，约占9%，是乳脂肪风味良好和易消化的原因；油酸占30%，亚油酸和亚麻酸分别占5.3%和2.1%，此外还含有少量的卵磷脂和胆固醇。

3）碳水化合物

乳中的碳水化合物主要是乳糖，含量为3%～7%。牛乳中乳糖含量比人乳少，约为3%。乳糖有调节胃酸、促进胃肠蠕动和有助于乳酸菌等益生菌繁殖的作用，还能促进钙、磷、锌等的吸收。但是有些人体内，因先天或后天长时间不接触乳糖而缺乏乳糖酶，从而不能代谢乳糖，故喝了牛乳后易引起腹泻、腹胀，这种现象称为乳糖不耐症。

4）维生素

乳中维生素含量丰富，包含了几乎全部维生素，尤其是维生素A和维生素B₂的良好来源。乳中维生素的含量与动物的饲料有关，一般夏季维生素含量更丰富。但是，牛乳中维生素C、维生素D含量较人乳低。

5）矿物质

乳中富含钙、磷、钾。100mL牛乳中钙含量约120mg，且吸收率高，是钙的良好来源。乳中铁含量低，故牛乳喂养的婴儿从第四个月需及时添加富含铁和维生素C的辅食，如肝脏泥、青菜泥等。牛乳属于弱碱性食品，有助于维持体内酸碱平衡。各类乳中营养素的含量见表 2.7。

表 2.7　不同乳汁中各种营养素的含量（每 100g）

营养素	人乳	牛乳	羊乳
水分/g	87.6	89.9	88.9
蛋白质/g	1.3	3.0	1.5
脂肪/g	3.4	3.2	3.5
碳水化合物/g	7.4	3.4	5.4
热能/kJ	272	226	247
维生素 A/μgRE	11	24	84
维生素 B_1/mg	0.01	0.03	0.04
维生素 B_2/mg	0.05	0.14	0.12
烟酸/mg	0.20	0.10	2.10
维生素 C/mg	5.0	1.0	—
钙/mg	30	120	82
磷/mg	13	73	98
铁/mg	0.1	0.3	0.5

2. 乳制品

乳制品主要包括巴氏杀菌乳、灭菌乳、酸奶、奶粉、乳饮料、炼乳、奶油等。

1）巴氏杀菌乳

巴氏杀菌乳也称消毒牛乳，即将新鲜生牛乳或还原乳，经巴氏杀菌或巴氏高温短时杀菌（high temperature short time pasteurization，HTST）后，分装出售的饮用乳。巴氏杀菌乳营养成分与原料乳较为接近，仅有维生素 B_1、维生素 C、叶酸和维生素 B_{12} 损失 10%～25%。

2）灭菌乳

灭菌乳主要为超高温瞬时灭菌乳。通过特殊设备，采用 135℃以上的超高温，杀菌 1～4s，结合无菌分装技术生产。由于灭菌乳受热时间极短，较好地维持了牛乳中的营养素，故生产量大，已成为纯乳的主要品种。灭菌乳仅有维生素 B_1、维生素 B_6、维生素 B_{12} 和叶酸损失约 10%，维生素 C 损失约 25%，其他成分几乎与原料乳相同。

3）酸奶

酸奶是在消毒鲜乳、脱脂乳、全脂奶粉、脱脂奶粉等中接种乳酸杆菌并使其在控制条件下生长繁殖而制成，其中以酸牛奶最为普遍。经乳酸杆菌发酵后，乳糖变为乳酸，蛋白质凝固和脂肪不同程度地水解形成独特风味，使乳糖不耐受的人易于接受，而且更易消化吸收。乳酸菌中的乳杆菌和双歧杆菌是胃肠道益生菌，在肠道可抑制腐败菌的生长繁殖，防止腐败胺类产生，对维护人体的健康有重要作用。

4）奶粉

奶粉为牛乳脱水干燥而成，主要方法是喷雾干燥。鲜乳生产为奶粉的过程中，通常对脂肪、脂溶性维生素、糖类和矿物质均无影响，但是对水溶性维生素则有一定影响。

根据食用要求，奶粉又分为全脂奶粉、脱脂奶粉和调制奶粉等。

全脂奶粉是将鲜乳去除水分，通过若干工艺制造而成。一般全脂奶粉的营养成分约为鲜乳的 8 倍。主要营养成分占比为蛋白质 24%～27%、脂肪 26%～30%、乳糖 35%～37%、矿物质约 5.7%。

脱脂奶粉由鲜乳脱脂后去掉水分再经过加工而成。主要营养成分占比为蛋白质约32%、脂肪小于 2%、乳糖约 52%、矿物质约 8%。它含有全乳中的大部分蛋白质、几乎全部的钙和 B 族维生素，但失去了脂溶性维生素，蛋白质的消化率大大提高，故适合腹泻的婴幼儿及要求低脂膳食的人群。

调制奶粉又称母乳化奶粉，是以牛乳为基础，参照人乳的组成模式和特点进行调整和改善，使其更适合婴幼儿的生理特点和需要。

5）乳饮料

乳饮料包括乳酸饮料、乳酸菌饮料等，为市场上销售的能在常温下保质的花色乳产品，含乳固形物约为纯牛乳的 1/3，严格来说不属于乳制品的范畴。生产原料多为奶粉和水，并添加较多的添加剂，营养价值因选用原料及加工方法不同而异。

6）炼乳

炼乳为浓缩乳的一种，分为淡炼乳和甜炼乳。

淡炼乳又称无糖炼乳，将牛乳浓缩到原体积的 1/3 后装罐密封，经加热灭菌后制成可长期保存的乳制品。它比鲜乳更易消化，由于经过高压加热，蛋白质遇酸不致结成大块，脂肪球被击破与蛋白质结合，适合婴幼儿和对鲜乳过敏者食用，但维生素 B_1 和赖氨酸有所损失。

甜炼乳是在鲜乳中加约 15%的蔗糖后，经真空浓缩到原体积 40%的一种乳制品。甜炼乳因蔗糖含量过高，在食用前需加大水分冲淡，造成蛋白质等营养成分相对较低，故不宜直接用于喂养婴儿。

7）奶油

奶油是由牛乳中分离的脂肪制成的产品，一般含脂肪 80%～83%，含水量较低，主要用于佐餐和面包、糕点制作。

学习单元二　食品营养强化

食品的主要作用是为人体提供营养素以满足人体的营养需要，但针对人体需要、不同人群的生理状态、工作性质而言，天然的食品会存在某种营养素不完全或某种营养素含量不足或比例不适等情况。

食品营养强化最早起源于 1833 年，一位法国化学家提出在食盐中加碘以防止甲状腺肿大。20 世纪 30 年代，美国的营养学家提出了食品强化的概念并首先在牛乳和人造奶油中强化维生素 A 和维生素 D。美国食品药品监督管理局（Food and Drug Administration，FDA）规定大米、面粉、玉米粉等必须进行营养素强化，目前，美国约有 92%的早餐谷类食品是强化食品。我国食品营养强化工作起步较晚，最初食品强化主要针对碘缺乏问题，在食盐中强化碘，收到很好的效果。现在在许多居民常用食品中也逐步强化某些易缺乏的营养素，如营养强化面粉、铁强化酱油、维生素 A 强化食用油、营养强化大米等。

所谓食品营养强化，是指在食品加工中，根据营养需要向食品中添加一种或多种营养素，或添加某些天然食物，提高食品营养价值的过程。这种食品营养的强化，有时简称为食品强化。经过强化处理的食品称为强化食品。在食品营养强化中，所添加的营养素或含有营养素的物质（包括天然的和人工合成的）称为食品强化剂。

一、食品营养强化的意义

在理论上通过平衡膳食应该能够满足人体对营养素的需求，但在实际中由于膳食的特点，往往难以通过调整膳食来实现，如膳食中的叶酸、维生素 B_1、维生素 B_2 等的供给，所以必要时常通过在食品中强化这些营养素来满足机体的需求。

1. 弥补天然食物营养成分的缺陷

几乎没有一种单纯食物可以满足人体对各种营养素的需求，由于各国、各地区人民的饮食习惯、地区食物品种、生活水平等的不同，很难通过平衡膳食满足机体营养素的需求，往往会出现某些营养缺陷，如食用精米精面的地区会缺乏维生素 B_1，果蔬缺乏的地区会缺乏维生素 C，内陆地区往往会缺碘。天津地区营养调查发现，城乡居民膳食中蛋白质质量差，优质蛋白缺乏，城乡居民膳食中普遍缺乏钙、维生素 A 和维生素 B_2。这些营养缺陷问题如果能在当地基础膳食的基础上有的放矢地进行强化，就能起到健康体魄、预防疾病的作用。

2. 补充食品在加工、储存及运输过程中营养素的损失

多数食品在加工、储存、运输、烹饪过程中，一些生物的、化学的、物理的因素均会引起食品部分营养素的损失。大米和面粉加工精度越高，多种营养素损失越多，当小麦的出粉率为 80% 时，维生素 B_1 保存率为 90%；出粉率为 75% 时，维生素 B_1 保存率迅速下降为 10%。鲜乳的赖氨酸利用率为 100%，煮沸乳为 95%，滚筒法制成奶粉利用率仅为 27%～66%。果汁饮料在冰箱里放置 7d，维生素 C 可减少 10%～20%。因此，在加工食品中强化某些营养素是非常有意义的。

3. 使某种食品达到特定目的的营养需要

单一某种食物仅能供给某些营养素，若想获得全面的营养，则需要通过多种食物搭配的方式实现。如婴儿膳食，在母乳或牛乳的基础上需要按月龄添加辅食，如动物肝脏、蛋黄、菜泥、果汁以补充维生素 A、维生素 D、维生素 C、铁等的不足。若在乳制品中强化这些营养素做成婴儿配方奶粉，即可避免家长们因缺乏营养知识而影响婴儿生长发育的情况。

另外，食品营养强化对某些特殊职业和需要的人群则更有意义。一般军用口粮和飞行员膳食要求体积小、高能量、高营养食品，可做成压缩干燥食品，而且必须进行营养强化。接触铅作业的人员应提供大量维生素 C，接触苯作业的人员应提供维生素 C 和铁。

4. 营养强化的其他意义

某些营养强化剂可提高食品的感官质量及改善食品的保藏性能。例如，维生素 E、

卵磷脂、维生素 C 既是食品中主要的强化剂，又是良好的抗氧化剂。

食品营养强化总的目的是保证人体在各个生长发育阶段和各种劳动条件下获得全面而合理的营养，满足人体生理、生活和生长的正常需要。食品营养强化是增进人体健康的一项有意义的社会营养措施。

二、食品营养强化的要求

食品营养强化的功能和优点是显著的，但要从营养、安全、稳定、经济学等方面全面考虑，并需适合各国各地区的具体情况。

1. 有明确的针对性

生产企业要对生产的食品强化，要针对给什么人解决什么营养问题提出明确论证，即使用强化食品的对象和强化目的。首先对本国、本地区的食物种类和人们的营养状况做全面细致的调研，从中分析缺乏哪些营养素，然后选择进行营养强化的载体以及强化剂的种类和数量。例如，以玉米为主食的地区，应针对性地在玉米食品中强化赖氨酸。

2. 符合营养学原理

食品营养强化应尽量选用易被人体吸收利用的强化剂，而且应该符合营养学原理。人体需要的各种营养素不仅要数量充足，而且要比例适宜，以满足各个营养素之间的平衡，如必需氨基酸之间的平衡、三大产能营养素之间的平衡、维生素及矿物质之间的平衡等。营养强化后应促进各营养素之间的吸收利用，而不能使之产生拮抗作用。

3. 保证食用安全性

营养强化剂属于食品添加剂，其卫生和质量应符合国家标准。强化的剂量要适当，在补充营养素促进健康的同时，也要注意过多摄入时对机体产生的不良作用。强化剂加入剂量一般以膳食营养素推荐摄入量的 1/3～1/2 为宜，欲强化食品的原有成分中含有某种营养素，其含量达到营养强化剂最低标准 1/2 的，不得进行强化。进口食品中的营养强化剂必须符合我国规定的使用标准。

4. 稳定性高

为达到营养强化剂的效应，必须保证营养强化剂的保存率，使其在加工、保存过程中不被分解破坏，可采用改变强化剂化学结构、添加稳定剂和改进加工工艺等方法提高其保存率。同时，考虑到一些营养素易被光、热、氧化分解破坏而造成损失，进行营养强化时应适当提高营养强化剂的使用剂量。

5. 保持食品原有的色、香、味等感官性状

营养强化剂多具有本身特点的色、香、味等感官性状，在进行食品营养强化时，应选择好载体食品，避免对食品的感官性状产生不利的影响。强化剂选择恰当时，有时可提高食品的感官质量和商品价值。例如，β-胡萝卜素强化奶油、糖果、饮料等，既强化了营养，又改善了食品的色泽。

6. 不过多提高食品价格

通常食品营养强化需要增加一定的成本，但若价格增高过多则不易推广。所以在营养强化时，应选择大众都需要、消费得起的食品作为载体。

三、食品营养强化剂

（一）营养强化剂的种类

营养强化剂主要包括维生素、矿物质、必需氨基酸和功能因子4类，我国规定用于食品营养强化的为前3种。在食品加工、经营食品营养强化剂时，必须符合《食品营养强化剂使用卫生标准》中规定的品种、范围和使用剂量。

1. 维生素类强化剂

维生素是食品中应用最早的一种强化剂，也是目前国际上应用最广最多的一个大类，所以在强化食品中占有重要地位。

1）维生素A类

普遍采用的是维生素A粉末，如维生素A乙酸酯、棕榈酸酯等，主要用于面粉、奶粉、固体饮料的强化。维生素A对光和氧不稳定，也可被脂肪氧化酶分解，在添加时应予注意。另外，作为维生素A原的β-胡萝卜素，是在许多植物性食品中均有的色素物质，它既有维生素A的功效，又可作为食用天然色素使用，是一种比较理想的营养强化剂。

2）B族维生素类

常用于强化的B族维生素类主要包括维生素B_1、维生素B_2、维生素B_5等。

维生素B_1强化剂，实际多使用盐酸硫胺等维生素B_1衍生物，多用来强化面包、饼干等面制品，可在和面时加入，使之分散均匀，还可强化面粉、牛乳和豆腐等。该强化剂稳定性差，应避光、密闭保存。

维生素B_2强化剂，对热和酸比较稳定，对碱、紫外线和还原剂不稳定。目前，多用亲油性的核黄素丁酸酯，液体强化剂为核黄素磷酸钠。

维生素B_5强化剂，耐酸、碱和热，可用于面包、饼干、糕点及乳制品等的强化，也可作为肉制品的发色助剂使用。

3）维生素C类

强化用的维生素C主要为L-抗坏血酸，主要用于营养强化、防止氧化和保持鲜度等，多用于强化果汁、面包、饼干、糖果等。

2. 矿物质元素强化剂

我国已批准铁、钙、锌、碘、硒、氟6种必需矿物元素作为食品营养强化剂，其他矿物质如镁、铜、锰、钾、钠、氯等均按照需要量添加（特别是婴幼儿配方食品），按生理需要量添加即可。

防止碘、铁、维生素A缺乏被FAO/WHO（Food and Agriculture Organization of the United Nations，联合国粮食及农业组织/World Health Organization，世界卫生组织）认为是全世

界消灭营养素缺乏病的主要任务，为此我国曾保证在最近几年内降低 3 种营养素缺乏病的发生率。

碘常以碘化钾、碘酸钾、碘酸钙或碘酸钠的形式存在。碘化钾最经济但不稳定，目前主要在食盐中应用，摄食碘盐是防治碘缺乏症最有效的措施，使用量为 30～70mg/kg。碘酸钾比碘化钾稳定，但在食盐中还没广泛使用。

铁的强化剂主要有乳酸亚铁、葡萄糖酸亚铁、血红素铁和富铁酵母。维生素 C 可作为铁促进因子和铁强化剂一起强化食品。

钙的强化剂有柠檬酸钙、葡萄糖酸钙、碳酸钙、乳酸钙、磷酸钙、牦牛骨粉、蛋壳钙、活性离子钙等。

锌是人体易缺乏的微量元素，世界许多国家和地区都普遍缺锌。目前，常用的锌强化剂有硫酸锌、氯化锌和葡萄糖酸锌等可溶解的新化合物，其中以葡萄糖酸锌效果突出。

硒是一种具有抗氧化性的元素，其强化剂主要为亚硒酸钠及富硒酵母、硒化卡拉胶。食盐中硒强化量为 3～5mg/kg。

氟的强化剂为氟化钠。

3. 氨基酸类强化剂

食物中蛋白质的氨基酸模式即必需氨基酸的构成比例与人体越接近，其吸收利用率越高。当食物中缺乏某种必需氨基酸时，会影响其他氨基酸的吸收利用，从而使其蛋白质生物利用率降低。研究表明，若在质量较差的蛋白质中强化其限制氨基酸，可大幅提高其生物利用率。

我国居民每日蛋白质摄入量中约 1/3 来自谷类食品，但其赖氨酸缺乏导致谷类蛋白质质量不高，为提高其蛋白质的吸收利用，应强化赖氨酸。氨基酸强化食品应使其必需氨基酸比例适宜，有时只添加单一氨基酸可能会导致氨基酸更加不平衡的状况，因此在强化氨基酸时一定要合理强化。

目前我国批准使用的氨基酸强化剂仅有几种赖氨酸强化剂，暂未将其他氨基酸列入营养强化剂。

（二）强化剂的选择及剂量依据

1. 食品营养强化剂选择的一般原则

（1）在正常保质期内有良好的生物利用率。
（2）使载体的口感、风味和颜色不发生改变。
（3）成本低。
（4）可接受的颜色、溶解度和颗粒大小。
（5）商业上易得而且合法。
（6）有较好可加工性能。

2. 强化剂剂量的依据

各国都有营养强化剂的使用范围和剂量标准或法规，制定标准时受很多因素的影响，具体添加的数量应根据各国和地区的营养调查为基础。各国营养素的每天推荐摄入量是营养素强化的主要依据，也是适宜强化剂量制定的依据。中国强化剂量的制定可参考中国营养学会 2023 年发布的《中国居民膳食营养素参考摄入量（2023 版）》的具体数据。

四、食品营养强化的方法

营养强化剂添加的方法常依赖于生产工艺、包装和保藏技术、载体食物的特性、强化剂的特点及生产者的喜好。食品强化因目的、内容及食品本身性质等的不同，其强化方法也各异。常见方法有以下几种。

1. 在原料或必需食物中添加

凡国家法令强制规定添加的强化食品，以及具有公共卫生意义的强化内容都属于此类。西方国家一般将需补充的营养素预先添加在面粉中，可保证制成的面包中含有这些强化剂。

2. 在加工过程中添加

加工过程中很多操作可能会影响强化剂的生物活性和稳定性，如维生素 A、维生素 C 容易被氧化，碘在过热环境中很容易升华。因此，强化剂应考虑加工因素对其的影响，应在加热、空气暴露、洗涤等加工工序后添加。

3. 在成品中添加

对配方奶粉等婴幼儿食品，大多数营养强化剂均应使用喷雾法混入成品中，并要注意混入的强化剂是均匀的。

4. 物理化学强化法

物理化学强化法是将存在于食品中的某种物质转化成所需营养素的方法，如牛乳经紫外线照射，其维生素 D 含量会骤然增加。

5. 生物强化法

生物强化法是利用生物的作用将食品中原有成分转变为人体所需的营养素，如大豆经发酵后，蛋白质被分解为易消化吸收的氨基酸，并产生一定量的 B 族维生素，尤其是产生植物性食品中所缺乏的维生素 B_{12}，从而大幅提高了其营养价值。

五、营养强化食品的种类

在食品营养强化时，被强化的食品部分称为载体，载体的选择很重要。经过强化处理的食品称为营养强化食品。

营养强化食品的种类繁多，可从不同角度进行分类。按食用角度分为强化主食和强化副食。强化主食如强化面粉和强化大米，强化副食如加碘盐和强化酱油。按食用对象分，有军粮、婴幼儿食品及特殊职业人群的食品。目前较多的是强化谷物食品和强化奶粉。

1. 强化谷物食品

谷物食品中最主要的是大米和小麦，现在人们习惯吃精米精面，其中 B 族维生素由于碾磨得过于精细而受到损失。所用的主要强化剂有维生素 B_1、维生素 B_2、铁、钙、赖氨酸、甲硫氨酸等，如强化大米、强化面粉、强化面包等。

2. 强化副食品

副食品中有很多营养素是人类每天必需的，也需根据各自情况进行营养强化。在食盐中强化碘化钾，是防治碘缺乏症的最好方法；营养强化酱油中也经常强化维生素 B_1、维生素 B_2、铁和钙等，如铁化酱油、高钙低盐酱油等。欧美国家常使用奶油，经常在人造奶油中强化维生素 A 和维生素 D，做法是将维生素直接混入人造奶油，经搅拌均匀后即可食用。

3. 强化婴幼儿食品

由于牛乳和母乳在营养成分上存在不少差异，仅仅靠普通的牛乳喂养婴儿不能满足其生长发育的需要。因此，在以牛乳为主料的基础上，对其进行营养强化做成婴幼儿配方奶粉，可以满足婴幼儿生长发育对营养素的需求。

4. 强化军粮

现代军粮要求营养全面、便于携带、易于烹煮等，所以经常经营养强化后做成压缩干燥食品。这些食品按照有关的能量和营养素的需求，可配成一餐的供给量，如压缩饼干、压缩米糕、压缩肉松、肉干、调味菜干粉等。

5. 公共系统的强化食品

对于一些普遍存在或地域性的营养缺乏问题，为了保证人们对营养素的需求，应规定在公共系统中强化某营养素，如在饮用水中强化氟，以保护牙齿；在食盐中强化碘，以防治碘缺乏症。

6. 特殊人群的强化食品

为适应各种特殊人群和不同职业人群的营养需求，预防疾病，应根据其各自特点配制成各种各样的强化食品。

学习单元三　保健食品

保健食品被誉为 21 世纪食品，是在医学或营养学上有特殊要求、特定功能的食品。随着人们自我保健意识增强，保健食品在发达国家乃至发展中国家发展迅速，成为食品工业生产的一个重要方向，同时促进了医学、营养学和食品科学的发展和进步。

一、保健食品概念

对于保健食品世界上并未形成统一的定义，大多数国家仅仅有学术上的概念和分类，保健食品所包括的范围各有不同。我国在《食品安全国家标准　保健食品》（GB 16740—

2014）中将保健食品定义为：声称并具有特定保健功能或者以补充维生素、矿物质为目的的食品，即适用于特定人群食用，具有调节机体功能，不以治疗疾病为目的，并且对人体不产生任何急性、亚急性或慢性危害的食品。所以，保健食品应具有以下几个属性。

（1）保健食品需是食品，而不是药品。根据《中华人民共和国食品安全法》对食品的定义，保健食品一般是按照传统的药食同源的食品，但不以治疗为目的。保健食品应重在调节机体环境的平衡，增加机体的免疫力，达到保健康复的作用。所以保健食品应具有食品的营养性、安全性、感官性等特点。

（2）保健食品必须有特定的保健功能。这是保健食品和一般食品的区别，《保健食品申报与审评补充规定》中规定保健食品可以申报 27 种功能，如增强免疫力、辅助降血脂、抗氧化、辅助改善记忆等。其功能必须是明确具体的，必须经必要的动物和人群试验证明是有效的。

（3）保健食品有特定的食用人群。这也是保健食品和普通食品的区别，一般食品适合各类人群食用，而保健食品因具有特定的保健功能，一般有规定的特定人群，如减肥食品只适合肥胖人群食用，促进泌乳食品只适合哺乳期妇女食用等。

（4）保健食品的产品属性既可以是传统的食品属性，也可以是胶囊、片剂等类似药品的属性。目前，我国市场上的保健食品的产品属性两者均有。2021 年的资料表明，我国批报的保健食品中，以胶囊、片剂为多，42.1%的保健食品含中药，70%的产品采用非食品形态。

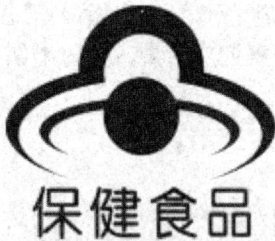

图 2.1　保健食品的标志

保健食品的标志见图 2.1。基本含义：从下面看，是一个变形的人体，拥抱保健食品；反过来看，是个牛头，象征着强健和健壮；标志的颜色为明亮的天蓝色，似无边的大海或天空，寓意为保健食品的事业发展前景是广阔的。

二、保健食品发展与管理

（一）我国保健食品的发展

我国古代就有"药食同源""医食同源"的说法，中国传统饮食与医学中就有食疗和食补的理论与实践，虽然食品和药品之间有明确的界定，但介于两者之间的传统上的既是食品又是药品的物品，也是食品。根据中医典籍记载，常用近百种食物具有补益养生的功能，这为保健食品的开发提供了物质基础。例如，南瓜、苦瓜能降血糖；冬瓜、魔芋能减肥；芹菜能降血压；生食萝卜能促进消化；阿胶能补气血等。

随着我国居民生活水平的提高，人们对健康和生命质量的认识程度越来越高，对保健食品的热情度也越来越高，这使保健食品的市场得到了飞速的发展。但是 20 世纪八九十年代由于一些产品的技术含量低，很多产品没有进行过科学研究。另外，保健品没有相应的法规、标准可依，导致保健食品的生产呈无序状态，失去了消费者的信任。后来经过我国相关部门的严格管理后，我国保健食品市场又有了较快发展。

我国保健食品的发展大致经历了 3 个阶段。因此，也将保健食品分为 3 代产品。

1. 第一代保健食品

第一代保健食品包括各类强化食品，是最原始的保健食品，仅根据食品中各种营养素或其他有效成分的功能来推断该食品的功能，这些功能并没有经过任何实验验证。目前，这类食品只能列入一般食品而不允许以保健食品的形式面市。

2. 第二代保健食品

第二代保健食品是指必须经过人体和动物试验，证明该类食品具有某种生理调节功能。目前我国市场上的保健食品大多属于此类。

3. 第三代保健食品

第三代保健食品是指不仅需要人体及动物试验证明该产品具有某种生理功能，还需要确切知道具有该功能的有效成分，或功能因子的结构、含量、作用机理、稳定性等。当前审批的保健食品都强调达到这个要求，所以第三代保健食品将是 21 世纪保健食品发展的重点。

（二）我国保健食品的管理

2015 年 10 月 1 日正式实施的《中华人民共和国食品安全法》规定，国家对保健食品实行严格监督管理。保健食品声称保健功能，应当具有科学依据，不得对人体产生急性、亚急性或者慢性危害。保健食品原料目录和允许保健食品声称的保健功能目录，由国务院食品安全监督管理部门会同国务院卫生行政部门、国家中医药管理部门制定、调整并公布。保健食品原料目录应当包括原料名称、用量及其对应的功效；列入保健食品原料目录的原料只能用于保健食品生产，不得用于其他食品生产。使用保健食品原料目录以外原料的保健食品和首次进口的保健食品应当经国务院食品安全监督管理部门注册。但是，首次进口的保健食品中属于补充维生素、矿物质等营养物质的，应当报国务院食品安全监督管理部门备案。其他保健食品应当报省、自治区、直辖市人民政府食品安全监督管理部门备案。进口的保健食品应当是出口国（地区）主管部门准许上市销售的产品。保健食品的标签、说明书不得涉及疾病预防、治疗功能，内容应当真实，与注册或者备案的内容相一致，载明适宜人群、不适宜人群、功效成分或者标志性成分及其含量等，并声明"本品不能代替药物"。保健食品的功能和成分应当与标签、说明书相一致。保健食品广告除应当符合本法第七十三条第一款的规定外，还应当声明"本品不能代替药物"；其内容应当经生产企业所在地省、自治区、直辖市人民政府食品安全监督管理部门审查批准，取得保健食品广告批准文件。省、自治区、直辖市人民政府食品安全监督管理部门应当公布并及时更新已经批准的保健食品广告目录及批准的广告内容。

2016 年 2 月 26 日发布，自 2016 年 7 月 1 日起施行的《保健食品注册与备案管理办法》（以下简称《办法》），规范了保健食品的注册与备案，明确了国家食品药品监督管理局主管全国保健食品注册管理工作，负责对保健食品的审批。省、自治区、直辖市（食品）药品监督部门受国家食品药品监督管理局委托，负责对国产保健食品注册申请资料的受理和形式审查，对申请注册的保健食品试验和样品试制的现场进行核查，组织对样品进行检验。《办法》中也规定了国产和进口保健食品的申请和审批的工作程序、原料和辅料的要求、试验与检验的要求及关于复审的要求等。

《办法》中还规定了保健食品申报功能包括 27 种，分别为增强免疫力、辅助降血压、改善睡眠、促进泌乳、缓解体力疲劳、提高缺氧耐受力、对辐射危害有辅助保护、减肥、改善生长发育、增加骨密度、改善营养性贫血、对化学性肝损伤有辅助保护功能、祛痤疮、祛黄褐斑、改善皮肤水分、改善皮肤油分、调节肠道菌群、促进消化、通便、对胃黏膜有辅助保护作用等。

凡在我国境内生产和销售的保健食品一律由卫生健康委员会或国家食品药品监督管理总局进行终审，审查通过的保健食品都发给《保健食品批准证书》，准许使用卫生部制定的保健食品标志。

申请《保健食品批准证书》必须提交下列资料：

（1）保健食品申请表。

（2）保健食品的配方、生产工艺及质量标准。

（3）毒理学安全性评价报告。

（4）保健功能评价报告。

（5）保健食品的功效成分名单，以及功效成分的定性和/或定量检验方法、稳定性试验报告。因在现有技术条件下，不能明确功效成分的，则须提交食品中与保健功能相关的主要原料名单。

（6）产品的样品及其卫生学检验报告。

（7）标签及说明书（送审样）。

（8）国内外有关资料。

（9）根据有关规定或产品特性应提交的其他材料。

申请生产保健食品时，必须提交下列资料：

（1）有直接管辖权的卫生行政部门发放的有效食品生产经营卫生许可证。

（2）《保健食品批准证书》正本或副本。

（3）生产企业制定的保健食品企业标准、生产企业卫生规范及制定说明。

（4）技术转让或合作生产的，应提交与《保健食品批准证书》的持有者签订的技术转让或合作生产的有效合同书。

（5）生产条件、生产技术人员、质量保证体系的情况介绍。

（6）三批产品的质量与卫生检验报告。

三、保健食品原料资源与开发

随着人们消费水平的提高和食品工业的迅速发展，食品消费观念不断发生变化，人们越来越注意到食品对身体健康的影响，消费趋势从不仅要求具有色、香、味和形俱佳的食品转向具有合理营养和保健功能的保健食品，也对食品的研究与开发提出了更高的要求。因此，开发符合社会和消费者需求的保健食品有着重大的意义。

保健食品起源于我国中医学的食疗和食养，大力开发我国丰富的传统食方和中医药的资源，并借鉴国际上保健食品发展的经验和成就，开发具有我国特色的保健食品。

根据我国保健食品发展的现状和特点，应重点考虑以下几个方面。

1. 充分利用我国地大物博的特点，开发新资源

根据生理学、生物化学、营养学及中医药等多学科的基本理论建立一系列被国内外公认的、效果确实的保健食品，如抗疲劳、增强免疫、抗肿瘤、增强记忆、抗衰老等评价体系，以此评价现有的保健食品、开发新产品、寻找新的食品资源。

2. 运用现代生命科学研究成果，开发效果确切的保健食品

目前，我国许多保健食品是建立在食疗的基础上的，通常采用药食同源的食品进行组方。从复合组方中了解其有效成分难度很大，因此，我们应运用现代生命科学研究成果，从功能因子的构效和量效之间关系，从分子、细胞、器官水平研究其作用机理和潜在毒性。如美国糖尿病研究中心研究发现，糖尿病的病因是患者胰腺某些细胞缺少一种 Glut-2 蛋白质。有人研究发现南瓜中含有有效成分环丙甘氨酸丙酸，这种成分能促进胰腺分泌胰岛素，增加 Glut-2 含量，因而对糖尿病防治有明显效果。根据这些研究成果，人们将南瓜加工成的南瓜粉成了国际上很受欢迎的保健食品。

3. 大力开发功能因子的提取、分离、纯化和应用等新技术和新工艺

运用现代分离、纯化、提取、稳定、评价技术，如膜分离技术、生物工程和基因工程技术、低温粉碎技术、冷冻升华干燥技术等，可最大限度地保留功能因子的活性，提高其在保健食品中的稳定性。

任务三　不同食物营养价值的评价

一、任务描述

列举自己膳食过程中摄取食物的种类，计算该食物的能量、蛋白质、脂肪、碳水化合物、维生素、矿物质等营养素的含量，为营养配餐制作打下基础。

二、工作内容及步骤

（1）找到主要工具：食物营养成分表。

（2）在表 2.8 中分别列出 100g 牛乳与豆浆、绿豆与黄豆、大米与面粉、苹果与柑橘、瘦猪肉与猪肝等食物中能量与各种营养素的含量。

表 2.8　食物一般营养成分表

食物名称	可食部占比/%	能量/kJ	水分/g	蛋白质/g	脂肪/g	膳食纤维/g	碳水化合物/g	胡萝卜素/μg	维生素A（以视黄醇当量计）/μg	维生素B_1/mg	维生素C/mg	维生素B_2/mg	钙/mg	铁/mg	锌/mg	磷/mg	硒/μg
牛乳																	
豆浆																	

续表

食物名称	可食部分占比/%	能量/kJ	水分/g	蛋白质/g	脂肪/g	膳食纤维/g	碳水化合物/g	胡萝卜素/μg	维生素A（以视黄醇当量计）/μg	维生素B₁/mg	维生素C/mg	维生素B₂/mg	钙/mg	铁/mg	锌/mg	磷/mg	硒/μg
绿豆																	
黄豆																	
大米																	
面粉																	
苹果																	
柑橘																	
瘦猪肉																	
猪肝																	

（3）分析牛乳与豆浆、绿豆与黄豆、大米与面粉、苹果与柑橘、瘦猪肉与猪肝等食物营养价值特点。

（4）评价黄豆、大米、牛乳、苹果、猪肝的营养价值，总结每种不同食物的营养特点。

三、总结思考

分析评价黄豆、大米、牛乳、苹果、猪肝不同食物的营养特点，以报告的形式提交。通过本次任务，让学生更深刻了解到不同食物营养特点也不尽相同，培养学生独立思辨和高阶思维能力，为营养配餐中食物多样性提供基础。

任务四　保健食品调查与分析

一、任务描述

以小组为单位，调查市场上常见保健食品的种类、消费群体、价格、销售渠道等情况，并对调查材料进行分析，从而客观公正地认识保健食品。

二、工作内容及步骤

（1）分小组设计调查表或者问卷，将调查目标、调查对象、调查内容、可能存在的问题等在调查前小组内进行充分讨论，最终以调查表或者调查报告的形式呈现出来。

（2）分小组汇报每个小组设计的调查表或调查报告，经师生讨论后进行修改完善。

（3）利用周末等空闲时间前往各大药房、卖场进行调查、记录。

（4）将调查得到的数据进行归纳整理，并分析。

（5）根据调查结果进行总结，最终以报告的形式提交。

三、总结思考

通过本次保健食品市场调查任务，使学生了解市场上常见的保健食品的种类、消费群体、价格、渠道等情况，从而客观公正地认识保健食品。同时，锻炼学生团结合作、与人沟通交流的能力，培养学生独立思辨和高阶思维能力，透过现象看本质，不盲从、不跟风，追求真理的优良品质。

项目小结

食品按性质和来源，主要分为植物性食品、动物性食品和各类食物的制品。

谷薯类食品是我国居民能量的最佳来源，提供绝大多数的热量、约一半的蛋白质及 B 族维生素和部分矿物质，故被称为主食。豆类食品中各种营养素含量丰富，尤其是蛋白质，质优价廉。但是各种豆类食品中都含有一定量的抗营养素成分，一般加热或加工后即可去除。少量食用坚果类食品可起到较好的保健作用，但过量食用则可引起能量过剩。蔬菜和水果营养价值有很多相似的地方，含水量高、三大产能营养素含量较低、维生素和矿物质含量丰富、含有丰富的膳食纤维以及芳香物质、有机酸和色素等，在满足机体营养素需求的同时，其良好的感官性状也可提高人们的食欲。

动物性食品主要有畜禽肉类、蛋、乳及水产品等，是人们膳食的重要组成部分。该类食品主要提供优质蛋白质、脂肪、矿物质和维生素，是食用价值较高的食品。

食品营养强化，是指在食品加工中，根据营养需要向食品中添加一种或多种营养素，或添加某些天然食物，提高食品营养价值的过程。在弥补食物营养素缺陷和预防疾病方面具有重大的意义。

保健食品是食品的一个种类，具有一般食品的共性，能调节人体的机能，适用于特定人群食用，但不以治疗疾病为目的。

复习思考题

1. 如何理解食品营养价值的相对性？
2. 为什么说"五谷为养"？谷类食品在膳食中有什么重要意义？
3. 大豆的营养学特点有哪些？
4. 纯素食主义者容易导致哪些营养素的缺乏？
5. 从营养特点而言，蔬菜和水果有哪些相同点和不同点？
6. 膳食中的优质蛋白主要来自哪些食物？
7. 什么是食品营养强化和食品营养强化剂？
8. 食品营养强化有哪些具体要求？
9. 什么是保健食品？

项目三　不同人群的营养与膳食

【知识目标】

（1）掌握孕妇和乳母、婴幼儿、青少年、老年人等特殊生理阶段人群的生理特点、膳食要求及合理营养。

（2）了解特殊人群的生理特点和膳食要求。

（3）了解婴幼儿、青少年饮食禁忌及常见的饮食营养误区。

【能力目标】

（1）掌握不同人群的膳食安排、饮食禁忌及常见的饮食营养误区。

（2）会针对不同人群制订科学、合理的膳食计划，以满足他们的营养需求。

【素质目标】

（1）不同人群的营养事关国民素质提高和经济社会发展，培养求真务实，心系人民健康的有大局意识的食品人。

（2）拓宽学生视野，培养学生关注公众健康、服务群众、奉献社会的使命感。

（3）引导学生利用所学知识对身边的特殊群体给予更多的关爱，培养学生职业素养、责任担当意识。

【案例导入】

"健康中国，营养先行"，食品营养是人类维持生命、生长发育和健康的重要物质基础，营养不足与过剩的相关疾病是影响国民健康的重要因素。每万人配备一名营养指导员，是落实国务院《健康中国行动（2019—2030年）》的具体任务。

近年来，我国人民生活水平不断提高，营养供给能力显著增强，国民营养健康状况明显改善，但居民营养不足与过剩并存、营养相关疾病多发、营养健康生活方式尚未普及等问题，成为影响国民健康的重要因素。中国居民的平均预期寿命逐年递增，2018年中国人均预期寿命为77.0岁，但人均健康预期寿命仅为68.7岁，中国老年人慢性病和亚健康高发，健康状况不容乐观，营养治疗是解决慢性病的关键。

针对不同人群营养健康状况，营养师该从哪些方面进行营养干预，提升国民健康水平，提出营养膳食参考建议呢？食品行业是关系到民众身体健康和生命安全的行业，食品工作者需要利用所学知识对身边的特殊群体给予更多的指导与关爱，培养学生职业素养、责任担当意识。

【课前思考题】

（1）不同人群对营养素需求有什么不同？

（2）如何通过膳食补充所需要的营养素？

人的一生按照年龄可分成不同的阶段，如婴儿、幼儿、学龄前、学龄及青少年、成年及老年。人体的生理状况随着性别的差异与年龄的变化而有所不同，因此对膳食中营养素的需求也不尽一致。处于特殊生理阶段的人群（特殊人群）包括孕妇、乳母、婴幼儿、学龄前和学龄儿童、中老年人及亚健康与患疾病人群等，这些人群的生理代谢特点、营养需要也不同于正常人群。特殊人群是脆弱人群，是营养师和医务人员关注的重点人群，也是国家重点保护的人群，应该对他们实行特殊的营养保障，以保护其身体健康。

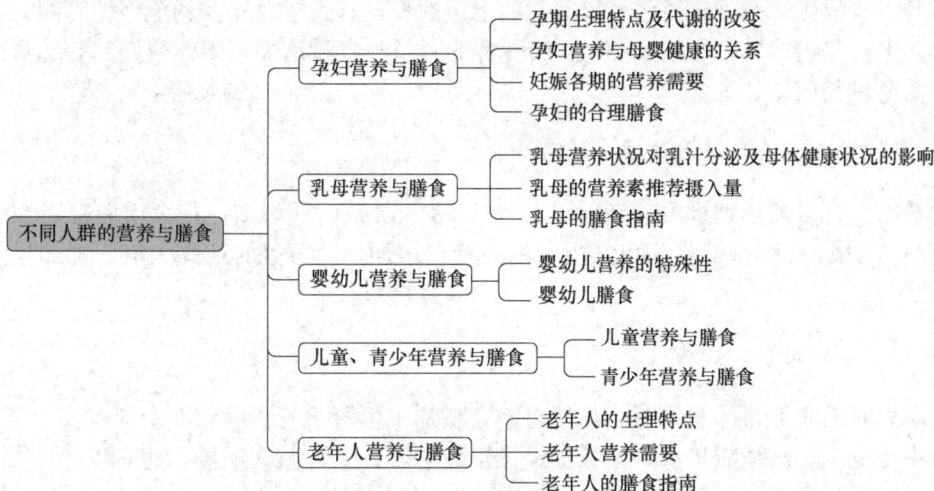

```
                              ┌─ 孕期生理特点及代谢的改变
                  ┌─ 孕妇营养与膳食 ─┤─ 孕妇营养与母婴健康的关系
                  │               ├─ 妊娠各期的营养需要
                  │               └─ 孕妇的合理膳食
                  │
                  │               ┌─ 乳母营养状况对乳汁分泌及母体健康状况的影响
                  ├─ 乳母营养与膳食 ─┤─ 乳母的营养素推荐摄入量
                  │               └─ 乳母的膳食指南
  不同人群的营养与膳食 ─┤
                  ├─ 婴幼儿营养与膳食 ─┬─ 婴幼儿营养的特殊性
                  │                └─ 婴幼儿膳食
                  │
                  ├─ 儿童、青少年营养与膳食 ─┬─ 儿童营养与膳食
                  │                     └─ 青少年营养与膳食
                  │
                  │               ┌─ 老年人的生理特点
                  └─ 老年人营养与膳食 ─┤─ 老年人营养需要
                                  └─ 老年人的膳食指南
```

学习单元一　孕妇营养与膳食

　　孕妇是指处于妊娠特定生理状态下的人群，孕妇通过胎盘转运供给胎儿生长发育所需营养，经过 280d，将一个肉眼看不见的受精卵孕育成体重约 3.2kg 的新生儿。与非孕同龄妇女相比，孕妇的生殖器官，以及胎儿的生长和发育、乳汁分泌，都需要更多的营养。

一、孕期生理特点及代谢的改变

　　与非孕妇女不同，孕妇生理状态及代谢有较大的改变，以适应妊娠期孕育胎儿的需要。随妊娠时间的增加，这些改变通常越来越明显，至产后又逐步恢复至孕前水平。

　　（一）孕期内分泌的改变

　　母体内分泌发生改变的目的之一，是对营养素代谢进行调节，增加营养素的吸收或利用，以支持胎儿的发育，保证妊娠的成功。

　　（1）母体卵巢及胎盘激素分泌增加。胎盘催乳激素可刺激胎盘和胎儿的生长，以及母体乳腺的发育和分泌；胎盘催乳激素还能刺激母体脂肪分解，通过脂解作用提高母血游离脂肪酸和甘油浓度，母体以游离脂肪酸作为能源，抑制对葡萄糖的摄取，使更多的葡萄糖运送至胎儿，在维持营养物质由母体向胎体转运中发挥重要作用。

　　（2）孕期甲状腺素及其他激素水平的改变。孕期血浆甲状腺素水平升高，体内合成代谢增加，基础代谢率升高，孕晚期基础代谢耗能约增加 0.63MJ/d。

　　（二）孕期消化功能改变

　　受孕酮分泌量增加的影响，孕妇胃肠道平滑肌张力减弱，蠕动减慢，胃排空及食物肠道停留时间延长，易出现饱胀感及便秘。孕期消化液和消化酶（如胃酸和胃蛋白酶）

分泌减少，易出现消化不良。由于贲门括约肌松弛，胃内容物可逆流入食管下部，引起反胃等早孕反应。另外，消化系统功能的上述改变，延长了食物在肠道停留时间，使一些营养素，如钙、铁、维生素 B_{12} 及叶酸等的肠道吸收量增加，因此孕妇、胎儿对营养素的需要也相应增加。

（三）孕期血容量及血液成分的改变

孕妇血容量随孕期进展逐渐增加，至孕 28～32 周时达峰值，最大增加量为 50%，为 1.3～1.5L；红细胞数量和血红蛋白的浓度也增加，至分娩时达最大值，增加量约为 20%。

（四）孕期肾功能改变

孕妇有效肾血浆流量及肾小球滤过率会增加，但肾小管再吸收能力未有相应增加，尿液中葡萄糖、氨基酸和水溶性维生素（如维生素 B_1、叶酸、烟酸、吡哆醛）的代谢终产物排出量也会增加。叶酸的排出量比非孕时高出 1 倍，为 10～15μg/d。

（五）孕期体重增加

孕期，胎儿、胎盘、羊水、增加的血容量及增大的乳腺和子宫被称为必要性体重增加，孕期必要性体重增加为 10～12.5kg。

二、孕妇营养与母婴健康的关系

孕期营养不良对妊娠结局和母体会产生多种影响。对胎儿的影响主要包括胎儿在母体内生长停滞，宫内发育迟缓，其结局包括：①早产及新生儿低出生体重发生率增加；②胎儿先天性畸形发生率增加；③围生期婴儿死亡率增高；④影响胎婴儿的体格和智力发育。

近年来，新生儿低出生体重受到特别关注。研究证实，低出生体重新生儿与成年后高血压、糖耐量异常发生率增高有关，是除吸烟、饮酒和其他危险因素外的独立危险因素。

（1）低出生体重人群成年后易发生糖耐量降低、高胰岛素血症和胰岛素抵抗。

（2）血压与出生体重呈负相关，这一相关贯穿于儿童期、青年期及成年期的各阶段。

（3）有文献报道，出生体重 2500g 者的冠心病发病率为 18%，而出生体重 3000g 者，冠心病发病率为 4%。

新生儿低出生体重的相关因素包括：孕前母体体重和身高不够、母体孕期蛋白质-能量营养不良、孕期增重不够、孕期血浆总蛋白和白蛋白水平低下、孕期贫血、孕妇吸烟或酗酒等。

三、妊娠各期的营养需要

妊娠一般分为 3 个时期，即妊娠早期（妊娠 1～3 个月）、妊娠中期（妊娠 4～6 个月）、妊娠晚期（妊娠 7～9 个月）。在妊娠的不同时期，由于胎儿的生长速度及母体对营养的储备不同，则营养的需求也不同。

1. 热量

我国建议标准：除按劳动性质分类所供给的热量之外，孕妇每日另加 1260kJ。世界卫生组织专家委员会建议在孕早期（0～3 个月），每日增加 630kJ，而在后 6 个月内，每日增加 1470kJ。上述推荐数据是接近的，但后者应根据阶段的不同而予以不同分量。增加 1260kJ 相当于一个未怀孕的轻体力劳动妇女每日能量需要的 12.5%。《中国居民膳食营养素参考摄入量（2023 版）》建议孕中期后能量 RNI 在非孕基础上增加 200kcal/d。

2. 蛋白质

孕期母体内蛋白质增加 950g。我国的供给标准在怀孕第 4～6 个月应在原有供应量的基础上增加 15g，而在第 7～9 个月增加 25g。此量相当于一个未怀孕的轻体力劳动妇女的蛋白质供应量的 1/2 以上。

孕妇从尿液中排出的氨基酸比孕前高，在 8 种必需氨基酸中，甲硫氨酸、色氨酸及赖氨酸的排出量都有所增加。因此，孕妇应有足够的优质蛋白质。《中国居民膳食营养素参考摄入量（2023 版）》建议孕早、中、晚期蛋白质的 RNI 增加值分别为 5g/d、15g/d、20g/d。

3. 碳水化合物

胎儿以葡萄糖为唯一的能量来源，因此孕妇消耗葡萄糖较多，若孕妇碳水化合物摄入不足，母体需动用体内脂肪进行分解，孕妇可能发生酮症酸中毒，影响胎儿智力发育。碳水化合物的摄入以淀粉类多糖为宜，不必直接摄入葡萄糖或过多蔗糖，以免造成血糖波动。

4. 脂类

孕期需 3～4kg 的脂肪积累以备产后泌乳，此外膳食脂肪中的磷脂及其中的长链多不饱和脂肪酸对人体生命早期脑-神经系统和视网膜等的发育有重要的作用，孕期对脂肪和多种脂肪酸也有特殊的需要。

《中国居民膳食营养素参考摄入量（2023 版）》建议，孕期膳食脂肪应占总能量的 20%～30%，其中饱和脂肪酸、单不饱和脂肪酸、多不饱和脂肪酸占比分别为<10%、10%和 10%，多不饱和脂肪酸 n-6 与 n-3 的比值为（4～6）：1。

5. 无机盐

（1）钙。妊娠妇女与非孕妇女相比，钙的吸收率会增加，孕晚期的最后 1 个月每天要吸收 350mg 钙，因此每日需供给 1200mg 钙，但大量钙会妨碍铁的吸收，故钙剂使用的品种、剂量、时间要恰当。《中国居民膳食营养素参考摄入量（2023 版）》建议，孕中期妇女钙的 AI 为 1000mg/d，孕晚期为 1200mg/d，UL 为 2000mg/d。

（2）铁。孕中期因孕妇血容量增加及胎儿需要，每日需铁 3mg，孕晚期为 4mg。动植物混合性食品中铁吸收率平均为 10%，故需铁 35mg/d。新生儿生长与母亲血清铁和血红蛋白含量呈正相关。大量的证据证明，孕早期的铁缺乏与早产和婴儿低出生体重有关。《中国居民膳食营养素参考摄入量（2023 版）》建议，孕妇铁 AI 为 25mg/d，UL 为 60mg/d。

（3）锌。锌对羊水有抑菌效果。缺锌可致子宫收缩无力，增加产后出血的风险。孕妇严重缺锌者可致胎儿发生中枢神经系统畸形，中度缺锌可致胎儿宫内发育迟缓，免疫功能差，大脑发育受阻。孕妇宜多采用动物性食品中的锌。植酸和食物纤维可抑制锌吸收，钙与锌吸收相拮抗，大量铁与叶酸皆可妨碍锌吸收。《中国居民膳食营养素参考摄入量（2023 版）》建议非孕妇女锌 RNI 为 11.5mg/d，孕中期后为 16.5mg/d，UL 为 35mg/d。

（4）碘。妊娠期碘摄入量不足，孕妇易发生甲状腺肿大，严重缺碘可致胎儿大脑与身体发育迟滞，引发克汀病。妊娠中、后期以每周进食一次海带为宜。《中国居民膳食营养素参考摄入量（2023 版）》建议孕妇碘的 RNI 为 200μg/d，UL 为 1000μg/d。

6. 维生素

孕妇对水溶性维生素的需要量一般比孕前高。

（1）维生素 A。孕妇维生素 A 不足的临床症状少见，但可见到暗适应时间延长。由于孕妇血中雌激素水平增高，可促使维生素 A 自肝入血，故孕妇血维生素 A 水平高于非孕妇女。在妊娠中期血维生素 A 高于早期，孕后期又高于中期。但维生素 A 过多摄入可能产生致畸作用。《中国居民膳食营养素参考摄入量（2023 版）》建议孕期妇女维生素 A 的 RNI 为 900μg/d，UL 为 2400μg/d。

（2）维生素 D。缺乏维生素 D 可致孕妇骨质软化、骨盆畸形。在孕妇有低钙症状，血中钙磷乘积低于 40mg/dl 时，胎儿可发生先天性佝偻病。一般孕妇血中维生素 D_3 含量随孕期的推进而下降。孕妇应多接受日光照射，多吃海鱼、禽、畜肝脏、蛋、乳。《中国居民膳食营养素参考摄入量》建议孕期妇女维生素 D 的 RNI 为 10μg/d，UL 为 20μg/d。

（3）维生素 E。孕妇血浆中维生素 E 含量较孕前增高 2 倍，血中维生素 E 水平与维生素 A 含量呈正相关。胎儿血中维生素 E 仅为母血含量的 1/3，说明维生素 E 经胎盘传递受限。早产儿在产前维生素 E 储备不足，出生后肠道又不能很好吸收，易发生维生素 E 缺乏，出现贫血、水肿、皮肤红疹与脱皮症状，重者发生溶血性贫血。《中国居民膳食营养素参考摄入量（2023 版）》建议孕期妇女维生素 E 的 AI 为 14mg/d。

（4）维生素 B_1。维生素 B_1 不足的孕妇常有腓肠肌触痛、膝腰反射迟钝、胃肠蠕动减慢、消化不良的症状。所以，提倡孕妇多食用粗粮、杂粮，并改善烹调方法。《中国居民膳食营养素参考摄入量（2023 版）》建议孕期妇女维生素 B_1 的 RNI 为 1.5mg/d。

（5）维生素 B_2。由于孕妇的热能与蛋白质需要量增加，维生素 B_2 的需要量也增大，孕中期维生素 B_2 不足及缺乏者占被测人数的 27%，而孕后期则占被测人数的 47%。孕妇除食用肝脏、蛋黄等食物外，可食用黄小米、黄豆渣等富含维生素 B_2 的食品。《中国居民膳食营养素参考摄入量（2023 版）》建议孕期妇女维生素 B_2 的 RNI 为 1.7mg/d。

（6）叶酸。叶酸缺乏可能导致胎儿神经管畸形，叶酸过多可能产生神经系统的损伤。《中国居民膳食营养素参考摄入量（2023 版）》建议孕期妇女叶酸的 RNI 为 600μg/d。

（7）维生素 C。孕期不能缺少维生素 C，应多吃蔬菜，以增加维生素 C 摄入量。

必要时，应适当用钙、铁、B 族维生素及维生素 C 等制剂以辅助和补充食物摄入的不足。但是，不一定所有这些制剂都须普遍使用，在使用时还应注意合适的剂量。

四、孕妇的合理膳食

孕妇的合理膳食是指通过合理的膳食调配、膳食制度和烹调方法，提供孕妇所必需的能量和各种营养素的平衡膳食。首先，孕期对营养素的需要量要增加；其次要合理安排孕期的膳食，要按照平衡膳食宝塔的原则安排膳食达到各种营养素之间的平衡，以避免由于膳食构成比例失调而造成的不良影响。此外，还要考虑孕妇饮食的卫生，食物应易于消化吸收，并能促进食欲，防止食物中营养素的损失和有害物质的形成，以保证孕妇健康和胎儿的正常发育。

（一）妊娠期膳食调配的原则

1. 充足的能量

孕妇的能量摄取，除满足本身的需要外，还要满足胎儿生长发育的需要，所以，妊娠期的能量需要比妊娠前明显增加，自妊娠 4 个月起，应保证充足的能量。能量的摄入量比妊娠前期增加约为 8%，妊娠后期增加约为 20%。充足的能量是通过提高主食的量及适当地提高脂肪的摄入量和增加肉类食物实现的。妊娠中、后期，每日应摄入 400～500g 的主食，各种肉类食物应为 200～250g；除食物中含有的脂肪外，烹调油应比怀孕前增加一些，但主要还是提高主食的摄入量。

2. 优质、足量的蛋白质

胎儿需要蛋白质构成自己的身体组织，孕妇本身也需要一定数量的蛋白质来供给子宫、胎盘及乳房的发育，因此，供给孕妇以充足的蛋白质极为重要。分娩后失血，会丢失大量的蛋白质，所以孕妇还必须储备一定量的蛋白质以减少产后蛋白质的不足。孕妇应多食用瘦肉、鱼、牛乳、鸡蛋、豆类等多种食品。孕妇每日从上述食品中能摄取约 80g 的蛋白质，即可基本满足需要。

3. 丰富的膳食纤维、维生素和无机盐

适当摄入膳食纤维，对增加肠道蠕动，减少有害物质对肠道壁的侵害，促进孕妇大便的通畅，及产后其他肠道疾病的发生和增强食欲，均有一定的好处。孕妇可适当选用杂粮、麦麸、豆类、蔬菜、水果及含果胶、豆胶、蕈藻类的食物以增加膳食纤维的摄入量。

妊娠期保证维生素的供给。肝、乳、瘦猪肉、柑橘、番茄、鱼肝油、白菜、蛋等不同程度地含有各种维生素，只要合理饮食，一般均不会患维生素缺乏症。但要注意烹调方法，减少食品中维生素的损失。

含锌、钙、磷、铜高的食物有乳类、豆类、肉类、蛋类、花生、核桃、海带、木耳、芝麻等，尤其要注意摄取含钙、铁丰富的食物，如在妊娠中、晚期，蔬菜的摄入量（以绿叶蔬菜为主）可达 500～700g，水果 200g 以上。同时还要保证肉、蛋、乳、豆类食品及各种水产品有一定量的摄入。

4. 食物多样化

食物多样化即每日膳食中的食物要包括谷类及薯类食物、动物性食品、豆类及其制品、蔬菜和水果等，并交替选用同一类中的各种食物，既可使膳食多样化，又能达到不同食物在营养成分上的互补。

5. 妊娠各期的膳食着眼点应有所不同

在妊娠早期，胎儿生长较慢，孕妇营养需要变化不大，身体状况良好、营养均衡的孕妇并不需要额外地补充太多的能量及营养素。但是，如果有早孕反应，可以少食多餐。在妊娠中期，胎儿生长加快，孕妇食欲一般很好，对营养素的需要量明显增加。因此，应注意能量及营养素的补充，特别要多吃一些动物性食品，以保证蛋白质及其他营养素的储备，除一日三餐，可在下午加一餐。妊娠后期是胎儿生长最快的阶段，除供胎儿生长发育的营养素外，还要储存一些营养素。但是，由于孕妇胃部受到压迫，可选用体积小而营养价值高的食物，每日的进餐次数应增加到 4～5 次。

6. 不要吃不洁、变质及污染的食物

吃不洁和变质的食物可引起胃肠炎和痢疾等肠道疾病，影响食物中营养成分的吸收；常吃受到污染的食品不仅有致癌作用，还可能诱发胎儿畸形。

7. 避免刺激性食物，禁烟、禁酒、禁咖啡

刺激性食物对孕妇不利，还可使大便干燥，会引起或加重痔疮。这些食物包括浓茶、咖啡、酒及辛辣调味品等。特别是怀孕 7 个月以后，尽可能避免摄入上述食品。孕妇要远离吸烟环境。有吸烟、饮酒习惯的人，怀孕后为了体内胎儿的健康，要绝对禁烟和禁酒。

8. 少吃过咸、过甜和油腻食物

孕妇食用的菜和汤中一定要少放盐，同时还要注意加工食品等通常含盐分也较多。如果孕妇摄入过多的盐，可能会引发浮肿和妊娠中毒症。常吃过甜或过于油腻的食物可导致肥胖，不仅不利于孕妇自身的健康，还易发生妊娠高血压等并发症。

9. 制定合理的用膳制度

孕妇应有规律地用餐，不暴饮暴食、不偏食，进餐时要专心一意并保持心情愉快，以保证食物的消化和吸收。

三餐要合理分配。通常三餐的能量分配为早餐占 25%～35%，中餐占 30%～35%，晚餐占 20%～30%。孕妇也可将每日总能量的 20%～30%用于加餐，加餐可以安排牛乳、点心等食品。需要注意的是，孕妇不要营养过剩，以避免肥胖及胎儿体重过大，形成巨大儿而造成难产。

（二）不同妊娠时期的合理膳食

1. 妊娠早期的营养与膳食

妊娠早期，胎儿生长慢，平均日增重约 1g，孕妇对营养物质的需求并不太多，只需稍高于平时的营养供应即可。但是，这一时期，孕妇常有恶心、呕吐等妊娠反应，此期膳食要点是少食多餐，食用易于消化、清淡、符合孕妇口味爱好的食物，如面包干、馒头干、水果、蔬菜。多吃新鲜水果和带酸味、含钙多的食物，可促进食欲和补充钙质。要多摄入富含叶酸的食物或补充叶酸，减少胎儿发生神经管畸形及早产的风险。常吃含铁丰富的食物，保证摄入加碘食盐，适当增加海产品的摄入。

2. 妊娠中期的营养与膳食

妊娠中期胎儿生长加快，平均日增重约 10g，而母体也开始储备蛋白质、脂肪、钙、

铁等营养素，因此对能量和各种营养素的需要量增加，合理的营养和平衡膳食十分重要。除保证足够的谷类供应外，还特别需要蛋白质、钙和铁质，以使骨质及软组织的发育加强。

3. 妊娠晚期的营养与膳食

妊娠晚期胎儿生长发育最快，胎儿的体重有一半左右是在这一时期增长的。同时，胎儿体内要储存一定量的钙、铁和脂肪等营养物质为出生后利用，母体也要储存大量营养素为分娩和哺乳做准备。孕妇饮食应以蛋白质为主，适当限制脂肪、糖类、淀粉类食物，以免胎儿偏大，给分娩造成困难。这个时期如发生水肿、高血压的症状，还应限制食盐量和饮水量。

4. 孕期食谱举例

孕期食谱举例见表 3.1 和表 3.2。

表 3.1 孕早期食谱举例

餐次	食谱	食物质量
早餐	馒头	面粉 100g
	猪骨粥	猪骨 50g、大米 25g
午餐	清蒸鲫鱼	鲫鱼 50g
	荷兰豆炒腰花	荷兰豆 150g、猪腰 40g
	米饭	大米 100g
午点	柑橘	柑橘 100g
晚餐	牛肉炒菜心	牛肉 30g、菜心 100g
	枸杞咸蛋汤	枸杞叶 150g、咸鸭蛋 84g
	米饭	大米 100g
晚点	牛乳	牛乳 250g

表 3.2 孕中、晚期食谱举例

不同孕期	餐次	食谱	食物质量
孕中期	早餐	馒头	面粉 50g
		稀饭	大米 50g
		鸡蛋	鸡蛋 1 个
		酱瓜	酱瓜 10g
	午餐	炒蚕豆	鲜蚕豆 100g
		红烧带鱼	带鱼 100g
		米饭	大米 100g
	午点	芝麻糊	芝麻 25g、米粉 25g
	晚餐	炒青菜	青菜 100g
		油豆腐烧肉	油豆腐 50g、猪肉 50g
		米饭	大米 100g
	晚点	苹果	苹果 100g

全日烹调用油 25g

不同孕期	餐次	食谱	食物质量
孕晚期	早餐	生滑鱼片面	生鱼片50g、菜心50g、挂面100g
		荷包蛋	鸡蛋1个
	午餐	青椒炒肉丝	青椒100g、瘦猪肉50g
		鱼头紫菜汤	大鱼头75g、紫菜10g
		米饭	大米150g
	午点	柑橘	柑橘100g
	晚餐	牛肉炒白菜	牛肉50g、白菜150g
		莲藕扁豆猪骨汤	莲藕100g、扁豆20g、猪骨75g
		米饭	大米100g
	晚点	豆沙包	红小豆10g、白糖10g、面粉50g
		煮鸡蛋	鸡蛋1个
		牛乳	奶粉30g

全日烹调用油25g

学习单元二 乳母营养与膳食

乳母必须分泌乳汁哺喂婴儿，并保证6个月以内婴儿的全面营养需要。由于要分泌乳汁哺育婴儿，乳母需要的能量及各种营养素较多。在孕前营养不良而孕期和哺乳期摄入的营养素又不足的情况下，乳汁分泌量就会下降。当乳母的各种营养素摄入量不足时，体内的分解代谢将增加，以尽量维持泌乳量，此时泌乳量下降可能不明显，但已存在母体内营养的不平衡，最常见的特征是乳母的体重减轻，或可出现营养缺乏病的症状。

一、乳母营养状况对乳汁分泌及母体健康状况的影响

乳汁分泌是一个十分复杂的神经内分泌调节过程。除精神方面的刺激影响到乳汁分泌的质和量外，乳母的饮食、营养状况也是影响乳汁分泌量的重要因素，患营养不良的乳母将会影响到乳汁的分泌量和泌乳期的长短。一般营养较差的乳母在产后前6个月每日泌乳量为500~700mL，后6个月每日为400~600mL；当乳母摄入能量很低时，可使泌乳量减少到正常的40%~50%；严重营养不良乳母的泌乳量可降低到每天100~200mL；饥荒时营养不良的乳母甚至可能完全终止泌乳。

（一）营养状况对乳汁营养成分的影响

乳母的营养状况对乳汁中营养成分有一定的影响，特别当营养素的摄入量变动范围较大时影响更明显。

（二）哺乳对母体健康的影响

产后应尽快用母乳喂养新生儿，由于哺乳过程中婴儿对乳房的不断吮吸，刺激母体缩宫素的分泌而引起子宫收缩，可减少产后子宫出血的风险，还可促进产后子宫较快地恢复到孕前状态，并可避免乳房肿胀和乳腺炎的发生。

1. 哺乳与肥胖

妊娠期间，母体脂肪沉积约 99MJ（23646kcal）的能量，用母乳喂养婴儿，可有效地消耗妊娠期间储存的这部分能量，有利于乳母的体重尽快恢复，预防产后肥胖。

2. 哺乳与骨质疏松

如果乳母膳食钙摄入量不能满足需要，一般不会影响泌乳量及乳汁中钙含量，因为母体会动用骨骼中的钙以维持乳汁中钙的稳定，其结果是乳母可因缺钙而患骨质软化症、骨质疏松等。哺乳期母体钙的适宜摄入对降低骨质疏松症有重要意义。

3. 哺乳与乳腺癌

大量的研究结果提示，母乳喂养可以降低发生乳腺癌和卵巢癌的风险。

二、乳母的营养素推荐摄入量

乳母的营养需要，其一是为泌乳提供物质基础和正常泌乳的条件；另一个是恢复或维持母体健康的需要。

1. 能量

中国营养学会 2022 年提出的乳母每日能量推荐摄入量，在非孕成年妇女的基础上每日增加 2090kJ（500kcal），轻体力劳动的哺乳期妇女应摄入能量 12.5MJ/d（3000kcal/d），蛋白质、脂肪、碳水化合物的供热比分别为 13%～15%、20%～30%、55%～60%。

2. 蛋白质

人乳含蛋白质为 1.1%～1.2%，如每日平均分泌 820g 的母乳，则从乳中排出的蛋白质为 10g，估计体内合成这些蛋白质的效率为 80%，则应每日提供优质的蛋白质 12.5g。我国营养学会建议每日供给乳母额外的 25g 蛋白质。某些富含蛋白质的食品，如牛肉、鸡蛋、肝和肾等，有促进泌乳的作用。

3. 脂肪

人乳的脂肪含量在一天之内和每次哺乳期间均有变化。当每次哺乳临近结束时。奶中脂肪含量较高，有利于控制婴儿的食欲。乳母膳食中脂肪的构成可影响乳汁中脂肪成分，如人乳中各种脂肪酸的比例随乳母膳食脂肪酸摄入状况而改变。我国营养学会推荐乳母膳食脂肪的摄入量以其能量占总能量的 20%～30%为宜。

4. 矿物质

（1）钙。为了保证乳汁中钙含量的稳定及母体钙平衡，应增加乳母钙的摄入量。乳母膳食钙参考摄入量为每日 1200mg，可耐受的最高摄入量为每日 2000mg。在 2022 年中国营养学会妇幼营养分会提出的《改善我国妇女儿童钙营养状况的建议》中，建议乳母要注意膳食多样化，增加富含钙的食品，如豆类及豆制品等，建议每日饮乳至少 250mL，以补充约 300mg 的优质钙，摄入 100g 左右的豆制品和其他富钙食物，可获得约 100mg 的钙，加上膳食中其他食物来源的钙，摄入量可达到约 800mg，剩余不足部分可增加饮乳量或采用钙剂补充。此外，还要注意补充维生素 D（多晒太阳或服用鱼肝油等），以促进钙的吸收与利用。

（2）铁。尽管母乳中铁含量极少，仅为 0.05mg/100mL，为恢复孕期缺铁的状况，应注意铁的补充，膳食中应多供给富含铁的食物。乳母膳食铁的适宜摄入量为每日 25mg，可耐受的最高摄入量为每日 50mg。由于食物中铁的利用率低，可考虑补充小剂量的铁以纠正和预防缺铁性贫血。

（3）乳汁中锌的含量受乳母膳食的影响，与婴儿神经的生长发育和免疫功能关系较为密切。中国营养学会提出的乳母锌的推荐摄入量为 13.0mg/d。

（4）乳腺能从血浆中浓集碘。通过乳汁分泌，乳母每日因哺乳失去至少 30μg 碘。随着婴儿生长和泌乳量的增加，失去的碘量也会随之增多，这是乳母易发生碘缺乏的原因之一。中国营养学会提出的乳母碘的推荐摄入量为 240μg/d。

5. 维生素

（1）维生素 A。由于维生素 A 可以通过乳腺进入乳汁，乳母膳食维生素 A 的摄入量可以影响乳汁中维生素 A 的含量。乳母维生素 A 的膳食推荐摄入量为每日 1200μg（4000IU），可耐受最高摄入量为每日 3000μg。乳母需要注意膳食的合理调配，多选用富含维生素 A 的食物。

（2）维生素 D。由于其几乎不能通过乳腺传递，故母乳中维生素 D 的含量很低。乳母膳食维生素 D 的推荐摄入量为每日 10μg（400IU），可耐受最高摄入量为每日 50μg。由于膳食中富含维生素 D 的食物很少，建议多进行户外活动来改善维生素 D 的营养状况以促进膳食钙的吸收，必要时可补充维生素 D 制剂。

（3）B 族维生素。母乳中维生素 B_1 含量平均为 0.02mg/100mL。已证明维生素 B_1 能够改善乳母的食欲和促进乳汁分泌，预防婴儿维生素 B_1 缺乏病。膳食中维生素 B_1 被转运到乳汁的效率仅为 50%，乳母膳食维生素 B_1 的参考摄入量为每日 1.8mg，应增加富含维生素 B_1 食物，如瘦猪肉、粗粮和豆类等。母乳中维生素 B_2 的含量平均为 0.03mg/100mL。乳母膳食维生素 B_2 的参考摄入量为每日 1.7mg，多吃肝、乳、蛋、蘑菇、紫菜等食物可改善维生素 B_2 的营养状况。

（4）维生素 C。据世界卫生组织报告，全球母乳中维生素 C 平均含量为 5.2mg/100mL，我国报告的北京市城乡母乳中维生素 C 平均含量为 4.7mg/100mL。乳汁中维生素 C 与乳母的膳食有密切关系。我国膳食维生素 C 推荐摄入量为每日 130mg，只要经常吃新鲜的蔬菜与水果，特别是鲜枣与柑橘类，容易满足维生素 C 的需要，维生素 C 的可耐受最高摄入量为每日 1000mg。

三、乳母的膳食指南

1. 增加鱼、禽、蛋、瘦肉及海产品，保证优质蛋白质的摄入

动物性食品如鱼、禽、蛋、瘦肉等可提供丰富的优质蛋白质，乳母每天应增加总量100～150g 的鱼、禽、蛋、瘦肉，其提供的蛋白质应占总蛋白质的 1/3 以上。如果增加动物性食品有困难，可多食用大豆类食品以补充优质蛋白质。为预防或纠正缺铁性贫血，也应多摄入动物肝脏、动物血、瘦肉等含铁丰富的食物。此外，乳母还应多吃海产品，对婴儿的生长发育有利。

2. 适当增加奶类，多喝汤水

奶类含钙量高，易于吸收利用，是钙的最好食物来源。乳母每日若能饮用牛乳500mL，则可从中得到约 600mg 优质钙。对那些不能或没有条件饮奶的乳母，建议适当多摄入可连骨带壳食用的小鱼、小虾、大豆及其制品，以及芝麻酱及深绿色蔬菜等含钙丰富的食物。必要时可在保健医生的指导下适当补充钙制剂。此外，鱼、禽、畜类等动物性食品宜采用煮或煨的烹调方法，促使乳母多饮汤水，以便增加乳汁的分泌。

3. 产乳期食物多样，不过量

产乳期的膳食同样应是多样化的平衡膳食，以满足营养需要为原则。有的地区乳母在产褥期膳食单调，大量进食鸡蛋等动物性食品，其他食品如蔬菜水果则很少选用。要注意纠正这种食物选择和分配不均衡的问题，保持产乳期食物多样充足而不过量，以利于乳母健康。

4. 注意烹调方法

对于动物性食品，如畜、禽、鱼类的烹调方法以煮或煨为最好，多汤水。烹调蔬菜时，注意尽量减少维生素 C 等水溶性维生素的损失。

5. 忌烟酒，避免喝浓茶和咖啡

乳母吸烟（包括间接吸烟）、饮酒对婴儿健康有害，喝浓茶、咖啡也可能通过乳汁影响婴儿的健康。因此，为了婴儿的健康，哺乳期应继续忌烟酒，避免饮用浓茶、咖啡。

6. 科学活动和锻炼，保持健康体重

大多数妇女生育后，体重都会较孕前有不同程度的增加。有的妇女分娩后体重居高不下，导致生育性肥胖。因此，哺乳期妇女除注意合理膳食外，还应适当运动及做产后健身操，这样可促使产妇机体复原，保持健康体重，同时减少产后并发症的发生。坚持母乳喂养有利于减轻体重。

学习单元三　婴幼儿营养与膳食

婴幼儿营养学研究的对象是从胎儿到新生儿、婴幼儿和学龄前的儿童。在婴幼儿生长发育的不同阶段，有其不同的生理特点。本节针对婴幼儿各生长发育期的特征说明其营养与膳食需求。

一、婴幼儿营养的特殊性

（一）婴幼儿的生理特点

1. 婴儿期的生理特点

1）生长发育的特点

婴儿期是指 0～1 岁龄的新生儿期，是人类一生中生长发育最快的时期。在这一时期脑细胞数量和体积增大；神经细胞突触增长，分支数目增多；骨骼肌肉增长；体内各器官增重增大，功能逐渐完善；心理智能发展迅速。

2）消化系统的特点

婴儿口腔黏膜柔软，舌短而宽，有助于吸吮乳头。新生儿唾液腺分化不全，出生后3～4 个月，唾液腺才逐渐发育完全，唾液量分泌增加，唾液淀粉酶含量增多，消化淀粉的能力增强。婴儿胃呈水平位，贲门括约肌发育不完善，而幽门肌肉发育良好，喂奶后略受震动或吞咽较多空气后，容易溢奶。婴儿胃液成分与成人基本相同，主要有胃酸、胃蛋白酶、胃凝乳酶和脂肪酶，有利于乳汁凝固消化。婴儿肠管总长度约为身长的 6 倍（成人约 4.5 倍），但肠壁腺体发育差，消化酶功能弱，消化道蠕动调节不稳定，易受气候变化、食物性质改变及肠道感染的影响而出现腹泻、呕吐等胃肠功能紊乱现象。

婴儿在营养需求和胃肠消化吸收能力方面存在一定矛盾，在安排饮食喂养时有一定难度，必须根据婴儿生理特点精心安排，以有利于食物的消化吸收，满足其营养需求，预防疾病。

2. 幼儿期生理特点

幼儿仍然没有健全的消化系统，表现在幼儿胃的容量相对较小，所以对食物的耐受性较差，而幼儿的活动能力增强，热能需要量增加，为缓解这一矛盾，餐次安排以每天4～5 次为宜，以满足儿童所需的热能及其他营养物质的需要。幼儿的消化液分泌较少，咀嚼功能不强，故消化功能较差。为儿童制作膳食，应做到细软易消化，以适应其胃肠道的消化功能。

不恰当的膳食结构会给幼儿的胃肠道增加负担，出现种种不适。如偏食甜食的儿童，易出现反酸、呃逆、口臭、食欲不振等。

由于幼儿的机体抵抗力较弱，当受到毒素侵袭时，则易出现胃肠道功能的紊乱，使消化酶分泌减少，而胃肠蠕动增加，进而出现腹泻。只有注意饮食保健，才能使幼儿获得充足的营养支持，以促进身体的发育。

（二）婴幼儿的营养需要

1. 婴儿期的营养需要

婴儿期较其他各期相对营养素需要为高，但消化吸收功能尚不完善，合理喂养显得特别重要。新生期及婴儿期的营养需要如下所述。

1）热能

以单位体重表示，正常婴儿初生时需要的热量约为每日每千克体重 418～502kJ（100～120kcal），而成人为每日每千克体重需要的热量为 126～167kJ（30～40kcal）。热量的需要在婴儿初生时为最高点，以后随月龄的增加而逐渐减少，1 岁左右时减至 335～418kJ（80～100kcal）。

2）蛋白质

婴儿时期的身体需要供给大量优质蛋白质。母乳可以为新生儿提供生物价很高的蛋白质，母乳喂养时婴儿蛋白质的需要量为每日每千克体重 1～3g；牛乳喂养时为 3～5g；主要以大豆及谷类蛋白质供给时则为 4g。

另外，婴儿必需氨基酸的需要量远高于成人。例如，半胱氨酸、酪氨酸和牛磺酸等对于成人来说是非必需氨基酸，而对于婴儿来说是必需氨基酸。母乳中的蛋白质含有各种婴儿所必需的氨基酸（也包括半胱氨酸和酪氨酸在内）。需要注意的是摄入过量的蛋白质对婴儿而言，不仅没有益处，反而可能是有害的。因为摄入过量的蛋白质会加重婴儿未成熟的肾脏的负担，甚至会发生腹泻、脱水、酸中毒等。

3）脂肪

脂肪是热量的主要来源，也是必需脂肪酸的来源和脂溶性维生素（维生素 A、维生素 D、维生素 E、维生素 K）的载体。婴儿需要各种脂肪酸和脂类，初生时脂肪占总热量的 45%～50%，随着月龄的增加，逐渐减少到占总热量的 30%～40%。婴儿神经系统的发育需要必需脂肪酸的参与，FAO/WHO 推荐的必需脂肪酸提供的热量不应低于总热量的 3%。脂肪摄入过多可引起食欲不振、消化不良及肥胖等不良结果。

4）碳水化合物

婴儿期碳水化合物以占总热量的 50%～55% 为宜。碳水化合物的主要来源是糖类和淀粉。婴儿碳水化合物的摄入量在头 8 个月内增加迅速，第八个月时碳水化合物的膳食摄入量基本达到 110g，已经是第一个月的 2 倍左右。随后的月份，碳水化合物膳食摄入量逐步增加。4 个月左右的婴儿已经开始大量分泌 α-淀粉酶，能较好地消化淀粉食品。

5）其他营养素

其他营养素（包括供应量表暂未列入的各种营养素）对婴儿都是重要的。此外，婴儿对水的需要比成人敏感，失水的后果也较成人严重。以温带地区计，每日摄入量按每千克体重 150mL 是适宜的。在母乳喂养时，从出生到 4 个月内，婴儿可从母乳中取得各种营养素，但水分仍需按情况补充。

2. 幼儿期的营养需要

幼儿期是 1～3 岁年龄阶段。虽然这阶段幼儿的生长速度不如婴儿期迅猛，但与成人比较仍然很旺盛。如幼儿热能、蛋白质需要量相当于成人所需的一半左右，但部分矿物质和维生素接近成人水平，有的微量元素还高于成人的需要量；但幼儿的消化器官尚未完全发育成熟，其咀嚼能力、胃肠道蠕动调节能力、各种消化酶的存在及活性等均仍不如成人。这种有限的消化能力与机体所需相对大量的营养物质之间存在着一定程度的矛盾，故对幼儿膳食消化吸收要加以注意。

在这一时期，幼儿能量的需要存在个体差异，即使是体格、年龄、性别一致的幼儿，其能量需要也有所不同。

幼儿阶段虽然生长速度减慢，但肌肉、其他内脏器官均发育迅速，仍然需要优质蛋白质，每日供给量为 35～45g，约为 3.2g/kg 体重。我国 2022 年修订的 1～2 岁，2～3 岁和 3～4 岁幼儿的每日蛋白质推荐摄入量分别为 35g、40g 和 45g。

脂肪在一天总能量中的比例也不宜过高，由脂肪提供的能量每日占 30%～35% 为宜，并且幼儿的膳食中含有适量的脂肪也有助于增加食欲。

对于 2 岁以下的幼儿，较多的碳水化合物来自淀粉和糖是不合适的。因为尽管他们能很好耐受和有效吸收这些淀粉，但这种形式的碳水化合物的摄入所占的体积较大，可能会不适当地降低总能量的摄入。对于 2 岁以上的幼儿，可以逐渐增加来自淀粉类食物的能量，同时相应地减少来自脂肪的能量。

二、婴幼儿膳食

（一）母乳喂养

新生儿一出生就需要合理的喂养，而母乳是最能满足婴儿生长发育所需要的天然营养品。母乳喂养与其他喂养方式相比具有独特的优点。

（1）消化吸收利用率高。第一，母乳蛋白质含量虽然低于牛乳，但其利用率高，母乳以乳清蛋白为主，与酪蛋白的比为 60∶40，而牛乳中为 20∶80，乳清蛋白在胃酸作用下，形成小而柔软的絮状凝块，容易为婴儿消化吸收。第二，母乳中必需氨基酸组成好，牛磺酸含量较高。第三，母乳中脂肪颗粒小，比牛乳中脂肪更易被消化吸收，且含丰富的必需脂肪酸和长链多不饱和脂肪酸，有利于中枢神经系统和大脑发育。第三，母乳中钙含量适宜，肾溶质负荷较小。母乳的铁和锌的生物利用率都高于牛乳。

（2）母乳中含大量免疫物质。母乳中含有的免疫物质包括各种免疫球蛋白，具有抗肠道微生物和异物的作用；乳铁蛋白与细菌竞争铁，抑制细菌代谢和繁殖；溶菌酶具有杀菌抗炎的作用；免疫活性细胞可增强免疫功能；双歧因子和低聚糖可促进双歧杆菌生长，降低肠道 pH，抑制腐败菌生长。

（3）母乳喂养经济、卫生、方便。

（4）促进产后恢复，增进母婴交流。婴儿时期的饮食影响人一生的新陈代谢，如母乳喂养对抵抗炎症，以及预防肥胖症、营养不良、过敏反应等都有好处。

（二）人工喂养

当由于某种原因不能母乳喂哺时，可用牛乳、羊乳、奶粉等乳品或代乳品喂哺，称为人工喂养。

人工喂养的食品种类较多，目前市场上销售的婴儿配方奶粉针对婴儿的不同生长阶段，有早产儿奶粉、婴儿配方奶粉、水解蛋白配方奶粉、较大婴儿奶粉等多种类型。与普通奶粉相比，婴幼儿配方奶粉去除了部分酪蛋白，增加了乳清蛋白；去除了大部分饱和脂肪酸，加入了植物油，从而增加了不饱和脂肪酸；配方奶粉中还加入了乳糖，含糖量接近人乳；降低了矿物质含量，以减轻婴幼儿肾脏负担；另外还添加了微量元素、维生素、某些氨基酸或其他成分，使之更接近人乳。此外有鲜牛乳、鲜羊乳等食品。

在使用鲜乳及奶粉等食品时应注意：

（1）冲调浓度不能过浓，也不能过稀。过浓会使婴儿消化不良，大便中会带有奶瓣；过稀则会使婴儿营养不良。

（2）喂养中适量补充水。人工喂养的婴儿则必须在两顿奶之间补充适量的水，一方面可以有利于婴儿对高脂蛋白的消化吸收，另一方面保持婴儿大便的通畅，防止消化功能紊乱。

（三）断乳期与辅食添加

随着月龄增长，单纯用乳类喂养不能满足婴儿正常生长发育需要，如出生4个多月后，婴儿体内储存的铁已基本耗尽，因此须逐步添加辅助食品以补充营养成分的不足，同时训练婴儿胃肠道功能、咀嚼等生理功能，并给断乳打下基础。1周岁以内的婴儿仍是要以乳为主，每天要在保证700～800mL乳量的基础上添加辅食。表3.3为婴儿期辅食添加概况。

表3.3 婴儿期辅食添加概况

月龄	辅食添加			
1个月	可添加浓缩鱼肝油。足月新生儿满1个月，人工喂养15d，添加浓鱼肝油滴剂1～2滴，到3个月时增至4滴，每天分2次给			
2～3个月	开始喂菜汁、果汁，先喂食1汤匙，以后逐渐增至2～3汤匙，上下午各喂1次			
4～5个月	浓鱼肝油滴剂每天渐增至6滴，分2次给。菜汁、果汁从3汤匙逐渐增至5汤匙，分2次给。添加鱼泥、蛋黄、稀豆浆和果泥等			
6个月	6～12个月浓鱼肝油滴剂每天保持6滴左右，分2次给。添加稀粥、蛋、饼干、肝泥和菜泥等，可稍加些调味品			
7～8个月	添加肉末、鱼肉、蛋羹、豆浆、豆腐和果泥等，随意啃馒头片（1/2片）或饼干。母乳（或其他乳品）每天2～3次，必须先喂辅食，然后喂奶			
9～10个月	喝母乳或配方奶，稠粥1碗，菜泥2～3汤匙，蛋羹、烂面条、豆腐末、肉末、肝泥等。辅食吃得好，可少喂1次奶或考虑断奶			
10～12个月	可以吃接近大人的食品。断奶后，每天要保持喝1～2次牛奶。饮食可选以下几种：			
	淀粉：面包粥、米粥、面、薯类、通心粉、麦片粥、热点心等	蛋白质：鸡蛋、鸡肉、鱼、豆腐、干酪、豆类等	蔬菜：萝卜、胡萝卜、南瓜、黄瓜、番茄、茄子、洋葱、青菜类等，还可以加些海藻食物（紫菜、裙带菜等） 水果：苹果、蜜柑、梨、桃、柿子等	油脂类：黄油、人造乳酪、植物油等

辅食添加过早容易造成过敏、排便异常等问题，因此辅食的添加应视婴儿生长发育营养需要、消化机能成熟情况，遵循从一种到多种，由少量到多量，由稀到稠，由细到粗的原则。但是注意不要添加过多的调味品。在增加食量和次数的同时，还要考虑到各

种营养的平衡。接近 1 岁时，母乳喂养不足以提供婴儿身体生长发育所需营养，而且可能使其养成不良的饮食习惯。

（四）幼儿的膳食指南

1. 营养齐全、搭配合理

蛋白质、脂肪、碳水化合物的质量比接近（1∶1∶4）～（1∶1∶5），所占能量比分别为 12%～15%、25%～35%、50%～60%。动物蛋白（或加豆类）应占总蛋白的 1/2。平均每人每天各类食物的参考量为粮谷类 100～150g，鲜牛乳不低于 350g 或全脂奶粉40～50g，鱼、肉、禽、蛋类或豆制品（以干豆计）100～130g，蔬菜、水果类 150～250g，植物油 20g，糖 0～20g。此外，应注意膳食多样化，从而发挥出各类食物营养成分的互补作用。

2. 合理加工与烹调

幼儿的食物质地应细、软、碎、烂，避免刺激性强和油腻的食物。食物烹调时还应具有较好的色、香、味、形，并经常更换烹调方法，以刺激幼儿胃酸的分泌，促进食欲。

3. 合理安排进餐

幼儿的胃容量相对较小且肝储备的糖原不多，加上幼儿活泼好动，容易饥饿，故幼儿每天进餐的次数要相应增加。1～2 岁时每天可进餐 5～6 次，2～3 岁时可进餐 4～5次，每餐间相隔 3～3.5h。一般可安排早、中、晚三餐，午点和晚点两点。

4. 营造幽静和舒适的进餐环境

环境嘈杂，尤其是吃饭时看电视，会转移幼儿的注意力，并使其情绪兴奋或紧张，从而抑制神经中枢，影响食欲与消化。另外，在就餐时或就餐前不应责备或打骂幼儿，人发怒时，消化液分泌减少，降低食欲。进餐时，应有固定的场所，并有适于幼儿身体特点的桌椅和餐具。

5. 注意饮食卫生

幼儿抵抗力差，容易感染细菌或病毒。因此，对幼儿的饮食卫生应特别注意。餐前、便后要洗手；不吃不洁的食物，少吃生冷的食物；瓜果应洗净才吃，动物性食品应彻底煮熟煮透。从小培养幼儿良好的卫生习惯。

6. 鼓励幼儿多做户外运动，合理安排零食，每天足量饮水，少喝高糖饮料

适量的运动对幼儿的体能、智力的锻炼培养和维持能量平衡是有利的。同时，还能促进幼儿身体中维生素 D 的合成；正确选择零食种类和数量应有利于能量补充，又不影响正餐的食欲和食量为原则。每天足量饮水，保证身体需要，最好是白开水，约 1250～2000mL，高糖饮料容易增加患龋齿风险，还会摄入过多能量，不宜多喝。

幼儿食谱举例见表 3.4。

表3.4 幼儿三天食谱

餐次	星期一		星期二		星期三	
	食物名称	食物原料及质量	食物名称	食物原料及质量	食物名称	食物原料及质量
早餐	牛乳	鲜乳 200mL 或全脂奶粉 50g	牛乳	鲜乳 200mL 或全脂奶粉 50g	牛乳	鲜乳 200mL 或全脂奶粉 50g
	蛋黄	1 个 17g	肉末粥	大米 15g、碎瘦肉 10g	肉包	面粉 30g、混合肉 15g
	白粥	大米 15g				
午餐	番茄猪肝泥汤	番茄 50g、猪肝 20g	香菇炖鸡	鸡肉 30g、香菇（干）5g	花生炖排骨	排骨 40g、花生 20g
	盐水油菜	碎油菜叶 30g	蒸鸡蛋	鸡蛋 50g	红烧鱼脯	草鱼脯 20g
	蒸草鱼	去刺鱼肉 30g	炒白菜	碎白菜 50g	炒芥菜	碎芥菜 40g
	软米饭	大米 25g	软米饭	大米 25g	软米饭	大米 25g
午点	蛋糕	鸡蛋 15g、面粉 25g	肉包子	面粉 25g、混合肉 10g	红豆糖水	红豆 10g、白糖 10g
	水果	橘子 50g	水果	香蕉 80g	水果	苹果 60g
晚餐	鸡蛋瘦肉丸汤	碎瘦肉 20g、鸡蛋 15g	黄瓜炒肉末	黄瓜 40g、瘦肉末 20g	苦瓜炒肉	苦瓜 40g、碎瘦肉 20g
	豆腐	嫩豆腐 50g	鱼丸汤	鲢鱼肉 30g	蒸鸡蛋	鸡蛋 30g
	炒白菜	小白菜 50g			菠菜汤	菠菜 30g
	软米饭	大米 30g	软米饭	大米 30g	软米饭	大米 30g
晚点	牛乳	鲜乳 150g、白糖 10g	豆浆	大豆 10g、白糖 15g	牛乳	鲜乳 150g、或奶粉 30g
	植物油	20g	植物油	20g	植物油	20g

注：植物油为一日烹调用油。

学习单元四 儿童、青少年营养与膳食

通常称 3～6 岁为学龄前儿童，7～12 岁为学龄儿童，13～15 岁为少年，16～19 岁为青年。

一、儿童营养与膳食

（一）儿童生理特点

儿童是指学龄前儿童和学龄儿童，虽然生长发育的速率不如婴幼儿，但仍在旺盛的过程之中。所以，儿童对营养的要求相对比成人高，而消化能力也比幼儿健全，但还未完全成熟。

这一阶段的儿童有很强的活动能力，骨骼的发育也快，尤其臀部与腿部。因此，热量的需要相对大，但人类的肝脏糖原储备有限。因此，相对地比成人容易产生饥饿感。儿童的餐次应比成人增加，同时又应节制零食。

（二）儿童的营养需要

在中国营养学会提出的每日膳食供应量中，儿童分成 3 岁以上及 5 岁以上两个水平，因为学龄前 3～4 岁的儿童其机体仍在不断地改变。这一阶段的孩子性别差异不很明显，但个体差异可以较大，供应量则是按群体提出的。

1. 热能

学龄前儿童热能需要 6080～6720kJ/d，即按每千克体重需要 378kJ 左右，这比成人约多 1 倍。

2. 蛋白质

学龄前儿童供给量为 45～50g/d，7～10 岁儿童则为 60～70g/d，故每千克体重供给 2.5g 左右，也比成人多 1 倍。蛋白质占总能量的比例也应高于成人，宜为 12%～14%。

3. 矿物质

钙、磷、铁、锌、碘及其他微量元素对学龄前儿童都很重要。钙的供应量每天需要 800mg，高于成人的供应量。铁的摄入量为每天 10mg。应抑制食盐的摄入量，避免吃太咸的食物。

4. 维生素

维生素 A（以 μg 视黄醇当量计），5 岁以上儿童的供应量与成人相当，每日 1000μg，较幼儿多得多。维生素 D 的供应量为 10μg，与成人的量相当，B 族维生素及维生素 C 等，也接近于成人标准。

儿童的胃容量比成人小，但相对的营养素要求比成人高。所以需要增加餐次，并使早餐在整日总量比例中不少于 1/4。同时注意食物的精度、质量以及有良好的进食环境。

（三）儿童的膳食指南

1. 食物多样，谷类为主

给予多种食物，才能满足其对各营养素的需求。谷类食物可提供碳水化合物、蛋白质、膳食纤维和 B 族维生素。儿童应以谷类食物为主体，并适当注意粗细粮搭配。

2. 常吃适量的鱼、肉、禽、蛋类，多吃蔬菜、水果类

鱼、肉、禽、蛋类等动物性食品是优质蛋白质、脂溶性维生素和矿物质的良好来源，蔬菜、水果是维生素、膳食纤维等的良好来源，同时，应注意食物加工方法，使食品易消化。可适当选择虾类等海产品及动物肝。

3. 每天喝奶，常吃大豆及其制品

乳或乳制品富含蛋白质、钙，对儿童营养素的补充很重要。豆类是高蛋白、低脂肪的作物，含有丰富的矿物质和维生素，尤其是豆类蛋白质组成中较高的赖氨酸含量可以与谷物蛋白质互补。

4. 膳食清淡，合理安排零食，避免过瘦与肥胖

对于儿童膳食，应尽可能安排原汁原味食品，以避免干扰和影响儿童的感知和味觉。儿童膳食应清淡，少盐、少油。安排零食以不影响儿童的正餐食欲为原则。尤其是甜品宜放在餐后，而不在餐前。儿童食量与体力活动要适当，以保持正常体重，避免过瘦与肥胖。

5. 吃清洁卫生不变质的食物，同时注意个人卫生问题

不吃污染变质不卫生的食物。在吃东西前将手洗干净，注意个人卫生，以免引起肠道传染病。

6. 户外活动

户外活动在营养上有意义。因为适当的活动有利于代谢，太阳的照射有助于孩子体内合成维生素 D。

7. 培养儿童不挑食、不偏食的良好饮食习惯

儿童一日食谱举例见表 3.5。

表 3.5　6～9 岁小学生一日食谱举例

餐次	食谱	食物质量
早餐	面包、牛乳、苹果	面包 100g、牛乳 250g、苹果 80g
午餐	红烧鸡块海带	鸡肉 80g、海带 30g、鲜香菇 10g
	素炒笋片	莴笋 75g
	番茄蛋汤	番茄 20g、鸡蛋 10g
	米饭	大米 125g
晚餐	肉丝炒蒜苗	蒜苗 75g、瘦肉丝 35g
	芹菜炒豆干	芹菜 45g、豆腐干 45g
	馒头、小米粥	面粉 80g、小米 25g
全日烹调用油 19g		

二、青少年营养与膳食

（一）青少年的发育特点

青少年期是由儿童发育到成年的过渡时期，年龄大致为 12～18 岁，是人生中的第二次生长发育高峰期，也是生长发育的最后阶段。这个时期的最大特点是生理上的突飞猛进地生长和急剧的变化。具体表现为以下几个方面。

1. 身高的变化

青春发育期激素活动的加强，促进了青少年骨骼的生长，从而导致了身高的快速增长。例如，青少年身高每年少则增加 6～8cm，多则高达 10～13cm。青少年时期是骨骼发育的决定阶段。这个时期的发育，直接决定了人的身高、胸围等体格参数。骨骼的发育与多种营养素密切相关，如钙、维生素 D、维生素 A、锌等。任何一种营养素缺乏都会影响青少年骨骼的发育。

2. 体重的变化

青春期体型的另外一个显著变化是体重明显增加。体重每年少则增加 5～6kg，多则 8～10kg。青少年体重正常是营养状况良好的表现，体重过高或过低是不健康的表现。体重过低会影响正常发育，引起学习能力低下等问题；体重过重或肥胖，会增加许多慢性疾病发生的风险。那么体重多少算正常呢？一般实际体重超过标准体重的 10%时，就可以称为超重；实际体重超过标准体重的 20%，就可以称为肥胖。实际体重低于标准体重的 90%为低体重，实际体重低于标准体重的 80%为中度营养不良。

3. 体内器官机能的变化

1）心脏的发育

青春期儿童心脏迅速生长，重量可达出生时的 10～12 倍。17～18 岁时心脏重量接近成人水平。

2）肺和呼吸系统的发育

19 岁左右达到成人水平，但男女生的肺活量存在明显的差异。

3）脑和神经系统的发育

脑的发育反映在其形态、结构和机能 3 个方面，青春期大脑发育的重点主要表现在机能方面。据美国心理学家布鲁姆（Bloom）研究测定，假定 17 岁少年智力为 100，4 岁时智力已达 50，8 岁时就有 80。青少年智力的发育与营养有关，如果营养合理，能够促进大脑发育，提高青少年的智力。对智力而言，起重要作用的营养素是锌、铁、维生素 A。

4. 性的成熟

在青少年的发育中最富特点的现象是性的发育。性的发育程度既可以作为青春期起始的生理征兆，也可作为青春期终止的时间标志。

由以上青少年的生理变化特点可以看出，青少年对食物所提供的营养素的要求，既不同于以前的儿童期，又有别于后来的成人期。从食物中获得的各种营养素不仅要能够补充各种生命活动和日常的学习劳动过程中的消耗和损失，还要能够保证这一时期迅速生长和发育的特殊需要。我国根据我国人民的饮食特点为青春期的青少年拟定了相应的标准。各地区也分别制定了相应的标准。

（二）青春期营养需要

1. 能量

青春期的能量需要量为：女孩 8.36～9.62MJ/d；男孩 8.8～12.0MJ/d。

2. 蛋白质

青春期蛋白质供热比为 13%～15%，蛋白质需要量：10 岁以上男孩 70～85g/d；女孩 65～80g/d。优质蛋白质占蛋白质需要量的 1/2。

3. 糖类

青春期糖类供热比为 50%～60%，每天需要有 300～450g 的糖类供应。

4. 矿物质

青春期钙的需要量为 1000mg/d，男孩与女孩相同；铁的需要量：女孩 18～25mg/d，男孩 16～20mg/d；碘的需要量为 120～150mg/d；锌的需要量为 15～19mg/d。

（三）青少年膳食指南

1. 三餐定时定量，保证吃好早餐，避免盲目节食

中国居民营养与健康状况调查结果显示，一日三餐不规律、不吃早餐的现象在青少年中较为突出，影响其营养摄入和健康状况。三餐定时定量，保证吃好早餐对于青少年的生长发育、学习都非常重要，还应注意不要盲目节食。

2. 吃富含铁和维生素 C 的食物

青少年由于生长迅速，铁需要量增加，女孩因月经来潮后的生理性铁丢失，更易发生贫血。2020 年中国居民营养与健康状况调查显示：城市青少年贫血患病率为 12.7%，农村为 14.4%。即使轻度的缺铁性贫血也会对青少年的生长发育和健康产生不良影响，造成青少年体力、身体抵抗力及学习能力的下降。维生素 C 可以显著增加膳食中铁的消化吸收率。因此，青少年应注意饮食多样化，常吃含铁丰富的食物及维生素 C 含量丰富的新鲜的蔬菜水果等食物。

3. 每天进行充足的户外运动

青少年每天进行充足的户外运动能够增强体质和耐力；提高机体各部位的柔韧性和协调性；保持健康体重，预防和控制肥胖；对某些慢性病也有一定的预防作用。户外运动还能接受一定的紫外线照射，有利于体内维生素 D 的合成，保证骨骼的健康发育。

4. 不吸烟、不饮酒

我国烟草和酒类消费者中，青少年已成为一个不可忽视的群体。2020 年的抽样调查发现，初、高中男生吸烟的比例分别达到 34% 和 45%。2019 年中国居民营养与健康状况调查发现，我国 15～17 岁男、女性青少年饮酒率分别为 39.6% 和 4.5%。

青少年正处于迅速生长发育阶段，身体各系统、器官还未成熟，对外界不利因素和刺激的抵抗能力都比较差，因而，吸烟和饮酒对青少年的不利影响远远超过成年人。另外，青少年的吸烟和饮酒行为还直接关系到其成人后的行为。因此，青少年应养成不吸烟、不饮酒的好习惯。

另外，不可过分迷信和依赖"健脑品""益智品"等对智力和考试成绩的作用，因为人的智力受许多因素的影响，营养只是诸多因素之一，而各类天然食物中已经包含了人体所需的各种营养素，只要不挑食、偏食就能满足身体发育和学习的需要。

青少年一日食谱举例见表 3.6。

表 3.6　　13～18 岁学生一日食谱举例

餐次	食谱	食物质量
早餐	馒头	面粉 125g
	花生酱、牛乳、煎鸡蛋、香蕉	花生酱 15g、牛乳 250g、鸡蛋 1 个、香蕉 80g
午餐	鲜笋炒生鱼片	鱼肉 35g、春笋 75g
	肉片炒青菜豆干	青菜 75g、肥瘦猪肉 30g、豆腐干 25g
	萝卜排骨汤	白萝卜 50g、排骨 50g
	米饭	大米 150g
晚餐	鸡丁炒青椒	鸡肉 35g、青椒 75g
	小葱炖豆腐	小葱 25g、南豆腐 75g
	米饭	大米 150g

全日烹调用油 20g

学习单元五　老年人营养与膳食

目前中国已进入老龄社会，如何加强老年保健、延缓衰老进程、防治各种老年常见病，达到健康长寿和提高生命质量的目的，已成为医学界注重的研究课题。老年营养是其中至关重要的一部分，合理的营养有助于延缓衰老，而营养不良或营养过剩、紊乱则有可能加速衰老的速度。因此，从营养学的角度探讨老年人生理变化，研究老年期的营养和膳食是非常重要的。人类的衰老过程和地球上其他生物一样，都是一个不可逆转的发展过程。这个过程受多种因素影响及制约而出现加速和减缓等倾向，但这种倾向或过程在总体上是连续的过程。

人的衰老从人的成熟开始，只是这个过程随着年龄的增加可能加速。维持和发展人的潜能，实际上应该从壮年以前就开始，老年是人类生命过程中的一个段落。老年人的营养需要与青壮年有共同点，也有其特殊性。研究老年人营养应当注意到，"老年"这一阶段包括了几十岁的年龄跨度，而且由于每个人的老化过程受到遗传、环境等多方面因素的影响，老年人个体之间的差异比其他年龄段的人更为显著。

扫码学习

老年人营养与膳食

一、老年人的生理特点

1. 身体成分的改变

（1）细胞数量下降，突出表现为肌肉组织的重量减少而出现肌肉萎缩。

（2）身体水分减少，主要为细胞内液减少，影响体温调节，降低老年人对环境温度改变的适应能力。

（3）骨组织矿物质和骨基质均减少，骨密度降低、骨强度下降，易出现骨质疏松症。

2. 代谢功能的降低

（1）基础代谢降低，老年人体内的去脂组织或代谢活性组织减少，脂肪组织相对增加。与中年人相比，老年人的基础代谢降低15%～20%。

（2）合成代谢降低，分解代谢提高，合成代谢与分解代谢失去平衡，引起细胞功能下降。

3. 器官功能的改变

（1）消化系统消化液和消化酶及胃酸分泌减少，使食物的消化吸收受影响，胃肠扩张和蠕动能力减弱，易发生便秘。多数老年人因牙齿脱落而影响食物的咀嚼和消化。

（2）血管功能降低，心律减慢，心脏搏出量减少，血管逐渐硬化，高血压患病率随年龄增加而升高。

（3）脑、肾和肝脏功能及代谢能力均随年龄增加而有不同程度的功能下降。

二、老年人营养需要

1. 热能和体重

老年人所需能量较中青年人低。根据不同的年龄段减少能量，如40～49岁减少5%，50～59岁减少10%，60～69岁减少20%，70岁以上减少30%，但是如果活动量未减少可保持原来的能量摄入。老年人能量控制是否恰当，可通过观察其体重变化得知。

2. 蛋白质

人体衰老的过程中，由于蛋白质以分解代谢为主，往往呈负氮平衡。因此，老年人在食物蛋白质的供应方面就应该是量少而质优。一般认为，老年人膳食中优质蛋白质应占总蛋白质的1/3～1/2为宜。一般可按成年人供给标准即可。每日总量为60～70g，其生热量占膳食总热能的13%～14%。

3. 脂类

老年人因为胆汁减少，脂肪酶活力下降，所以对脂肪的消化吸收与合成降低，因此，高脂膳食易引起老年性疾病。

现已确认老年性色素斑是各种细胞膜中不饱和脂肪酸的氧化产物，老年性色素斑是一种不能被细胞清除的细胞废物，有碍于细胞的正常功能。老年人应适量地补充抗氧化营养素，如维生素C、维生素E。脂肪的摄入以占总热能的20%～30%为宜，应控制在下限值。胆固醇应控制在＜300mg（一个鸡蛋）。

4. 碳水化合物

老年人由于糖耐量低，胰岛素分泌减少，而且对血糖的调节作用减弱，因此，易发生血糖上升，而致糖尿病。因此老年人不可多摄入碳水化合物，特别是纯糖（蔗糖、葡萄糖等），可适当增加水果和蜂蜜的摄入。因水果和蜂蜜中含有较多的果糖。

老年人摄入的碳水化合物所产生的能量以占总热能的55%～65%为宜。不要一次摄入太多，要分配到各餐中，以防血糖过高。

5. 矿物质与微量元素

老年人由于生理功能的衰退，易引起某些元素的不足或缺乏，最明显的是钙、铁等元素。

（1）钙。老年易引起负钙平衡而发生骨质疏松症，特别是妇女，自发性的腰、胸、股骨颈骨折较多见。所以，老年人应该多到户外活动，要多晒太阳，并保证每日的膳食中供给足够的钙（1000mg）。

（2）铁。老年人对铁的吸收差，易出现缺铁性贫血。但是铁摄入过多，会在肝、胰、淋巴结等处沉积，导致肝硬化和糖尿病。

（3）锌。锌是老年人容易缺乏的微量元素。老年人如果味觉差也可能是因为缺锌所致。一般认为，高蛋白食物含锌量较高，而海产品（牡蛎、贝等）是良好的锌来源，肉、蛋、乳次之，口蘑、香菇锌含量较高，蔬果锌含量不高。

（4）其他微量元素。铬能防治糖尿病和动脉粥样硬化；硒能清除自由基，保护细胞膜、抗衰老、抗肿瘤；氟能预防骨质疏松，保护牙齿健康。

6. 维生素

维生素 A、维生素 E、维生素 C、维生素 B_6、维生素 B_{12}、叶酸等维生素对于调节老年人体内代谢和提高抵抗力具有重要的作用。

7. 水

适量的水有利于预防便秘，也有利于肾脏清除代谢废物，还可预防结石的形成。每日饮水量按 30mL/（kg 体重），60kg 的人为 1800mL，故认为一般饮水量可控制在 2000mL左右，也可增加汤羹等食品，既易于消化又可补充水分。但水分也不能摄入太多，因大量水分会增加心脏和肾脏的负担，有害健康，也影响营养素的吸收利用（最好不要一次饮水太多）。

三、老年人的膳食指南

根据老年人生理特点，应该采用低热能、充足的蛋白质、少量的脂肪、多种维生素和矿物质的平衡膳食。热能的供给应以维持标准体重为原则，体重偏轻则适当增加热能，超标者应控制进食量（主要是限制油脂和糖的使用）。

1. 饮食多样化

食用多种多样的食物才能利用食物营养素互补的作用，达到全面营养的目的。老年人不要因为牙齿不好而减少或拒绝蔬菜或水果，可以把蔬菜切细、煮软，水果切细，以便容易咀嚼和消化。

2. 主食中包括一定量的粗粮、杂粮

粗杂粮包括全麦面、玉米、小米、荞麦、燕麦等，比精粮含有更多的维生素、矿物质和膳食纤维。

3. 每天饮用牛乳或食用乳制品

牛乳及其制品是钙的最好食物来源，摄入充足的乳类有利于预防骨质疏松症和骨折，虽然豆浆含钙量较多，但远不及牛乳，因此不能以豆浆代替牛乳。

4. 吃大豆或其制品

大豆不仅蛋白质丰富，尤其重要的是其含有丰富的生物活性物质大豆异黄酮和大豆皂苷，可抑制体内脂质过氧化、减少骨丢失，增加冠状动脉和脑血流量，预防和治疗心脑血管疾病和骨质疏松症。

5. 适量食用动物性食品

禽肉和鱼类脂肪含量较低，较易消化，适于老年人食用。

6. 多吃蔬菜、水果

蔬菜是维生素 C 等几种维生素的重要来源，而且大量的膳食纤维可预防便秘，番茄中的番茄红素对老年男性常见的前列腺疾病有一定的防治作用。

7. 饮食清淡、少盐

选择用少油的烹调方式，如蒸、煮、炖、焯，避免摄入过多的脂肪导致肥胖。少用各种含钠高的酱料，避免过多的钠摄入引起高血压。

8. 食物烹调要适合老年人特点，适宜消化吸收

因老年人消化功能差，牙齿不全，咀嚼能力差。因此，食物的烹饪应做到软、烂、易嚼易咽、易消化，但烹饪时应最大限度地保留食物的营养，这对老年人改进营养状况是非常重要的，如粮食不宜过于精细，烹饪温度不宜过高，浸泡时间不宜太长（未考虑含农药及其他污染物的情况）。

9. 饮食应有节制、有规律

老年人的饮食应定时定量，不过饥过饱，不过冷过热，不暴饮暴食；避免每日饮酒和睡前饮酒（切忌烈性酒），可偶尔喝点葡萄酒；不宜饮浓茶、不过多摄取动物性脂肪和糖等。如果老年人嗜好发生改变，如想吃甜的或咸的食物，这可能是糖尿病或肾病的征兆。

10. 多做户外运动，维持健康体重

老年人多做户外运动能延缓机体功能衰退。老年人因器官功能逐渐减退，活动减少，每日能量需要低于青壮年，有的营养素摄入量也应稍低，而有些营养素则不能减少，如维生素、矿物质等微量营养素。

老年人一日食谱举例见表 3.7 和表 3.8。

表 3.7　60 岁老年人一日食谱举例

餐次	食物名称	用量	餐次	食物名称	用量
早餐	馒头	面粉 40g	晚餐	米饭	粳米 150g
	牛乳卧鸡蛋	牛乳 250g、鸡蛋 1 个		香菇烧小白菜	小白菜 200g、香菇 10g
午餐	烙春饼	面粉 70g		冬笋胡萝卜炒肉丝	肥瘦猪肉 10g、胡萝卜 50g、冬笋 50g
	炒合菜	猪肉 25g、绿豆芽 100g、菠菜 100g、韭菜 20g、粉条 20g		菠菜紫菜汤	菠菜 50g、紫菜 10g
			晚点	柑橘	50g
	红豆小米粥	小米 35g、红豆 15g	全日烹调用油		20g

表 3.8　70 岁老年人一日食谱举例

餐次	食物名称	用量	餐次	食物名称	用量
早餐	花卷	面粉 50g	晚餐	米饭	大米 100g
	牛乳	牛乳 200g		葱烧带鱼	带鱼 75g
午餐	发面饼	面粉 150g		小白菜口蘑汤	小白菜 70g、干口蘑 10g、粉条 20g
	肉丝炒韭黄	猪肉丝 25g、韭黄 120g			
	虾皮三丝	虾米皮 10g、菠菜 50g、土豆 70g、胡萝卜 80g	晚点	柑橘	50g
			全日烹调用油		20g

任务五　不同人群膳食调查与分析

一、任务描述

　　以小组为单位，对不同地区、不同生活条件下某人群或某个体的膳食结构、饮食习惯进行调查。调查群体或个体，在一定时间内，通过膳食所摄取的能量和营养素的数量及质量，对调查结果进行分析，从而为膳食营养评价提供依据。

二、工作内容

　　（1）准确记录每人每日所吃的食物品种和数量。
　　（2）了解烹调加工方法对维生素保存的影响等。
　　（3）分析饮食结构、餐次分配是否合理。

（4）询问以往膳食情况及目前生理状况，如是否有慢性病等。

三、工作步骤

根据具体情况可采用记录法、称重法、询问法、膳食史及熟食采样分析法等方法。选择一个能正确反映个体或人群当时食物摄入量的方法，必要时可并用两种方法。

调查日数一般为 5～7d，其中不包括节假日。若居民有星期日改善饮食的习惯则应选择包括星期日在内的 7d 调查。

（1）记录法是指记录被调查单位各种食物消耗量，为期一个月，并仔细统计每日吃饭人数，以求出平均每人每日各种食物的消耗量。

（2）称重法是将伙食单位（个人）每日每餐各种食物可食部消耗的数量都加以称量记录。一般烹调前的生重、烹调后的熟重和剩余食量需称量记录并求出生熟比例。然后将一天各餐的结果相加取得一日的各食物消耗量。各种食物经分类综合，然后求得每人每日食物的平均消耗量。该法以 3～6d 为宜。

（3）询问法主要用于家庭和个人。调查前应填写被调查对象的年龄、性别、职业、饮食习惯等。主要询问膳食主要组成和质量，每日进餐次数、时间，食物种类，食物的品种、数量。

四、总结思考

（1）请根据自己的调查对象灵活采用不同的调查方法进行调查。
（2）对数据进行整理，自行设计表格，并对结果进行分析与评价。
（3）根据调查结果，写出实训报告或调查报告。

任务六　不同人群食谱的评价

一、任务描述

以小组为单位，对不同人群的食谱进行评价，判断膳食中平均每日摄取的能量和营养素是否符合我国制定的参考摄入量标准，从而掌握目前我国居民膳食与健康的状况。

二、工作内容及步骤

一名女大学生身高 160cm，体重 50kg，身体健康，某一日食谱如下。

早餐：牛乳（1 瓶 250g），葱花卷（面粉 125g，小葱 50g）；

午餐：大米饭（生米量 175g），鸡蛋炒菠菜（一个鸡蛋 80g，菠菜 100g），肉丝炒豆芽（瘦肉丝 75g，豆芽 150g）；

晚餐：肉丝青菜面条（肉丝 25g、青菜 50g、挂面 125g）、番茄烩豆腐（番茄 150g，豆腐 100g）。

全天烹调用油控制在 20g 即可。

请按如下步骤对该食谱进行评价。

（一）计算

（1）查食物成分表，计算膳食中各食品的营养含量。

（2）计算出每天共计各营养素量和热量。

（3）将计算结果填入表 3.9 中。

表 3.9　摄入量占供给量标准的比例

项目	热量/kcal	蛋白质/g	脂肪/g	碳水化合物/g	钙/mg	铁/mg	视黄醇当量/μg	维生素 B₁/mg	维生素 B₂/mg	磷/mg	维生素 C/mg
摄入量											
平均供给量标准											
摄取量占平均供给量标准的比例/%											

附：维生素 A 和胡萝卜素的折算。

根据美国视黄醇和 β-胡萝卜素的折算方法

$1\mu g$ 视黄醇当量 $=6\mu g$ β-胡萝卜素

　　　　　　　$=12\mu g$ 其他维生素 A 原的胡萝卜素

　　　　　　　$=33.3IU$ 来自视黄醇的活力

　　　　　　　$=10IU$ 来自 β-胡萝卜素的活力

（二）分析

（1）求供给量标准。根据《中国居民膳食营养素参考摄入量（2023 版）》，求供给量标准。

（2）计算摄入量占供给量标准的百分比，将计算结果记入表 3.10。

（3）三餐热量。求出各餐热量占全天总热量的比例，记入表 3.10。

表 3.10　三餐热量分配

项目	早餐	中餐	晚餐
每餐摄入热量/kcal			
占全日热量的比例/%			
建议/%	30	40	30

（4）热量来源。计算热量来源并填入表 3.11。

表 3.11　热量来源

项目	蛋白质	脂肪	糖	共计
摄入量/kcal				
供热量/kcal				
占全日热量的比例/%				
建议/%	11～15	20～30	55～65	

（5）蛋白质来源。计算蛋白质来源并填入表 3.12。

表 3.12　蛋白质来源

项目	动物性蛋白质	豆类蛋白质	谷类蛋白质	其他	共计
质量/g					
占总蛋白质的比例/%					
建议/%	67				

（6）钙磷比例。算出 Ca/P，并填入表 3.13。

表 3.13　钙磷比例

项目	钙	磷
质量/mg		
比例		

注：建议比例成人为（1.1～1.7）：1；儿童为（1.3～2.0）：1。

三、总结思考

从各项分析的结果与标准对比，进行不同人群食谱的评价，提出改进意见。

项目小结

人的一生按照年龄可分成不同的阶段，如婴儿、幼儿、学龄前儿童、学龄儿童、青少年、成年人及老年人。人体的生理状况随着性别的差异与年龄的变化而有所不同，因此对膳食中营养素的需求也不尽一致。处于特殊生理阶段的人群包括孕妇、乳母、婴幼儿、学龄前和学龄儿童、中老年人及亚健康与患疾病人群等，这些人群的生理代谢特点、营养需要也不同于正常人群。根据这些人群的生理特点与营养需求，应予以特殊的膳食指导。

本项目阐述了孕妇、乳母、婴幼儿、学龄前和学龄儿童、老年人的生理特点、营养需要、食物来源与膳食原则。

复习思考题

1. 孕妇营养有什么特殊性？如何安排孕妇的合理膳食？
2. 乳母的营养需要有哪些？如何通过饮食调节满足其营养需要？
3. 母乳喂养的婴儿有哪些优点？
4. 婴儿的辅食添加有什么要求？
5. 根据儿童、青少年的生理、营养需要特点，如何合理安排饮食？
6. 老年人的机体状态发生了哪些变化？饮食应该把握什么原则？

项目四　膳食结构与营养配餐

【知识目标】

（1）理解合理营养与平衡膳食的含义。

（2）掌握中国居民膳食指南的基本理论。

（3）了解居民营养调查的方法。

【能力目标】

（1）能够正确运用营养调查理论开展营养调查。

（2）会用膳食指南指导居民合理营养。

（3）熟练掌握食谱编制方法，为正常人群编制食谱。

【素质目标】

（1）培养学生过犹不及的辩证思维，理性地应对膳食营养平衡问题。

（2）培养学生关注健康，珍爱生命的意识；培养学生关注民生，增强社会责任感。

（3）培养学生珍惜粮食、热爱劳动、勤俭节约的习惯，关注传统的饮食文化，培养民族自信。

【案例导入】

　　肥胖症是指体内贮积的脂肪量超过标准体重 20%，是一种由遗传因素、环境因素等多种原因相互作用而引起的慢性代谢性疾病，其发生机制是因为能量摄入超过能量消耗，导致体内脂肪过度蓄积和体重超常，目前已成为全世界最大的慢性疾病。我国居民超重和肥胖均呈明显的上升趋势。脂肪摄入量太多，势必会导致人的肥胖，这是社会进步后，滋生的新疾病。肥胖使儿童高发血液循环系统疾病、糖尿病等内分泌系统疾病，扼杀儿童的天性，严重危害儿童心智健康，影响儿童生长发育和思维动手能力。

　　长期以来，由于营养知识宣传普及教育严重缺乏，人们尽管具有强烈的营养意识和保健愿望，但不懂得科学营养与合理膳食，没有全面系统的营养知识，高蛋白、高脂肪、高盐、低维生素、低矿物质饮食严重打破了身体的营养平衡。营养是人类维持生命、生长发育和健康的重要物质基础，国民营养事关国民素质提高和经济社会发展。因此，健康全过程的营养健康，发展营养健康产业，对国民进行食品营养与健康知识的教育、宣传与普及迫在眉睫，也是食品专业学生的使命担当。

【课前思考题】

（1）我国的膳食结构与膳食指南是什么？

（2）怎样才能做到膳食平衡？

```
                                    ┌─ 膳食结构与膳食指南 ─┬─ 膳食结构
                                    │                      └─ 膳食指南
                                    │
                                    ├─ 营养调查 ──────────┬─ 营养调查与评价的目的
                                    │                      └─ 营养调查与评价的方法
                                    │
                                    │                      ┌─ 营养监测的概念
     膳食结构与营养配餐 ────────────┤                      ├─ 营养监测的类型
                                    ├─ 营养监测 ──────────┤
                                    │                      ├─ 营养监测的作用
                                    │                      └─ 营养监测的指标
                                    │
                                    │                      ┌─ 营养配餐的理论依据
                                    └─ 营养配餐 ──────────┼─ 营养食谱的编制方法
                                                           └─ 常见营养食谱的编制
```

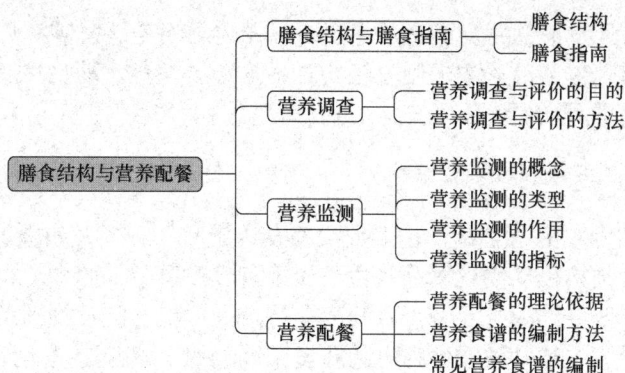

学习单元一　膳食结构与膳食指南

一、膳食结构

（一）膳食结构的基本概念

膳食结构是指一定时期内特定人群膳食中各类食物的数量及其在膳食中所占的比例。

膳食结构不仅反映人们的饮食习惯和生活水平高低，同时也反映一个民族的传统文化、一个国家的经济发展和一个地区的环境和资源等多方面的情况。由于影响膳食结构的这些因素是在逐渐变化的，因此膳食结构不是一成不变的，通过适当的干预可以促使其向更利于健康的方向发展。

（二）膳食结构的类型及特点

膳食结构类型的划分有许多方法，但大多是根据膳食中动物性、植物性食品在膳食结构中所占的比例，以及能量、蛋白质、脂肪和碳水化合物的供给量作为划分膳食结构的标准，以此方法可将世界不同地区的膳食结构分为以下 4 种类型。

1. 动植物食物平衡的膳食结构

该类型以日本为代表。膳食中动物性食品与植物性食品比例较适当。其膳食特点是：能量能够满足人体需要，又不至于过剩。蛋白质、脂肪和碳水化合物的供能比例合理。来自植物性食品的膳食纤维和来自动物性食品的营养素均比较充足，同时动物脂肪又不高，有利于避免营养缺乏病和营养过剩性疾病，促进健康。此类膳食结构已经成为世界各国调整膳食结构的参考。

2. 以植物性食品为主的膳食结构

大多数发展中国家如印度、巴基斯坦、孟加拉国和非洲一些国家等属此类型。膳食构成以植物性食品为主，动物性食品为辅。其膳食特点是：谷物食品消费量大，动物性食品消费量小，动物性蛋白质一般占蛋白质总量的 10%～20%，植物性食品提供的能量占总能量的 90%左右。该类型的膳食能量基本可满足人体需要，但蛋白质、脂肪摄入量均低，即来自动物性食品的营养素摄取不足。营养缺乏病是这些国家人群的主要营养问题。但是这种以植物性食品为主的膳食结构，膳食纤维充足、动物性脂肪较低，有利于冠心病和高脂血症的预防。

3. 以动物性食品为主的膳食结构

以动物性食品为主的膳食结构是多数欧美发达国家如美国及西欧、北欧诸国的典型膳食结构。其膳食结构以动物性食品为主，属于营养过剩型的膳食。以提供高能量、高脂肪、高蛋白质、低纤维为主要特点。其膳食特点是：粮谷类食物消费量小，动物性食品及食糖的消费量大。与以植物性为主的膳食结构相比，营养过剩是此类膳食结构国家人群所面临的主要健康问题。心脏病、心脑血管病和恶性肿瘤已成为西方人的三大死亡原因，尤其是心脏病死亡率明显高于发展中国家。

4. 地中海膳食结构

地中海膳食结构以地中海命名是因为该膳食结构的特点是居住在地中海地区的居民所特有的，意大利、希腊可作为该种膳食结构的代表。

地中海膳食结构的主要特点是：①膳食富含植物性食品，包括水果、蔬菜、谷类、豆类、果仁等；②食物的加工程度低，新鲜度较高，该地区居民以食用当季、当地产的食物为主；③橄榄油是主要的食用油，所占比例较高；④脂肪提供能量占膳食总能量的25%～35%，饱和脂肪所占比例较低，为7%～8%；⑤每天食用少量、适量奶酪和酸奶；⑥每周食用少量、适量鱼、禽、蛋；⑦以新鲜水果作为典型的每日餐后食品，甜食每周只食用几次；⑧每月食用几次红肉（猪、牛和羊肉及其产品）；⑨大部分成年人有饮用葡萄酒的习惯。此膳食结构的突出特点是饱和脂肪摄入量低，膳食含大量复合碳水化合物，蔬菜、水果摄入量较高。地中海地区居民心脑血管疾病发生率很低，已引起了西方国家的注意，并纷纷参照这种膳食模式改进自己国家的膳食结构。

（三）我国的膳食结构

1. 中国居民传统的膳食结构特点

中国居民传统膳食以植物性食品为主，谷类、薯类和蔬菜的摄入量较高，肉类的摄入量比较低，豆制品总量不高且随地区而不同，乳类消费在大多数地区不高。此种膳食有如下特点：

（1）高碳水化合物。我国南方居民多以大米为主食，北方以小麦粉为主，谷类食物的供能比例占70%以上。

（2）高膳食纤维。谷类食物和蔬菜中所含的膳食纤维丰富，因此我国居民膳食纤维的摄入量也很高。这是我国传统膳食的优势之一。

（3）低动物脂肪。我国居民传统的膳食中动物性食品的摄入量很少，动物脂肪的供能比例一般在10%以下。

2. 中国居民的膳食结构现状及变化趋势

中国幅员辽阔，各地区、各民族以及城乡之间的膳食构成存在很大差别，南北方差异较大，而且随着社会经济发展，我国居民膳食结构向"富裕型"膳食结构的方向转变。

当前中国城乡居民的膳食仍然以植物性食品为主，动物性食品为辅。《中国居民膳食指南科学研究报告（2021）》指出，我国居民膳食质量明显提高，谷类仍是能量的主要食物来源，蔬菜供应品种更加丰富，季节性差异明显缩小，居民蔬菜摄入量仍稳定在人均每日 270g 左右，与其他国家相比一直处于较好的水平。

居民动物性食品摄入量增加，优质蛋白质摄入量增加，全国城乡居民膳食中来源于动物性食品蛋白质的比例从 2015 年的 35.2%增加到 2020 年的 45.3%。特别是农村居民的膳食结构得到较大的改善，碳水化合物的供能比例从 2015 年的 55.3%下降到 2020 年的 45.8%，动物性食品提供的蛋白质从 2015 年的 31.4%提高到 2022 年的 41.2%，城乡差距逐渐缩小。营养不足发生率明显降低，特别是能量供应不足已经得到根本改善。儿童青少年、孕妇的贫血率、维生素 A 缺乏率均有显著下降，营养状况得到明显改善。

3. 中国居民膳食结构存在的主要问题及调整措施

中国地域广阔，人口众多，各地区生产力发展水平和经济情况极不均衡，城市与农村居民的膳食结构相比存在较大的差异，因此存在的弊端也各不相同，需要针对不同的特点进行合理的调整与改善。

我国居民膳食结构还存在很多不合理之处，高油、高盐摄入仍普遍存在，含糖饮料消费逐年上升；全谷物、深色蔬菜、水果、奶类、鱼虾类和大豆类摄入不足；饮酒行为较为普遍，一半以上的男性饮酒者过量饮酒；城乡发展不平衡，农村地区膳食结构亟待改善；孕妇、婴幼儿和老年人的营养问题仍需特别关注；食物浪费问题严重，营养素养有待提高。研究表明，谷类食物的消费量与癌症和心血管疾病死亡率之间呈明显的负相关，而动物性食品和油脂的消费量与这些疾病的死亡率呈明显的正相关。因此，城市居民主要是调整消费比例，减少动物性食品和油脂过量消费，主要应减少猪油的消费量，脂肪供能比例控制在 20%~25%为宜。农村居民的膳食结构已渐趋于合理，但动物性食品、蔬菜、水果的消费量还偏低，应注意多吃一些上述食物。对于乳类食物的摄入量偏低，应正确引导，充分利用当地资源，使其膳食结构合理。钙、铁、维生素 A 等微量营养素摄入不足是我国当前膳食的主要缺陷，也是在建议食物消费量时应当重点改善的方面。

综上所述，我国人民的膳食结构应保持以植物性食品为主的传统结构，增加蔬菜、水果、乳类和大豆及其制品的消费。在低收入地区还应努力提高肉、禽、蛋等动物性食品的消费。此外，我国人民的食盐摄入量普遍偏高，食盐的摄入量要降低到每人每日 6g 以下。对于特定人群如老年人、孕妇、儿童及特殊职业人群应进行广泛的营养教育和分类指导，参照《中国居民膳食指南（2022）》所提供的膳食模式进行调整。

二、膳食指南

（一）膳食指南的概念

膳食指南是根据营养学原则，结合国情，教育人民群众采用平衡膳食，以达到合理营养促进健康为目的的指导性意见。中国居民膳食指南的核心是提倡平衡膳食与合理营养以达到促进健康目的，也就是在现代生活中提倡均衡营养的概念。

（二）中国居民膳食指南基本内容

2022 年 4 月 26 日，中国营养学会发布的《中国居民膳食指南（2022）》包含 2 岁以上大众膳食指南，以及 9 个特定人群指南。为方便大众应用，还修订完成《中国居民膳食指南（2022）（科普版）》，帮助大众做出有益健康的饮食选择和行为改变。同时，还修订完成了中国居民平衡膳食宝塔（2022）、中国居民平衡膳食餐盘（2022）和儿童平衡膳食算盘（2022）等可视化图形，指导大众在日常生活中进行具体实践。

《中国居民膳食指南（2022）》主要包括八大基本准则，作为 2 岁以上健康人群合理膳食必须遵循的原则。

准则一　食物多样，合理搭配
准则二　吃动平衡，健康体重
准则三　多吃蔬果、奶类、全谷、大豆
准则四　适量吃鱼、禽、蛋、瘦肉
准则五　少盐少油，控糖限酒
准则六　规律进餐，足量饮水
准则七　会烹会选，会看标签
准则八　公筷分餐，杜绝浪费

（三）《中国居民膳食指南（2022）》解读

1. 食物多样，合理搭配

坚持谷类为主的平衡膳食模式。每天的膳食应包括谷薯类、蔬菜水果、畜禽鱼蛋奶和豆类食物。平均每天摄入 12 种以上食物，每周 25 种以上，合理搭配。每天摄入谷类食物 200～300g，其中包含全谷物和杂豆类 50～150g；薯类 50～100g。

2. 吃动平衡，健康体重

各年龄段人群都应天天进行身体活动，保持健康体重。食不过量，保持能量平衡。坚持日常身体活动，每周至少进行 5d 中等强度身体活动，累计 150min 以上；主动身体活动最好每天 6000 步。鼓励适当进行高强度有氧运动，加强抗阻运动，每周 2～3d。减少久坐时间，每小时起来动一动。

3. 多吃蔬果、奶类、全谷、大豆

蔬菜水果、全谷物和奶制品是平衡膳食的重要组成部分。餐餐有蔬菜，保证每天摄入不少于 300g 的新鲜蔬菜，深色蔬菜应占 1/2。天天吃水果，保证每天摄入 200～350g 的新鲜水果，果汁不能代替鲜果。吃各种各样的奶制品，摄入量相当于每天 300mL 以上液态奶。经常吃全谷物、大豆制品，适量吃坚果。

4. 适量吃鱼、禽、蛋、瘦肉

鱼、禽、蛋和瘦肉摄入要适量，平均每天 120～200g。每周最好吃鱼 2 次或 300～500g，蛋 300～350g，畜禽肉 300～500g。少吃深加工肉制品。鸡蛋营养丰富，吃鸡蛋不弃蛋黄。优先选择鱼，少吃肥肉、烟熏和腌制肉制品。

5. 少盐少油，控糖限酒

培养清淡饮食习惯，少吃高盐和油炸食品。成年人每天摄入食盐不超过 5g，烹调油 25～30g。控制添加糖的摄入量，每天不超过 50g，最好控制在 25g 以下。反式脂肪酸每天摄入量不超过 2g。不喝或少喝含糖饮料。儿童青少年、孕妇、乳母及慢性病患者不应饮酒。成年人如饮酒，一天饮用的酒精量不超过 15g。

6. 规律进餐，足量饮水

合理安排一日三餐，定时定量，不漏餐。规律进餐、饮食适度，不暴饮暴食、不偏食挑食、不过度节食。足量饮水，少量多次。在温和气候条件下，低身体活动水平成年男性每天喝水 1700mL，成年女性每天喝水 1500mL。推荐喝白水或茶水，少喝或不喝含糖饮料，不用饮料代替白水。

7. 会烹会选，会看标签

在生命的各个阶段都应做好健康膳食规划。认识食物，选择新鲜的、营养素密度高的食物。学会阅读食品标签，合理选择预包装食品。学习烹饪、传承传统饮食，享受食物天然美味。在外就餐，不忘适量与平衡。

8. 公筷分餐，杜绝浪费

选择新鲜卫生的食物，不食用野生动物。食物制备生熟分开，熟食二次加热要热透。讲究卫生，从分餐公筷做起。珍惜食物，按需备餐，提倡分餐不浪费，做可持续食物系统发展的践行者。

（四）平衡膳食模式推荐

1. 中国居民平衡膳食宝塔

中国居民平衡膳食宝塔（以下简称膳食宝塔）是根据《中国居民膳食指南（2022）》的准则和核心推荐，结合中国居民膳食的实际状况，把平衡膳食原则转化为各类食物的数量和所占比例的图形化表示，便于人们在日常生活中实行。

中国居民平衡膳食宝塔（2022）如图 4.1 所示。膳食宝塔用"塔状"表示食物类别和多少，巧妙描述了量化的膳食模式。膳食宝塔共分 5 层，各层面积大小不同，体现了五大类食物和食物量的多少。五大类食物包括谷薯类、蔬菜水果、动物性食品、奶类、大豆和坚果类及烹调用油盐。食物量是根据不同能量需要量水平设计，膳食宝塔旁边的文字注释，标明了在 1600～2400kcal 能量需要量水平时，一段时间内成年人每人每天各类食物摄入量的建议值范围。这样的模式最大程度地满足能量和营养素的需要量。

2. 中国居民平衡膳食餐盘

中国居民平衡膳食餐盘是按照平衡膳食原则，描述了一个人一餐中膳食的食物组成和大致比例。餐盘更加直观，一餐膳食的食物组合搭配轮廓清晰明了。

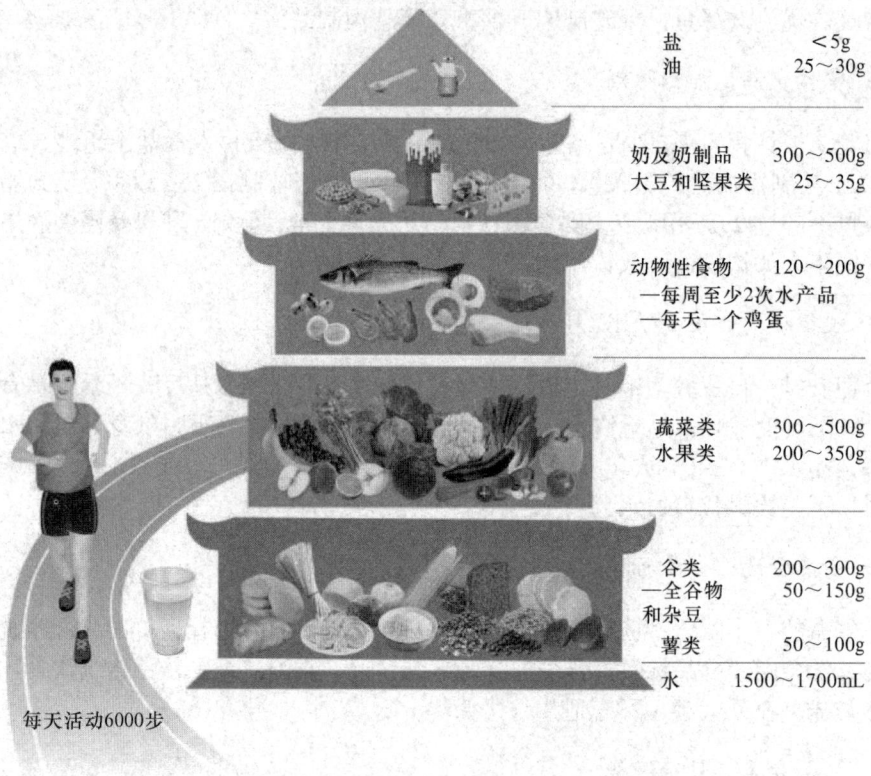

盐	<5g
油	25～30g
奶及奶制品	300～500g
大豆和坚果类	25～35g
动物性食物	120～200g
—每周至少2次水产品	
—每天一个鸡蛋	
蔬菜类	300～500g
水果类	200～350g
谷类	200～300g
—全谷物	50～150g
和杂豆	
薯类	50～100g
水	1500～1700mL

每天活动6000步

图 4.1　中国居民平衡膳食宝塔（2022）

中国居民平衡膳食餐盘（2022）如图 4.2 所示。餐盘分成四部分，分别是谷薯类、鱼肉蛋豆类、蔬菜类和水果类，餐盘旁的一杯牛奶提示其重要性。此餐盘适用于 2 岁以上人群，是一餐中食物基本构成的描述。

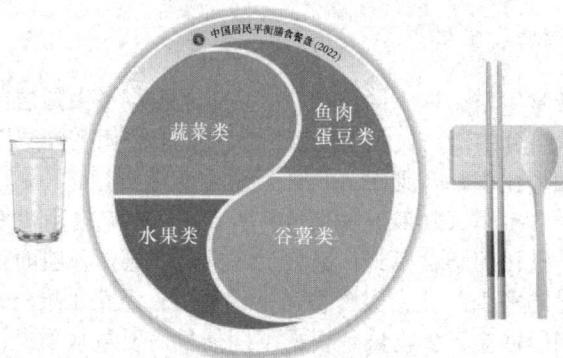

图 4.2　中国居民平衡膳食餐盘（2022）

与平衡膳食宝塔相比，平衡膳食餐盘更加简明，给大家一个框架性认识，用传统文化中的基本符号，表达阴阳形态和万物演变过程中的基本平衡，一方面更容易记忆和理解，另一方面也预示着一生中天天饮食，错综交变，此消彼长，相辅相成的健康生成自然之理。2 岁以上人群都可参照此结构规划膳食，即便是对素食者而言，也很容易将肉类替换为豆类，以获得充足的蛋白质。

3. 中国儿童平衡膳食算盘

中国儿童平衡膳食算盘（2022）如图 4.3 所示，是学龄儿童膳食指南推荐的总结和核心精神体现。算盘覆盖了六大类儿童必需的基本食物，包括谷薯类、蔬菜类、水果类、畜禽肉蛋水产品类、大豆坚果奶类和油盐类，以提供充足的营养素和能量；同时，算盘结构以植物性食品为主、动物性食品为辅，并建议少油盐，提出了每餐大致食物组成及食物份数，以保障儿童正常的生长发育，促进健康。

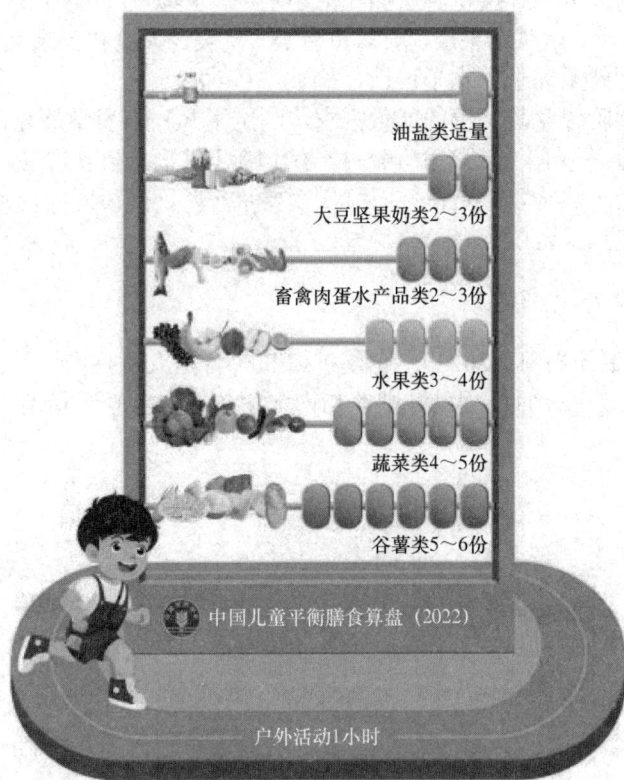

油盐类适量

大豆坚果奶类2～3份

畜禽肉蛋水产品类2～3份

水果类3～4份

蔬菜类4～5份

谷薯类5～6份

中国儿童平衡膳食算盘（2022）

户外活动1小时

图 4.3　中国儿童平衡膳食算盘（2022）

（五）特殊人群膳食指南

1. 中国学龄儿童膳食指南

学龄儿童是指从 6 周岁到不满 18 周岁的未成年人。学龄儿童正处于生长发育阶段，全面、充足的营养是其正常生长发育，乃至一生健康的物质保障。学龄期是建立健康信念和形成健康饮食行为的关键时期，从小养成健康的饮食行为和生活方式将使其受益终身。

中国学龄儿童膳食指南是在中国居民膳食指南的基础上，根据我国学龄儿童的营养与健康状况，依据合理膳食、饮食行为与健康状况关系对原内容进行了扩充，使其更加全面、完善。其核心信息在一般人群膳食指南的基础上，补充了以下内容：

（1）主动参与食物选择和制作，提高营养素养。

（2）吃好早餐，合理选择零食，培养健康饮食行为。

（3）天天喝奶，足量饮水，不喝含糖饮料，禁止饮酒。

（4）多户外活动，少视屏时间，每天 60min 以上的中高强度身体活动。

（5）定期监测体格发育，保持体重适宜增长。

学龄儿童膳食宝塔如图 4.4 所示。是根据《中国学龄儿童膳食指南（2022）》的内容，结合中国儿童膳食的实际情况，把平衡膳食的原则转化为各类食物的数量和所占比例的图形化表示。宝塔共分为 5 层，各层面积大小不同，体现了 5 类食物和食物量的多少。5 类食物包括谷薯类，蔬菜水果类，畜禽鱼蛋类，奶类、大豆和坚果类及烹调用油盐类。食物量是根据不同能量需求量水平设计。

按照不同年龄阶段学龄儿童的能量需求，制定了 6～10 岁学龄儿童平衡膳食宝塔，11～13 岁学龄儿童平衡膳食宝塔和 14～17 岁学龄儿童平衡膳食宝塔。宝塔旁边的文字注释，表明了不同年龄阶段儿童在不同能量需要水平时，一段时间内每人每天（周）各类食物摄入量的建议值范围。

2. 中国婴幼儿喂养指南

《中国婴幼儿喂养指南（2022）》主要包括 3 个特定人群指南，具体为 0～6 月龄婴儿母乳喂养指南、7～24 月龄婴幼儿喂养指南和学龄前儿童膳食指南。

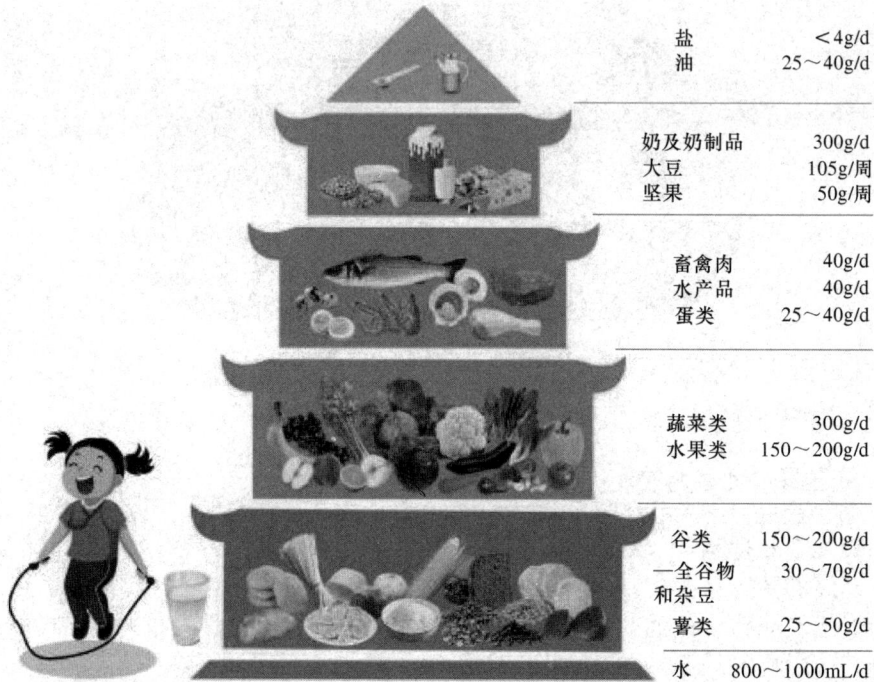

盐	<4g/d
油	25～40g/d
奶及奶制品	300g/d
大豆	105g/周
坚果	50g/周
畜禽肉	40g/d
水产品	40g/d
蛋类	25～40g/d
蔬菜类	300g/d
水果类	150～200g/d
谷类	150～200g/d
—全谷物和杂豆	30～70g/d
薯类	25～50g/d
水	800～1000mL/d

(a) 6～10岁学龄儿童平衡膳食宝塔

图 4.4　学龄儿童膳食宝塔

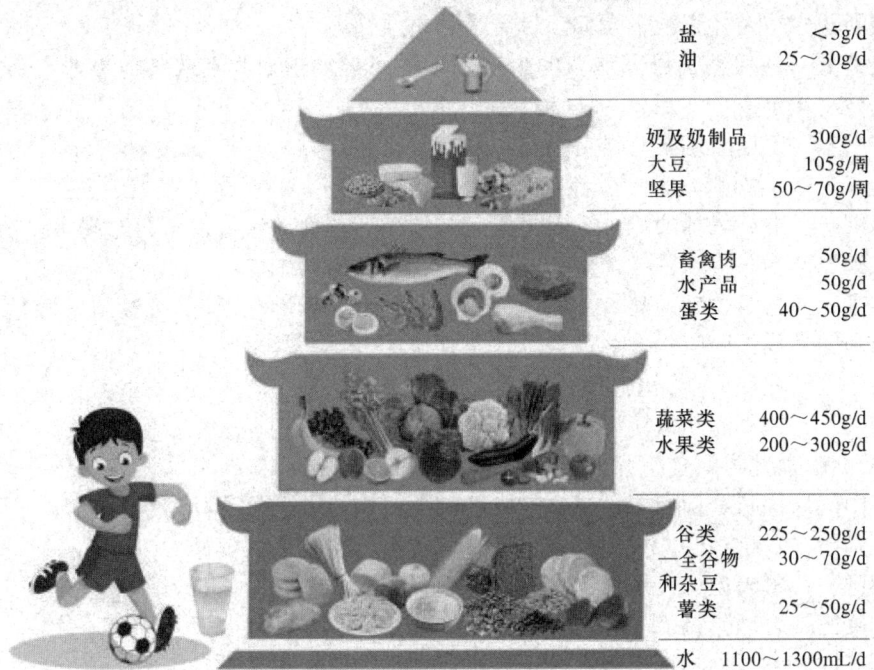

盐	<5g/d
油	25～30g/d
奶及奶制品	300g/d
大豆	105g/周
坚果	50～70g/周
畜禽肉	50g/d
水产品	50g/d
蛋类	40～50g/d
蔬菜类	400～450g/d
水果类	200～300g/d
谷类	225～250g/d
—全谷物和杂豆	30～70g/d
薯类	25～50g/d
水	1100～1300mL/d

(b) 11～13岁学龄儿童平衡膳食宝塔

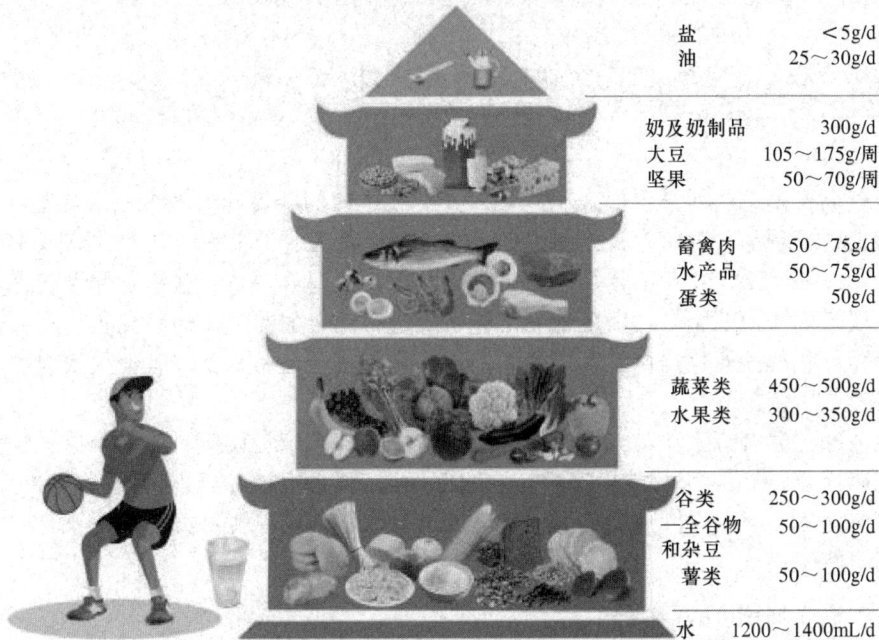

盐	<5g/d
油	25～30g/d
奶及奶制品	300g/d
大豆	105～175g/周
坚果	50～70g/周
畜禽肉	50～75g/d
水产品	50～75g/d
蛋类	50g/d
蔬菜类	450～500g/d
水果类	300～350g/d
谷类	250～300g/d
—全谷物和杂豆	50～100g/d
薯类	50～100g/d
水	1200～1400mL/d

(c) 14～17岁学龄儿童平衡膳食宝塔

图4.4 （续）

1）0～6月龄婴儿母乳喂养指南

准则一 母乳是婴儿最理想的食物，坚持6月龄内纯母乳喂养

准则二 生后1h内开奶，重视尽早吸吮

准则三 回应式喂养，建立良好的生活规律

准则四　　适当补充维生素 D，母乳喂养无须补钙

准则五　　任何动摇母乳喂养的想法和举动都必须咨询医生或其他专业人员并由他们帮助做出决定

准则六　　定期监测婴儿体格指标，保持健康生长

2）7～24 月龄婴幼儿喂养指南

准则一　　继续母乳喂养，满 6 月龄起必须添加辅食，从富含铁的泥糊状食物开始

准则二　　及时引入多样化食物，重视动物性食品的添加

准则三　　尽量少加糖盐，油脂适当，保持食物原味

准则四　　提倡回应式喂养，鼓励但不强迫进食

准则五　　注重饮食卫生和进食安全

准则六　　定期监测体格指标，追求健康生长

3）学龄前儿童膳食指南

在中国居民膳食指南平衡膳食准则基础上，增加以下五条准则：

准则一　　食物多样，规律就餐，自主进食，培养健康饮食行为

准则二　　每天饮奶，足量饮水，合理选择零食

准则三　　合理烹调，少调料少油炸

准则四　　参与食物选择与制作，增进对食物的认知和喜爱

准则五　　经常户外活动，定期体格测量，保障健康成长

学习单元二　营养调查

　　营养调查是运用科学手段来了解某一人群或个体的膳食和营养水平，以此判断其膳食结构是否合理和营养状况是否良好的重要手段。我国曾于 1959 年、1982 年、1992 年、2002 年、2012 年和 2015 年分别进行了六次全国性的营养调查。这些营养调查是对不同经济发展时期人们的膳食组成变化、营养状况进行的全面了解，为研究各时期人群膳食结构和营养状况的变化提供了基础资料，也为食物生产、加工及政策干预和对群众的消费引导提供了依据。

　　全面的营养调查工作，一般由四部分内容组成，即膳食调查、体格测量、营养缺乏病的临床检查、营养状况实验室检测。这四部分调查检测工作是互相联系和互相验证的，一般同时进行。营养评价则是全面评价这四部分内容，客观地对其所发现人群中的营养问题提出解决措施。

一、营养调查与评价的目的

（1）了解不同地区、不同年龄组人群的膳食结构和营养状况。

（2）了解与食物不足和过度消费有关的营养问题。

（3）发现与膳食营养素有关的营养问题，为进一步监测或进行原因探讨提供依据。

（4）评价居民膳食结构和营养状况的发展，并预测今后的发展趋势。

（5）为某些与营养有关的综合性或专题性研究课题提供基础资料。

（6）为国家制定政策和社会发展规划提供科学依据。

二、营养调查与评价的方法

（一）膳食调查

膳食调查是调查被调查对象在一定时间内通过膳食所摄入的能量和各种营养素的数量和质量，以此来评定该调查对象正常营养需要得到满足的程度。膳食调查是营养调查中的一个基本组成部分，它本身又是相对独立的内容。随着营养学研究的深入开展，膳食对人体健康的重要影响越来越受到人们的关注。膳食调查所得到的摄入量数据用途很广，它是国家政府机构制定政策的依据，学术界从事科研工作的依据及企业研发新产品的数据基础；营养教育部门针对居民的膳食问题进行正确的膳食指导也都需要膳食评价方面的数据。为了解不同地区、不同生活条件下人群的膳食习惯、食物品种及每日从食物中所能摄入各种营养素的量，营养工作者经常选择适当的膳食调查方法对有关人群进行膳食评价。膳食调查有以下几种方法。

1. 称重法

称重法是运用日常的各种测量工具对被调查者每日每餐的各种食物量进行称重或估计，并记录，再按《食物成分表》每 100g 可食部分食物所含各种营养素折算加在一起即为每人每天营养素摄入量。

称重法的调查步骤为：①称取每餐食物的生重、熟重和剩余熟重；②计算生熟折合率；③记录每餐就餐人数；④计算每人每天摄入的各种熟食质量和生食物质量；⑤统计每人每天各项食物消耗量及所摄入的各种营养素数量。

称重法的主要优点：能测定食物份额的大小或质量，获得可靠的食物摄入量；常把称重结果作为标准，评价其他方法的准确性；摄入的食物可量化，能计算营养素摄入量，能准确地分析每人每天食物摄入变化状况，是个体膳食摄入调查的较理想方法。

称重法的局限：此法对调查人员的技术要求高，而且被调查对象必须有一定文化水平且能很好地合作配合；在外就餐消耗的食物汇报的准确性差；食物记录过程可能影响或改变其日常的饮食模式；随着记录天数的增加，记录的准确性可能降低；而且经常发生低报现象，大量的低报多发生在一些特定人群（如肥胖人群）；长期记录时会给被调查者带来较多的麻烦，有时甚至拒绝合作，影响应答率，不适合大规模调查。

2. 记账法

记账法是最早、最常用的方法。这种方法是由被调查对象或研究者称量记录一定时期内的食物消耗总量，研究者通过查阅这些记录并根据同一时期进餐人数，计算每人每日各种食物的平均摄入量。在集体伙食单位如果不需要个人的数据，只要平均值（如托幼单位、学校和部队），可以不称量每人摄入的熟重，只称量总的熟食量，然后减去剩余量，再被进餐人数平均，即可得出平均每人的摄入量。

该法适合于家庭调查，也适用于托幼机构、中小学校或部队的调查。如果食物消耗量随季节变化较大，不同季节内多次短期调查的结果比较可靠。具体方法如下：

（1）食物消耗量的记录。开始调查前称量家庭结存或集体食堂库存的所有食物，然后详细记录每日购入的各种食物和每日各种食物的废弃量。在调查周期结束后称量剩余的食物（包括库存、厨房及冰箱内食物）。将每种食物的最初结存或库存量，加上每日购入量，减去每种食物的废弃量和最后剩余量，即为调查阶段该种食物的摄入量。

（2）进餐人数登记。家庭调查要记录每日每餐进食人数，然后计算总人数。为了对调查对象所摄入的食物及营养素进行评价，还要了解进餐人的性别、年龄、劳动强度及生理状态，如孕妇、乳母等。对于有伙食账目的集体食堂等单位，可查阅过去同一时期的进餐人数。

（3）计算每人每日各种食物的摄入量，再按照食物成分表计算这些食物折合营养素的数量。

3. 24h 回顾法

该方法是获得个人食物摄入量的一个非常有用的方法。不管是大型全国膳食摄入量调查还是小型研究，都采用这一方法估计个人的膳食和营养素摄入量。通过询问的方法，使被调查对象回顾和描述在调查时刻以前 24h 内摄入的所有食物的数量和种类，借助食物模型、家用量具或食物图谱对其食物摄入进行计算和评价。

24h 回顾法的一般步骤为：了解被调查对象的基本情况；设计 24h 回顾法调查表，表中确定调查的内容；准备食物模型或食物图谱；采用面对面或电话方式进行调查、记录所摄入的食物；统计每人每天各项食物消耗量及所摄入的各种营养素数量。

24h 回顾法的主要优点是所用时间短、应答者不需要较高文化水平，能得到个体的膳食调查结果，便于与其他相关因素进行分析比较，这种膳食调查结果对于人群营养状况的原因分析也是非常有价值的。缺点是应答者的回顾依赖于短期记忆，对调查者要严格培训，否则调查之间的差别很难标准化。

4. 食物频率法/食物频数法

食物频率法是估计被调查者在指定的一段时期内摄入某些食物的频率的一种方法。这种方法以问卷形式进行膳食调查，以调查个体经常性的食物摄入种类，根据每日、每周、每月甚至每年所食各种食物的次数或食物的种类来评价膳食营养状况。在实际使用中，可分为定性、定量和半定量的食物频率法。近年来被应用于了解一定时间内的日常摄入量，以研究既往膳食习惯和某些慢性疾病的关系。

食物频率法的主要优点：能够迅速得到日常食物摄入种类和摄入量，反映长期营养素摄取模式；可以作为研究慢性病与膳食模式关系的依据；其结果也可作为在群众中进行膳食指导宣传教育的参考；在流行病学研究中可以用来研究膳食与疾病之间的关系。

食物频率法的缺点：需要对过去的食物进行回忆，应答者的负担取决于所列食物的数量、复杂性及量化过程等；与其他方法相比，对食物份额大小的量化不准确。另外，编制、验证食物表会需要一定时间和精力；该法不能提供每天之间的变异信息；具有特定文化习俗地区人群的食物具有特殊性，因此对同一人群不同亚群组时该法的适用性是有疑问的；在回答有关食物频率问题的认知过程可能十分复杂，比那些关于每日食物模式的问题要复杂得多；当前的食物模式可能影响对过去的膳食回顾，从而产生偏倚，准确性差。

5. 化学分析法

化学分析法的主要目的常常不仅是收集食物消耗量，而且要在实验室中测定调查对象一日内全部食物的营养成分，准确地获得各种营养素的摄入量。样品的收集方法有 2 种，最准确的是双份饭菜法，即制作 2 份完全相同的饭菜，一份供食用，另一份作为分析样品。要求收集样品在数量和质量上与实际食用的食物完全一致。也可采用收集相同成分的方法，收集整个研究期间消耗的各种未加工的食物或从当地市场上购买相同食物作为样品。

化学分析法的优点是能够可靠地得出食物中各种营养素的实际摄入量。缺点是操作复杂，目前已很少单独使用，常与其他收集食物消耗量的方法（如称重法）结合使用。由于代价高，仅适于较小规模的调查，如营养代谢试验，了解某种或几种营养素的体内吸收及代谢状况等。

（二）体格测量与评价

体格的大小和生长速度是评价营养状况的灵敏指标。身体形态和人体测量资料可以较好地反映营养状况；通过体格测量得到的数据，是评价群体或个体营养状况的有用指标；特别是学龄前儿童的体格测量结果，因其敏感性及代表性好、测定方法规范、所需费用低，常被用来评价一个地区人群的营养状况。常用的体格测量项目有身高、体重、上臂围、腰围、臀围及皮褶厚度等。

1. 体重和身高

体重和身高是人体测量资料中最基础的数据，在反映人体营养状况上比较确切。体重可以反映一定时间内营养状况的变化，而身高可反映较长时期的营养状况。

1）理想体重

理想体重应用于成年人，一般以此来衡量实际测量的体重是否在适宜范围，常用计算公式为

$$理想体重（kg）＝身高（cm）-100（公式）$$
$$理想体重（kg）＝身高（cm）-105（公式）$$
$$理想体重（kg）＝[身高（cm）-100]×0.9（平田公式）$$

实际体重在理想体重 $\pm10\%$ 为正常范围，$\pm10\%\sim20\%$ 为超重或是瘦弱，$\pm20\%$ 以上为肥胖或极瘦弱。

2）体质指数（BMI）

$$BMI＝体重（kg）/[身高（m）]^2$$

WHO 建议标准：BMI 正常值为 18.5～24.9；BMI＜16.0 为重度消瘦，16.0～16.9 为中度消瘦，17.0～18.4 为轻度消瘦；25.0～29.9 为超重，大于 30.0 为肥胖。由于亚洲人体型较小，不适宜用 BMI 18.5～24.9 的标准来衡量。亚太地区会议提出的亚洲标准是 BMI 18.5～22.9 为正常水平，大于 23.0 为超重，大于 30.0 为肥胖。中国肥胖问题专家组根据流行病学心血管并发症与体重关系的研究提出，BMI≥24.0 为超重，BMI≥28.0 为肥胖。

2. 上臂围与皮褶厚度

测量上臂围时一般量取左上臂肩峰至鹰嘴连线中点的臂围长。我国 1～5 岁儿童上臂围 13.5 以上为营养良好，12.5～13.5 为营养中等，12.5 以下为营养不良。皮褶厚度主要表示皮下脂肪厚度，WHO 推荐皮褶厚度测定选用三个测量点：肩胛下角、肱三头肌

和脐旁。瘦、中等和肥胖的判断值，男性分别为＜10mm、10～40mm 和＞40mm；女性分别为＜20mm、20～50mm 和＞50mm。

除此之外，体格检查中，还可以测量顶-臀高及坐高、头围等指标。上述指标中，身高和体重较为全面地反映了蛋白质、热能及矿物质的摄取、利用和储备情况，反映了机体、肌肉、内脏的发育和潜在能力。当热能和蛋白质供应不足或过量时，体重变化比身高更为敏感，因此常作为了解蛋白质和热能营养状况的重要观察指标。体内脂肪含量与热能供给关系十分密切。测定皮下脂肪厚度的方法简便易行，被列为营养调查的必测项目。

（三）营养缺乏病的临床检查

营养缺乏病的临床检查是医务人员运用自己的临床营养学知识，借助于感官或有关的检查器具来了解机体营养及健康状况的一种最基本的检查方法。目的是观察被检查者是否有与营养状况有关的症状、体征等，从而做出营养正常或失调的临床诊断。

营养缺乏病的发生是一个渐进的过程，最先是摄入量的不足或者是机体处于某种应激状态使需要量明显增加，造成体内营养水平的下降。如果营养素的供给持续得不到满足则会进一步引起营养缺乏，使一些生化代谢发生紊乱、生理功能受到影响，最后导致病理形态上异常改变和损伤，此时就表现出临床缺乏体征。但是，营养缺乏病的症状及体征往往比较复杂，轻度的营养缺乏病不太典型，检查时应注意观察不要遗漏。还有些症状及体征是非特异性的，其他因素也可引起，应仔细鉴别诊断。检查者对受检查者体格情况、一般营养素缺乏病的症状和体征进行检查，并对照参考表。检查完毕，检查者对受检查者的营养状况做出准确诊断，确定其是否正常或存在何种营养缺乏病。营养缺乏症临床所见如表 4.1 所示。

表 4.1 营养缺乏症临床所见

部位	体征症状	缺乏营养素	部位	体征症状	缺乏营养素
全身	消瘦、发育不良	热能、蛋白质、维生素、锌	口腔	舌炎、舌猩红、舌肉红、地图舌	维生素 PP、维生素 B_2、维生素 B_{12}
	贫血	蛋白质、铁、叶酸、维生素 B_{12}、维生素 B_6、维生素 C		舌水肿（牙咬痕可见）	维生素 B_2、维生素 PP
皮肤	毛囊角化症	维生素 A		口内炎	维生素 PP、维生素 B_2、维生素 B_{12}
	皮炎（红斑摩擦疹）	维生素 PP，其他		牙龈炎、出血	维生素 C
	出血	维生素 C、维生素 K	神经	多发性神经炎、球后视神经炎	维生素 B_1
眼	角膜干燥、夜盲	维生素 A		精神病	维生素 B_1、维生素 PP
	角膜边缘充血	维生素 B_2		中枢神经系统失调	维生素 B_{12}、维生素 B_6
	睑缘炎	维生素 B_2、维生素 A	循环	水肿	维生素 B_1、蛋白质
	畏光	维生素 B_2、维生素 A		右心肥大、舒张压下降	维生素 B_1
唇	口唇炎、口角炎、口角裂	维生素 B_2、维生素 PP	其他	甲状腺肿	碘

（四）实验室检测

营养状况实验室检测是指借助生化、生理实验手段，发现人体临床营养不足、营养储备水平低下或营养素过量状况，以便较早掌握营养失调征兆和变化动态，及时采取必要的预防措施。

有时为研究某些因素对人体营养状态的影响，也对营养水平进行研究测定。营养状况的实验室检查与膳食调查、临床检查资料结合进行综合分析，对于进行营养评价及营养素缺乏病的正确诊断和制定防治措施等均有重要意义。

实验室检测常用指标：营养缺乏病在出现症状前即所谓亚临床状态时，往往先有生理和生化改变。人体营养状况常用生化指标及参考数值如表 4.2 所示。正确选择相应的实验室检测方法，可以尽早发现人体营养储备低下的状况。评价营养状况的实验室测定方法基本上可分为：①测定血液中的营养成分或其标志物水平；②测定尿中营养成分排出或其代谢产物；③测定与营养素有关的血液成分或酶活性的改变；④测定血、尿中营养素不足而出现的异常代谢产物；⑤进行负荷、饱和及同位素实验。营养状况的实验室检查目前常常测定的样品为血液、尿样等。

表 4.2 人体营养状况常用生化指标及参考数值

指标	年龄	缺乏	不足	正常
血清总蛋白/（g/L）	0～11 个月 1～5 岁 6～17 岁 成年	<60	<50 <55 <60 60～64	≥50 ≥55 ≥60 ≥65
血红蛋白/（g/L）	6 个月～5 岁 5～14 岁 成年男子 成年女子	<110 <120 <130 <120	—	≥110 ≥120 ≥130 ≥120
血清运铁蛋白/（g/L）	1～5 岁			2.5
血浆维生素 A/（μmol/L）	儿童 成人	<0.68 <0.34	0.68～1.0 0.34～0.68	≥1.0 ≥0.68
空腹尿维生素 B_1/［μg/（g 肌酐）］	成人	<27	27～69	≥70
空腹尿维生素 B_2/［μg/（g 肌酐）］	成人	<27	27～79	≥80
空腹尿甲基烟酰胺/［μg/（g 肌酐）］	成人	<0.5	0.5～1.59	1.6～4.3
负荷尿维生素 B_1/μg（口服 5mg4h）	成人	<100	100～199	200～399
负荷尿维生素 B_2/μg（口服 5mg4h）	成人	<400	400～799	800～1300
负荷尿总抗坏血酸/mg（口服 500mg4h）	成人	—	<5	5～13
还原型抗坏血酸/mg	成人	—	<3	3～10
血清钙/mg	—	—	—	9～11
血清胆固醇/mg	—	—	—	<250
血清甘油三酯/mg	—	—	—	<110

学习单元三　营养监测

一、营养监测的概念

营养监测的概念来源于疾病监测，主要是由于世界范围内热量缺乏而引起的营养不良，如发展中国家由于蛋白质食物不足、缺乏必要的生活条件和保健服务等。这一概念刚刚被认识，并逐渐形成了一些具体的工作方法，我国尚未系统开展社会营养监测工作，FAO、WHO、UNICEF（United States International Children's Emergency Fund，联合国儿童基金会）等国际组织给出的定义是：社会营养不良监测（简称营养监测）是对人群的营养状况进行连续动态的观察，针对营养问题制订计划，分析已制订的政策和计划所产生的影响，并预测其发展趋势。

二、营养监测的类型

营养监测活动因不同目的而有所不同，可以划分为以下 3 类。

1. 长期营养监测

长期营养监测即对人群营养现状进行调查分析，以便于制订计划（一般为国家级），分析这些计划对营养问题的影响，并预测将来的趋势。这种监测对信息的反应较慢，通常是通过专门针对改善营养和卫生的大规模国家规划，或通过全面的发展政策，以及两者并存的方式来实现。

2. 计划效果评价性监测

计划效果评价性监测即在实施了以改善营养或满足营养需要为目标的计划后，监测营养指标的变化。主要目的是对制定的目标进行改进或评价其是否需要修改措施，以便在实施阶段完善和完成计划。这种监测活动的反应比长期营养监测要快些。

3. 及时报警和干预系统监测

及时报警和干预系统监测是为了预防或减轻正在发生的食物消费不足或营养摄入过量所采用的监测系统。这种监测不直接针对慢性食物消费不足、营养不良、过剩和失调，而是预防和减轻易感人群的短期营养恶化。其监测系统需要一个能对预测中发生的问题做出反应的机构，以便在食物减少或营养摄入过剩之前采取行动并进行干预，具有迅速行动、短期干预处理眼前问题的特点。

三、营养监测的作用

1. 调查营养不良或过剩的原因

造成营养不良或过剩的原因：一是食物与非食物因素，前者很大程度上取决于膳食的摄取，后者常见于个人患病，两者均有一个共同前提，就是经济收入状况；二是外界对家庭的影响因素和家庭内部的影响因素。

2. 营养水平是政府发展计划的目标和社会经济的指标

营养水平和健康是生活质量的一个间接指标。发展计划经济部门及社会工作者要寻求如健康状况、营养水平等社会指标，作为决定经济发展策略的指导，评价对人民生活质量的影响。

依据营养监测数据信息，制订经济计划、营养和公共卫生计划。近年来，人们已将食品与营养水平列入"基本需要"及"人人享有卫生保健"的理念中。显然营养问题是其中的一个分支。

3. 制定保健战略的依据

20 世纪 70 年代以来，营养在保健战略中的地位——作为制定保健战略的依据才得到确认，健康的和良好的营养状况是相互依存的，身体健康需要充足的食物。我国及许多国家制定了一些国民健康状况的卫生指标，如出生时或其他特定年龄的预期寿命、婴儿或儿童死亡率、出生体重、学龄前儿童营养状况、儿童身高等，这些指标可分为卫生政策指标、卫生保健指标、健康状况指标等大类，营养监测包括了大多数这些指标。

4. 建立食物安全保障体系的依据

通过早期预警，密切关注国内外市场变化、重大自然灾害等对食物供给带来的影响，可提前做好应对准备。

四、营养监测的指标

营养监测包括地区经济、医疗保健和人体营养等 3 个方面的指标。

地区经济与营养监测有关的主要指标如下。

1. 恩格尔系数

恩格尔系数（Engel's coefficient）是食品支出总额占个人消费支出总额的比例，也叫恩格尔健康指数。恩格尔系数＝（用于食品的开支/家庭总收入）×100%。19 世纪德国统计学家恩格尔根据统计资料，对消费结构的变化得出一个规律：一个家庭收入越少，家庭收入中（或总支出中）用来购买食物的支出所占的比例就越大，随着家庭收入的增加，家庭收入中（或总支出中）用来购买食物的支出比例则会下降。推而广之，一个国家越穷，每个国民的平均收入中（或平均支出中），用于购买食物的支出所占比例就越大，随着国家变得富裕，这个比例呈下降趋势。

联合国粮食及农业组织（Food and Agriculture Organization of the United Nations, FAO）用恩格尔系数划分贫富的标准是：恩格尔系数在 60%以上为贫困，恩格尔系数在 50%～59%为勉强度日，恩格尔系数在 40%～49%为小康水平，恩格尔系数在 30%～39%为富裕，恩格尔系数在 30%以下为最富裕。目前日本居民恩格尔系数为 20%～30%，美国为 15%。2022 年中国居民恩格尔系数为 30.5%，其中城镇为 29.5%，农村为 33.0%。

2．人均收入及人均收入增长率

$$人均收入=\frac{家庭实际收入}{家庭人数}$$

$$人均收入增长率=\frac{第二年度人均收入-第一年度人均收入}{第一年度人均收入}\times100\%$$

3．食品深加工比值

$$食品深加工比值=\frac{人均食品工业净产值}{人均农牧业食品原料产值}$$

人均食品工业净产值/人均农牧业食品原料产值

经济发达国家的食品深加工比值高，发展中国家的食品深加工比值低。

医疗保健方面的指标除前述的人体测量指标、生化指标、临床体征及膳食营养数量和质量指标，还常用新生儿死亡率、婴儿母乳哺育率、新生儿体重、儿童发育状况、居民平均寿命、农村城市平均寿命差别、慢性疾病的年度变化等。

学习单元四　营养配餐

营养配餐就是按人们身体的需要，根据食物中各种营养素的含量，设计 1 天、1 周或 1 个月的食谱，使人体摄入的蛋白质、脂肪、碳水化合物、维生素和矿物质等几大营养素比例合理，达到平衡膳食。营养配餐是实现平衡膳食的一种措施。

一、营养配餐的理论依据

（一）中国居民膳食营养素参考摄入量（DRIs）

中国居民膳食营养素参考摄入量（DRIs）是每日平均膳食营养素摄入量的一组参考值。DRIs 是营养配餐中能量和主要营养素需要量的确定依据。编制营养食谱时，首先需要以各营养素的推荐摄入量（RNI）为依据确定需要量，一般以能量需要量为基础。制定出食谱后，还需要以各营养素的 RNI 为参考评价食谱的制定是否合理，如果与 RNI 相差不超过±10%，说明编制的食谱合理可用，否则需要加以调整。

（二）中国居民膳食指南和平衡膳食宝塔

营养食谱的制定需要根据《中国居民膳食指南（2022）》考虑食物种类、数量的合理搭配。平衡膳食宝塔建议的各类食物的数量既以人群的膳食实践为基础，又兼顾食物生产和供给的发展，具有实际指导意义。同时，平衡膳食宝塔还提出了实际应用时的具体建议，如同类食物互换的方法，对制定营养食谱具有实际指导作用。

（三）食物成分表

食物成分表是营养配餐工作必不可少的工具。要开展好营养配餐工作，必须了解和掌握食物的营养成分。通过食物成分表,在编制食谱时才能将营养素的需要量转换为食物的需要量,从而确定食物的品种和数量。在评价食谱所含营养素摄入量是否满足需要时,同样需要参考食物成分表中各种食物的营养成分数据。

(四)营养平衡理论

(1)膳食中 3 种宏量营养素需要保持一定的比例平衡。若按其各自提供的能量占总能量的百分比计,则蛋白质占 10%~15%,脂肪占 20%~30%,碳水化合物占 55%~65%。打破这种适宜的比例,将不利于健康。

(2)膳食中优质蛋白质与一般蛋白质保持一定的比例。常见食物蛋白的氨基酸组成,都不可能完全符合人体需要的比例,多种食物混合食用,才容易使膳食氨基酸组成符合人体需要的模式。因此,在膳食构成中要注意将动物性蛋白质、一般植物性蛋白质和大豆蛋白进行适当搭配,并保证优质蛋白质占蛋白质总供给量的 2/3 以上。

(3)饱和脂肪酸、单不饱和脂肪酸和多不饱和脂肪酸之间的平衡。不同食物来源的脂肪,其脂肪酸组成不同,有饱和脂肪酸、单不饱和脂肪酸及多不饱和脂肪酸。因此,必须保证食物中多不饱和脂肪酸的比例。一般认为,饱和脂肪酸∶单不饱和脂肪酸∶多不饱和脂肪酸=1∶1∶1。

二、营养食谱的编制方法

(一)营养食谱的编制原则

根据营养配餐的上述理论依据,营养食谱的编制应遵循以下原则。

1. 保证营养平衡

按照《中国居民膳食指南(2022)》的要求,食谱应具有满足人体需要的能量、蛋白质、脂肪及各种矿物质和维生素。营养食谱不仅要品种多样,而且要数量充足、比例适宜。

2. 照顾饮食习惯,注意饭菜的口味

在可能的情况下,既要膳食多样化,又要照顾用餐者的膳食习惯。注重烹调方法,做到色香味美、质地宜人、形状优雅。

3. 考虑季节和市场供应情况

考虑季节和市场供应情况主要是熟悉市场可供选择的原料,并了解其营养特点。

4. 兼顾经济条件

既要使食谱符合营养要求,又要符合用餐者在经济上的承受能力,才会使食谱有实际意义。

5. 了解用餐对象的基本情况

在编制食谱前应对用餐对象的基本情况有全面的了解,应当清楚就餐者的人数、性别、年龄、机体条件、劳动强度、工作性质及饮食习惯等。

（二）营养食谱的编制方法

1. 计算法

1）确定用餐对象全日能量供给量

能量需要量确定方法，一是使用中国居民膳食营养素参考摄入量（DRIs），可以直接查出各个年龄段不同人群的能量需要量。如脑力劳动者每日需要 10.04MJ（2400kcal）能量。二是可利用用餐者的体质指数（BMI）来计算其能量需要量。计算步骤如下：①根据成人的身高，计算其标准体重。公式为：标准体重（kg）＝身高（cm）－105。②计算体质指数（BMI），根据体质指数（BMI），判断其体型是属于正常、肥胖还是消瘦。体质指数（BMI）计算公式为：体质指数（BMI）＝实际体重（kg）/身高平方（m^2），中国人体质指数（BMI）在 18.5～22.9 为正常体重，23.0～24.9 属超重，25.0～30.0 属肥胖，30 以上属重度肥胖。③了解用餐者体力活动及其体型后，根据成年人每日能量供给量表确定能量供给量。计算公式为：全日能量供给量（kJ）＝标准体重（kg）×单位标准体重能量需要量（kJ/标准体重 kg）。成年人每日能量供给量如表 4.3 所示。

表 4.3　成年人每日能量供给量（kcal/kg 标准体重）

体型	体力活动量			
	极轻体力活动	轻体力活动	中体力活动	重体力活动
消瘦	30	35	40	40～45
正常	20～25	30	35	40
肥胖	15～20	20～25	30	35

注：① 年龄超过 50 岁者，每增加 10 岁，比规定值酌减 10%左右。

　　② 1kcal≈4.186kJ。

例 1.1　某用餐者 40 岁，身高 172cm，体重 68kg，从事中等体力活动，求其每日所需能量。

解　① 标准体重＝172－105＝67（kg）。

② 体质指数＝68kg/（1.72m×1.72m）＝23.0（kg/m^2），属正常体重。

③ 查表 4.3 可知，正常体型、中等体力活动者，单位标准体重能量供给量为 35kcal/kg，因此，总能量＝67kg×35kcal/kg＝2345（kcal）。

2）计算宏量营养素全日应提供的能量

能量的主要来源为蛋白质、脂肪和碳水化合物，这 3 种能量营养素占总能量比例应当适宜，一般蛋白质占 10%～15%，脂肪占 20%～30%，碳水化合物占 55%～65%，具体可根据用餐者的实际情况，调整上述 3 类能量营养素占总能量的比例，由此可求得 3 种能量营养素一日的能量供给量。

例 1.2　已知某人每日能量需要量为 11.29MJ（2700kcal），若 3 种产能营养素占总能量的比例（取中等值）分别为蛋白质占 15%、脂肪占 25%、碳水化合物占 60%，则 3 种产能营养素各应提供的能量为

① 蛋白质：11.29MJ（2700kcal）×15%＝1.6935MJ（405kcal）

② 脂肪：11.29MJ（2700kcal）×25%＝2.8225MJ（675kcal）

③ 碳水化合物：11.29MJ（2700kcal）×60%＝6.774MJ（1620kcal）

3）计算 3 种产能营养素每日需要量

知道了 3 种产能营养素的能量供给量，还需将其折算为需要量，即具体的质量，这是确定食物品种和数量的重要依据。根据三大产能营养素的能量供给量及其生热系数，即 1g 碳水化合物产生能量为 16.7kJ（4.0kcal），1g 脂肪产生能量为 37.6kJ（9.0kcal），1g 蛋白质产生能量为 16.7kJ（4.0kcal）。可求出全日蛋白质、脂肪、碳水化合物的需要量。

例 1.3 如根据上一步的计算结果，可算出 3 种能量营养素需要量为

① 蛋白质供给量：1.6935MJ÷16.7kJ/g＝101g（405kcal÷4kcal/g＝101g）

② 脂肪供给量：2.8225MJ÷37.6kJ/g＝75g（675kcal÷9kcal/g＝75g）

③ 碳水化合物供给量：6.774MJ÷16.7kJ/g＝405g（1620kcal÷4kcal/g＝405g）

4）计算 3 种能量营养素每餐需要量

已知 3 种能量营养素全日需要量后，就可以根据三餐的能量分配比例计算出三大能量营养素的每餐需要量。一般三餐能量的适宜分配比例为：早餐占 30%，午餐占 40%，晚餐占 30%。

例 1.4 根据上一步的计算结果，按照 30%、40%、30% 的三餐供能比例，其早、午、晚三餐各需要摄入的 3 种能量营养素数量为

① 早餐蛋白质供给量：101g×30%＝30g

② 早餐脂肪供给量：75g×30%＝23g

③ 早餐碳水化合物供给量：405g×30%＝122g

④ 午餐蛋白质供给量：101g×40%＝40g

⑤ 午餐脂肪供给量：75g×40%＝30g

⑥ 午餐碳水化合物供给量：405g×40%＝162g

⑦ 晚餐蛋白质供给量：101g×30%＝30g

⑧ 晚餐脂肪供给量：75g×30%＝23g

⑨ 晚餐碳水化合物供给量：405g×30%＝122g

5）主、副食品种和数量的确定

已知 3 种能量营养素在三餐中的需要量，根据食物成分表，可以确定主食和副食的品种和数量。一般先计算主食的品种和数量，然后再计算副食的品种和数量。

根据 3 种产能营养素的需要量，首先确定主食的品种和数量。由于粮谷类是碳水化合物的主要来源，因此主食的品种和数量主要根据各粮谷类原料中碳水化合物的含量确定。具体品种还要考虑用餐者的饮食习惯来确定，北方习惯以面食为主，南方则以大米居多。

例 1.5 根据上一步的计算，早餐中应含有碳水化合物 122g，若以小米粥和馒头为主食，并分别提供 20% 和 80% 的碳水化合物。查食物成分表得知，每 100g 小米粥含碳水化合物 8.4g，每 100g 馒头含碳水化合物 44.2g，则

① 所需小米粥质量＝122g×20%÷（8.4÷100）＝290g

② 所需馒头质量＝122g×80%÷（44.2÷100）＝220g

主食确定后就需要考虑副食的品种与数量。在确定副食品种与数量时，首先要考虑蛋白质的食物来源。蛋白质广泛存在于动植物性食品中，除了谷类食物能提供蛋白质外，各类动物性食品和豆制品是优质蛋白质的主要来源。因此，副食品种和数量的确定应在已确定主食用量的基础上，依据副食应提供的蛋白质质量确定。

计算步骤如下：

① 计算主食中含有的蛋白质质量。

② 用应摄入的蛋白质质量减去主食中提供的蛋白质质量，即为副食应提供的蛋白质质量。

③ 设定副食中蛋白质 2/3 由动物性食品供给，1/3 由豆制品供给，据此可求出各自的蛋白质供给量。

④ 查食物成分表可计算出各类动物性食品及豆制品的供给量。

⑤ 设计蔬菜的品种和数量。

例 1.6　仍以上一步的计算结果为例，已知该用餐者午餐应含蛋白质 40g、碳水化合物 162g。假设以馒头（富强粉）、米饭（大米）为主食，并分别提供 50%的碳水化合物，由食物成分表得知，每 100g 馒头和米饭含碳水化合物分别为 44.2g 和 25.9g，按上一步的方法，可算得馒头和米饭所需质量分别为 184g 和 313g。

由食物成分表得知，100g 馒头（富强粉）含蛋白质 6.2g，100g 米饭含蛋白质 2.6g，则

① 主食中蛋白质含量=184g×（6.2÷100）+313g×（2.6÷100）=20g

② 副食中蛋白质含量=40g−20g=20g

设定副食中蛋白质的 2/3 应由动物性食品供给，1/3 应由豆制品供给，因此，

① 动物性食品应含蛋白质质量=20g×66.7%=13g

② 豆制品应含蛋白质质量=20g×33.3%=7g

若选择的动物性食品和豆制品分别为猪肉（脊背）和豆腐干（熏），由食物成分表可知，每 100g 猪肉（脊背）的蛋白质含量为 20.2g，每 100g 豆腐干（熏）的蛋白质含量为 15.8g，则

① 猪肉（脊背）质量=13g÷（20.2÷100）=64g

② 豆腐干（熏）质量=7g÷（15.8÷100）=44g

确定了动物性食品和豆制品的质量，就可以保证蛋白质的摄入。最后是选择蔬菜的品种和数量。蔬菜的品种可根据不同季节市场的蔬菜供应情况，以及考虑与动物性食品和豆制品配菜的需要来确定。蔬菜的数量按平衡膳食宝塔建议的量确定。

确定纯能量食物的量。油脂的摄入应以植物油为主，因此通常以植物油作为纯能量食物的来源。由食物成分表可知已确定的主食、副食提供的脂肪含量，将需要的脂肪总量减去主食和副食中提供的脂肪量即为每日植物油供应量。

通过以上计算可以确定一天的食物摄入种类与数量，然后通过食物交换份法确定出一周或一个月的食谱。

6）食谱的评价与调整

根据以上步骤设计出营养食谱后，还应该对食谱进行评价，确定编制的食谱是否科学合理。根据食谱的制定原则，食谱的评价应该包括以下几方面内容：

（1）食谱中所含五大类食物是否齐全？是否做到了食物品种多样化？

（2）各类食物的量是否充足？

（3）全天能量和营养素摄入是否适宜？

（4）三餐能量摄入分配是否合理，早餐是否保证了能量和蛋白质的供应？

（5）优质蛋白质占总蛋白质的比例是否恰当？

（6）3 种产能营养素（蛋白质、脂肪、碳水化合物）的供能比例是否适宜？

食谱的评价与调整的方法应参照食物成分表初步核算该食谱提供的能量和各种营养素的量，与 DRIs 进行比较，相差在±10%之内，可认为合乎要求，否则要增减或更换食品的种类或数量。值得注意的是，制定食谱时，不必严格要求每份营养餐食谱的能量和各类营养素均与 DRIs 保持一致。一般情况下，每天的能量、蛋白质、脂肪和碳水化合物的量出入不应该很大，其他营养素以 1 周为单位进行计算、评价即可。

7）营养餐的制作

有了营养食谱，还必须根据食谱原料，运用合理的烹饪方法进行营养餐的制作。在烹饪过程中，食物中的蛋白质、脂肪、碳水化合物、维生素、矿物质、水等营养素会发生多种变化，了解这些变化，对于合理选用科学的烹调方法，严格监控烹饪过程中食物的质量，提高营养素在食物中的保存率和在人体中的利用率都有着重要作用。此外，营养餐的制作还应保证食物的色、香、味俱全，这样才能保证食物的正常摄入，达到营养配餐预期的营养素摄入量。

8）食谱的总结、归档管理

编制好食谱后，应该将食谱进行归档保存，并及时收集用餐者及厨师的反馈意见，总结食谱编制的经验，以便日后不断改进。

随着计算机技术的发展，营养食谱的确定和评价也可以通过计算机实现。目前出现了许多膳食营养管理系统软件，使用者只要掌握基本的电脑技能，就可以方便快捷地确定营养食谱，并且得出营养素的营养成分。膳食营养管理系统软件有很多种，一般膳食营养管理系统软件都具有如下功能：

（1）提供自动挑选食物种类界面和挑选出的食物自动编制出带量食谱，计算出各类食物的用量，并自动将其合理地分配到一日三餐中。

（2）进行食谱营养成分的分析计算，并根据计算结果进行调整。

（3）分析膳食的食物结构和计算分析各种营养素的摄入量、能量和蛋白质的食物来源等。许多软件采取开放的计算机管理方式，可随时扩充食物品种及营养成分。有的软件还可对个体和群体的膳食营养状况做出综合评价，针对儿童青少年还可实现生长发育状况的评价。另外，特殊营养配餐应用软件还有减肥配餐的设计功能及常见病患者膳食的设计功能。

2. 食物交换份法

该法是将常用食物按其所含营养素量的近似值归类（表4.4），计算出每类食物每份所含的营养素值和能量值，然后将每类食物的内容列出表格（表4.5～表4.11）供交换计算使用，最后，根据不同能量需要的食物份数，按蛋白质、脂肪和碳水化合物的合理分配比例，计算出各类食物的交换份数和实际质量，并按每份食物等值交换表选择食物。食物交换份法简单易行，易于被非专业人员掌握。本法对患者和正常人都适用，此处仅介绍正常人食谱的编制。

表 4.4 各组食物的每单位食物交换份中所含三大产能营养素的质量

组别	食物类别	每份质量/g	能量/kcal	蛋白质/g	脂肪/g	糖类/g	主要营养素
谷薯组	谷薯类	25	90	2.0	—	20.0	碳水化合物、膳食纤维
果蔬组	蔬菜类	500	90	5.0		17.0	矿物质、维生素、膳食纤维
	水果类	200	90	1.0	—	21.0	

续表

组别	食物类别	每份质量/g	能量/kcal	蛋白质/g	脂肪/g	糖类/g	主要营养素
肉蛋组	大豆类	25	90	9.0	4.0	4.0	蛋白质
	乳类	160	90	5.0	5.0	6.0	蛋白质
	肉蛋类	50	90	9.0	6.0	—	蛋白质
供能组	坚果类	15	90	4.0	7.0	2.0	脂肪
	油脂类	10	90	—	10.0	—	脂肪
	纯糖类	20	90	—	—	20	糖类

表4.5　谷薯类食品的能量等值交换份表

食品名称	质量/g	食品名称	质量/g
大米、小米、糯米、薏米	25	油条、油饼、苏打饼干	25
面粉、米粉、玉米面	25	干粉丝、干莲子	25
混合面	25	咸面包、窝头	35
燕麦片、莜麦面	25	生面条、魔芋生面条	35
荞麦面、苦荞面	25	烧饼、烙饼、馒头	35
各种挂面、龙须面	25	凉粉	150
通心粉	25	土豆、山药	100
绿豆、红豆、芸豆、干豌豆	25	鲜玉米（1个，带棒芯）	200
高粱米、玉米	25		

注：所谓等值，就是每份约含热量90kcal（376kJ），含蛋白质2g，脂肪1g，碳水化合物20g。

表4.6　蔬菜类每份等量交换

食品名称	质量/g	食品名称	质量/g
大白菜、圆白菜、菠菜、油菜	500	白萝卜、青椒、茭白、冬笋	400
韭菜、茴香、茼蒿等	500	方瓜、南瓜、花椰菜	350
芹菜、宽叶韭、莴笋等	500	胡萝卜	200
番茄、冬瓜、黄瓜、茄子、丝瓜	500	山药、荸荠、藕、凉薯	150
茭白、冬笋、花椰菜	500	毛豆、鲜豌豆	70
绿豆芽、鲜蘑菇	500	鲜豇豆、扁豆、洋葱、蒜苗	250
蕹菜、苋菜、龙须菜	500	慈姑、百合、芋头	100

注：表中食品每份约含热量90kcal（376kJ），碳水化合物15g，蛋白质5g。

表4.7　水果类每份等量交换

食物名称	质量/g	食物名称	质量/g
柿子、香蕉、鲜荔枝	150	李子、杏	200
梨、桃、苹果	200	葡萄	200
柑橘、橙子、柚子	200	草莓	300
猕猴桃	200	西瓜	500

注：每份水果提供蛋白质1g，碳水化合物21g，能量90kcal（376kJ）。

表4.8　肉、乳、豆、蛋类每份食品等量交换

食物名称	质量/g	食物名称	质量/g
热火腿、香肠	20	鸡蛋（1大个，带壳）	60
肥瘦猪肉	25	鸭蛋、皮蛋（1大个，带壳）	60
熟叉烧肉（无糖）、午餐肉	35	鹌鹑蛋（6个，带壳）	60
熟酱牛肉、熟酱鸭、大肉肠	35	鸡蛋清	150
瘦猪肉、牛肉、羊肉	50	带鱼	80
带骨肉	50	草鱼、鲤鱼、甲鱼、比目鱼	80
鸭肉	50	大黄鱼、黑鲢、鲫鱼	80
鹅肉	50	对虾、青虾、鲜贝	80
兔肉	100	蟹肉	100
鸡蛋粉	15	水发海参	350

注：表中食品每份约含热量90kcal（376kJ），蛋白质9g，脂肪6g，碳水化合物2g。

表4.9　大豆类食品能量每份等量交换

食物名称	质量/g	食物名称	质量/g
腐竹	20	北豆腐	100
大豆	25	南豆腐	150
大豆粉	25	豆浆	400
豆腐丝、豆腐干、油豆腐	50	—	—

注：每份大豆类食品提供蛋白质9g，脂肪4g，碳水化合物4g，能量90kcal（376kJ）。

表4.10　乳类食品能量每份等量交换

食物名称	质量/g	食物名称	质量/g
奶粉	20	牛乳	160
脱脂奶粉	25	羊奶茶	160
奶酪	25	无糖酸奶	130

注：每份乳类食品提供蛋白质5g，脂肪5g，碳水化合物6g，能量90kcal（376kJ）。

表4.11　热能的食品每份等量交换

食物名称	每份质量/g	食物名称	每份质量/g
各种油类	10	南瓜籽	30
花生米	15	芝麻酱	15
核桃	15	白糖	20
葵花籽	15	红糖	20

注：表中食品每份约含热量90kcal（376kJ），脂肪9g，纯糖类约含糖20g。

1）分类

根据所含类似营养素的量，把常用食物归为四组九大类。

第一组：谷薯类。谷类包括米、面、杂粮；薯类包括马铃薯、甘薯、木薯等。主要

提供碳水化合物、蛋白质、膳食纤维、B 族维生素。

　　第二组：肉蛋类。包括肉、禽、鱼、乳、蛋、豆类及制品等，主要提供蛋白质、脂肪、矿物质、维生素 A 和 B 族维生素。

　　第三组：蔬果类。包括鲜豆、根茎类、叶菜类、茄果类等，主要提供膳食纤维、矿物质、维生素 C 和胡萝卜素。

　　第四组：供能类。包括动植物油、淀粉、食用糖和酒类，主要提供能量。植物油还可提供维生素 E 和必需脂肪酸。

　　2）食物交换份法编制食谱操作过程

　　（1）计算每天需要的能量。

　　（2）根据能量需要量确定所需交换的食物份数（表 4.12）。

表 4.12　不同热量所需的各类食品交换份数

热量/kcal	交换单位/份	谷薯类		肉蛋类		蔬果类		豆乳类			供能类	
		质量/g	单位/份	质量/g	单位/份	质量/g	单位/份	豆浆量/g	牛乳/mL	单位/份	质量/g	单位/份
1200	14	150	6	150	3	500	1	200	250	2	20	2
1400	16	200	8	150	3	500	1	200	250	2	20	2
1600	18	250	10	150	3	500	1	200	250	2	20	2
1800	20	300	12	150	3	500	1	200	250	2	20	2
2000	22	350	14	150	3	500	1	200	250	2	20	2

　　注：表中所列各类食品单位按蛋白质、脂肪及碳水化合物与热量总量的合理比例计算而得。

　　（3）利用食物交换份法编制食谱。

　　食谱编制举例：

　　某成年人全天需要能量 1400kcal，利用食物交换份法为其配餐。

　　查表 4.12，1400kcal 共需 16 个食物能量等值交换份，其中谷薯类食物 8 个交换份，蔬果类食物 1 个交换份，肉蛋类食物 3 个交换份，豆乳类食物 2 个交换份，供能类食物 2 个交换份。

　　具体到每类食物的选择上，则应吃谷薯类食物 200g，蔬果类食物 500g，肉蛋类食品可选用大鸡蛋 1 个、瘦猪肉 50g，豆类选豆腐 200g，乳类选牛奶 250g，油脂选用植物油 20g。把这些食物安排到一日三餐中，即完成了配餐。成年人食谱举例见表 4.13。

表 4.13　成年人食谱举例

餐次	食物	原料
早餐	牛乳	250g
	葱花卷	面粉 50g、葱 50g
午餐	大米饭	生米量 75g
	鸡蛋炒菠菜	鸡蛋 1 个、菠菜 100g
	肉丝炒豆芽	肉丝 25g、豆芽 150g
晚餐	肉丝青菜面条	肉丝 25g、青菜 50g、挂面 75g
	番茄烩豆腐	番茄 150g、豆腐 100g

3）食物交换份法的使用注意事项

使用食物交换份法进行食物交换时，只能是同类食物之间进行互换，不同类食物之间不能进行互换，否则将增大得到食谱营养素含量的差别和不确定性。

三、常见营养食谱的编制

1. 幼儿食谱设计要点

（1）每日饮用牛乳或酸奶或豆浆，300mL/d。

（2）供应适当的优质蛋白质食品，包括蛋、肉、鱼、动物内脏和豆制品等。

（3）每日供应 5～6 餐，或三餐加上餐间零食。

（4）食物容易消化，每份食物的体积较小，便于幼儿食用。

（5）供应多样化的食物，培养幼儿不挑食的良好饮食习惯。

（6）避免过多的盐、糖、味精和辛辣调味品，适当少放油脂，培养清淡自然的口味。

（7）3 岁以前，食物应柔软温和。

（8）3～6 岁可提供适量粗粮和薯类食品，硬度适当提高，以锻炼牙齿的咀嚼功能，并预防饮食过快的倾向。

（9）保证供应富含铁、钙、锌、维生素 A 的食品。

（10）注意早餐的品质，并供应加餐或餐间零食。

（11）避免过多的油脂、甜食、饮料、加工零食。

幼儿食谱举例见表 4.14。

表 4.14　幼儿食谱一例

餐次	食物	原料
早餐	牛奶蛋花燕麦粥	牛乳 200mL、燕麦 25g、鸡蛋 25g
上午点	橙子	橙子 120g
午餐	小馒头、土豆烧牛肉末、番茄蛋花汤	富强粉 50g、牛肉末 30g、土豆 50g、洋葱 10g、油 5g、番茄 50g、鸡蛋 25g、葱 3g
下午点	香蕉半根、海绵蛋糕	香蕉半根 50g、海绵蛋糕 50g
晚餐	大米小米饭、蒜蓉油菜薹、虾仁海带烧豆腐	大米 40g、小米 20g、油菜薹 80g、油 3g、北豆腐 30g、虾仁 10g、水发海带 30g、油 5g
夜宵	酸奶	酸奶 125g

2. 孕妇食谱的设计要点

（1）供应豆类、粗粮、薯类作为部分主食，可供应较多的 B 族维生素。绿叶蔬菜提供叶酸。

（2）乳制品和豆制品是钙的最佳来源，而肉类与水产品是铁的最佳来源，应保证供应。

（3）增加蛋白质供应，优质蛋白质达到 50% 以上。

（4）供应丰富的膳食纤维，特别是蔬菜、水果和薯类。

（5）供应水产品和蛋类，提供 ω-3 脂肪酸。

（6）饮食清淡，控制盐分。

（7）避免咖啡、浓茶、酒精、可乐，少食用高度加工食品。

3. 乳母食谱的设计要点

（1）乳汁每日排出近 300mg 的钙，哺乳期妇女应每日补充乳制品和豆制品，牛乳/酸奶 400mL 以上，豆腐 200g 以上，绿叶菜 300g。

（2）增加优质蛋白质供应，25g/d，相当于 1 个鸡蛋和 100g 瘦肉。

（3）乳汁中的 B 族维生素完全来自乳母膳食，应充分供应粗粮、豆类。

（4）产褥期需要补充富含血红素铁的红肉、海产品等食品。

（5）产褥期活动较少，易便秘，应充分供应粗粮、蔬菜和薯类。

（6）供应充足的汤汁，便于分泌乳汁。

（7）膳食无须油腻。特别是体重增加超标的妇女，脂肪能量比不应超过 30%。

（8）少食用高度加工食品。

产褥期乳母食谱举例见表 4.15。

表 4.15　产褥期乳母食谱举例

餐次	食物	原料
早餐	红豆包、牛乳	面粉 80g、红豆 40g、牛乳 200g
上午点	鹌鹑蛋青菜鸡汤面、青椒牛肉丝	鹌鹑蛋 60g、青菜 50g、挂面 50g、青椒 150g、牛里脊肉 80g、烹调油 8g
午餐	猪蹄黄豆汤、糖醋藕片、红枣粳米饭	猪蹄 50g、黄豆 20g、鲜藕 80g、糖 5g、特级粳米 130g、红枣 25g
下午点	牛乳燕麦粥	燕麦片 30g、牛乳 100g
晚餐	清炒芥蓝、三鲜豆腐煲、萝卜丝鲫鱼汤、甜玉米大米饭	芥蓝 150g、烹调油 5g、干香菇 10g、鱿鱼 20g、虾仁 20g、北豆腐 60g、烹调油 8g、鲫鱼肉 75g、萝卜 80g、甜玉米粒 50g、特级粳米 100g

4. 老年人食谱的设计要点

（1）总能量不超标，脂肪能量比降低到 20%～25%。胆固醇控制在 300mg 以内。

（2）选择低脂肪的原料，提高食物的营养素密度，高脂肪食物应限量。

（3）供应充足的粗粮、蔬菜、杂豆和薯类，以此供应充足的抗氧化成分和膳食纤维，预防慢性疾病。

（4）供应较多的菌类、藻类蔬菜和适当的水果，增加可溶性膳食纤维。

（5）食物加工不应过于精细，不用甜食，以稳定血糖。

（6）烹调方法尽量清淡少油。

老年食谱举例见表 4.16。

表 4.16　老年食谱举例

餐次	食物	原料
早餐	全麦面包、牛乳、鸡蛋半个	面包 100g、牛乳 200mL、鸡蛋 25g
上午点	柚子 1 块	柚子 120g

续表

餐次	食物	原料
午餐	荞麦面条、芝麻酱菜面	荞麦挂面 100g、芝麻酱 30g、绿豆芽 50g、黄瓜丝 50g、菠菜段 50g、牛肉丝 30g
下午点	苹果半个	苹果 100g
晚餐	花生芸豆粥、蒜蓉香菇油菜、虾仁海带烧豆腐	大米 40g、芸豆 30g、花生 20g、油菜 150g、鲜香菇 60g、油 8g、北豆腐 100g、虾仁 30g、水发海带 60g、油 10g

任务七　膳食模式与健康专题讨论

一、任务描述

以小组为单位，对各地不同的膳食模式进行讨论，找出当前不同的饮食结构模式各有哪些优缺点，并确立健康的膳食模式。

二、工作内容及步骤

可以根据以下主题进行，或教师根据学生掌握情况进行设计：

（1）东西方膳食模式的主要区别？

（2）什么样的膳食模式是健康的？

（3）地域性膳食模式的区分。

（4）介绍你家乡的主要膳食模式，谈谈你认为健康的饮食习惯。

三、总结思考

做好讨论记录，根据讨论结果写出工作总结报告。

任务八　营养调查——体格测量与评价

一、任务描述

以小组为单位，设计大学生调查问卷，进行营养调查，了解大学生营养与身体素质和体格生长现状，并对在校大学生进行体格测量与评价。

二、工作内容及步骤

（一）体重和身高

标准体重可用下列公式进行计算：

$$标准体重（kg）＝身高（cm）－100$$

当男子身高小于 165cm 时，

$$标准体重（kg）＝身高（cm）－105$$

体重测量值在标准体重±10%范围内者为正常，±10%～20%为瘦弱或超重，±20%以上为极瘦或肥胖。

称量体重的受检者应只穿内衣裤，以免引起误差，测量身高时受检者应立正站立，考虑到人体长度在 1d 之内有变动，应在早上进行测量。

（二）Kaup 指数

Kaup 指数又称身体质量指数，成人用的体块指数与 Kaup 指数的含义相同。由考普（Kaup）于 1921 年提出，经达文波特（Davenport）等修改，故也称 Kaup-Davenport 指数，是指单位面积中所含的体重数，因此与皮脂厚度密切相关，是衡量营养状况和肥胖程度较好的指标。

$$Kaup 指数 = \frac{体重（kg）}{身高（cm^2）} \times 10^4$$

此指数<10 为消耗性疾病；10～13 为营养失调；13～15 为瘦弱；15～19 为正常；12～22 为良好；22 以上为超重。

（三）重量指数

重量指数又称 Rohrer's 身体指数，是反映体重与身长的比例关系，Rohrer 指数是表示身体充实程度的指标。

$$Rohrer 指数 = \frac{体重（kg）}{身高（cm）^2} \times 10^7$$

当指数<92、92～109、109～140、140～156、>156 时，分别代表身体为甚瘦、瘦、中等、略胖、肥胖。

（四）Vervaeck 营养指数

Vervaeck 营养指数用于衡量青年的体格发育情况，是体重与身高之比和胸围与身高之比的总和，可根据身高、胸围和体重确定成年人的营养状况。

$$Vervaeck 营养指数 = \frac{胸围（cm）+ 体重（kg）}{身高（cm）}$$

21 岁以上男性和 20 岁以上女性，营养指数小于 0.80 时为营养不良。

（五）皮褶程度

测量部位通常为脐周（脐水平线与乳头垂直线的交界处）、肩胛下角和肱三头肌等 3 处。营养状况好的运动员，皮褶厚度低于一般健康人。测定时用手指将以上规定部位处的皮肤连同皮下脂肪捏起呈皱褶，再用特制的皮厚度计测量。

脐周和肩胛下皮褶度之和，男为 10mm 以下、10～40mm 和 40mm 以上分别为瘦、中等和肥胖。女为 20mm 以下、20～25mm、55mm 以上分别为瘦、中等和肥胖。

在体格检查中，除对身高、体重和肺活量等体格功能进行检查之外，还检查受检者的头发、面部、眼睛、唇部、舌部、牙齿、牙龈、甲状腺、皮肤、指甲、皮下组织、骨骼系统、肌肉、神经系统等，观察有无营养缺乏症的症状。若难于和其他疾病相区别时，实验室生化检查就显得十分重要了。

三、总结思考

将体检结果填入大学生体格检查表 4.17 中，并进行分析，写出总结报告。

表 4.17 大学生体格检查表　　　　年　　月　　日

年龄/岁					
体重/kg					
身高/cm					
头围/cm					
胸围/cm					
营养状况					

任务九　营养配餐制作

一、任务描述

以小组为单位，根据《中国居民膳食营养素参考摄入量（2023 版）》和《中国居民膳食指南（2022）》的基本原则，进行营养配餐设计与制作。

二、工作内容及步骤

餐谱就是把一日各餐主副食品种类、数量、烹调方法编制成表，根据期限不同，有一日食谱、一周食谱之分。

（一）制定餐谱的目的

（1）使每日每餐膳食中的热量、营养素的分配较为合理。

（2）辅助食堂餐谱制定人员、炊事员和家庭主厨较为科学地供给用餐者膳食。

餐谱的编制是根据各种生理情况与劳动情况，居民每日膳食中供给的各种营养素的种类与数量，按膳食调配的原则为基础，以达到合理膳食的一种措施。

（二）制定餐谱的原则

（1）要使膳食中含有满足用餐者生理需要的热能和各种营养素。

（2）充分考虑到影响膳食选择的各种因素，根据当时当地生产供应情况，按食物的比例和食物营养的互补原理，尽可能包括多种食物。

（3）考虑食堂和厨房的设施条件及炊事员的技术水平。

（4）膳食的感官性状及每餐数量应满足用餐者的食欲、饱腹感及饮食习惯。

（5）根据用餐者劳动或生活的特点，安排合理的进餐制度。

（三）制定餐谱的步骤

（1）了解用餐者的劳动类别及年龄、性别等生理状况，并计算出平均热能及营养需要量。

（2）根据热能需要量，按三大营养素供能的比例关系，求出三大营养素的需要量。

（3）根据三大营养素的需要量，推算出主食、豆类食品和鱼、肉、禽、蛋等食品的需要量。

（4）根据维生素 C、维生素 A（胡萝卜素）、纤维素的需要量，估计蔬菜和水果的需要量。

（5）根据用餐者的经济状况，当地食物种类，食物的色、香、味、多样化等特点和上述计算结果以及一日三餐的分配比例，配制成一日餐谱。

（6）一日餐谱初步确定后，计算该餐谱的营养成分，并与用餐者的营养供给量标准进行比较，如果大致相符，则不予改动，否则就需要增减、更换食物种类。

（四）制定餐谱举例

下面以计算法为例详细介绍制定餐谱的方法。

1. 确定用餐对象全日能量供给量

用餐者一日三餐的能量供给量可参照《中国居民膳食营养素参考摄入量（2023 版）》中能量的推荐摄入量（RNI），根据用餐对象的劳动强度、年龄、性别等确定。例如，办公室男性职员按轻体力劳动计，其能量供给量为 10.03MJ（2400kcal）。集体就餐对象的能量供给量标准可以按就餐人群的基本情况或平均数值为依据，包括用餐者的平均年龄、平均体重及 80% 以上用餐者的活动强度。如用餐者中 80% 以上为中等体力活动的男性，则每日所需能量供给量标准为 11.29MJ（2700kcal）。

在编制餐谱前应清楚用餐者的人数、性别、年龄、机体条件、劳动强度、工作性质及饮食习惯等。

2. 计算宏量营养素全日应提供的能量

一般蛋白质占总能量的 10%～15%，脂肪占 20%～30%，碳水化合物占 55%～65%，据此可求得三种能量营养素的一日能量供给量。

（五）餐谱评价

以下是评价餐谱是否科学、合理的过程。

首先按类别将食物归类排序，并列出每种食物的数量。从食物成分表中查出每 100g 食物所含营养素的量，算出每种食物所含营养素的量，计算公式为

食物中某种营养素含量＝食物量（g）×可食部分比例×100g 食物中营养素含量/100

将所用食物中的各种营养素分别累计相加，计算出一日餐谱中三种能量营养素及其他营养素的量。将计算结果与中国营养学会制定的《中国居民膳食营养素参考摄入量（2023 版）》（附录）中同年龄、同性别人群的水平比较，并进行评价。根据蛋白质、脂肪、碳水化合物的能量折算系数，分别计算出蛋白质、脂肪、碳水化合物三种营养素提供的能量占总能量的比例。计算出动物性食品及豆类蛋白质占总蛋白质的比例。计算三餐提供能量的比例。

三、总结思考

请按下列情况，设计出不同的营养餐谱。

（1）某健康男性卡车司机（中等体力劳动），身高 170cm，体重 80kg，经济收入中等。

（2）某 19 岁男大学生，中轻体力劳动，身高 172cm，体重 80kg，汉族。

（3）某 22 岁外科女护士，中等体力劳动，身高 163cm，体重 55kg。

（4）某糖尿病患者，55 岁，从事办公室工作，身高 175cm，按照食物交换份法为其配制一日食谱。

任务十　营养素缺乏病及其预防专题讨论

一、任务描述

以小组为单位，对营养素缺乏病的种类、症状、产生的原因等进行专题讨论，提出预防措施，指导居民进行营养缺乏病的预防。

二、工作内容及步骤

（一）蛋白质-能量营养不良

1. 干瘦型膳食营养治疗原则

干瘦型的蛋白质-能量营养不良主要是能量严重缺乏。轻度营养不足的儿童其消化功能与对食物的耐受性接近正常儿童，应及早补充高蛋白质、高能量的食物，如动物乳、蛋类、鱼虾、肉禽、动物内脏、大豆制品等。

中重度营养不良的儿童的消化功能与对食物的耐受性均比正常儿童差，食欲低下。因此，能量和蛋白质的供应应遵循"由低到高，循序渐进"的原则，尤其是重度营养不良的儿童，能量的补充更不能急于求成。并应在补充的同时密切观察儿童的消化情况，根据其消化情况调整进食，以避免消化功能紊乱或者发生其他疾病。

2. 浮肿型膳食营养治疗原则

此型营养缺乏的特点是蛋白质严重缺乏，因此，膳食治疗原则是全面加强营养，补充能量、蛋白质、维生素和矿物质。其中最为重要的是补充足量的优质蛋白质。可供选择的食物有乳类、蛋类、鱼虾、肉禽、动物内脏、大豆制品等，而具体的供给量则需要根据营养缺乏程度、消化功能和食欲情况来决定。

3. 混合型膳食营养治疗原则

在临床控制感染、调节水电解质平衡、抗心力衰竭等治疗的同时，积极补充能量和蛋白质。膳食营养治疗的原则等同于干瘦型和浮肿型，并根据患者具体情况分别安排膳食营养方案。

　　（二）铁缺乏病预防与膳食营养治疗原则

　　（1）饮食中要有足够的优质蛋白质和铁。

　　（2）注意食物搭配。

　　（3）摄入充足的参与红细胞生成的营养素，如维生素 A、维生素 B_2、维生素 B_{12} 和叶酸等，以增加铁的生物利用率。

　　（4）可以选用铁强化食品，如铁强化酱油、铁强化面粉等。

　　（5）限制饮用浓茶、浓咖啡。避免在用餐时大量饮用茶或咖啡等，以免妨碍铁的吸收。

　　（6）适宜摄入膳食纤维。不要过多摄入膳食纤维，每天的适宜摄入量为 20～25g。

　　（三）锌缺乏病预防与膳食营养治疗原则

　　（1）选择富含锌的食物。食物中锌的含量差别很大，吸收利用也不相同。动物性食品含锌丰富且吸收率高。每千克牡蛎和鲱鱼中锌含量都在 1000mg 以上，肉类、肝脏、蛋类则为 20～50mg。植物性食品含锌较高的有大白菜、黄豆、白萝卜，其每千克含锌量在 300mg 以上。葵花籽仁、西瓜籽仁和花生米富含锌、铁、钙、磷等矿物质及多种维生素。生吃、炒食均适合，且价格实惠，食用方便，每天食用 25～50g，不失为日常补锌的好方法。

　　（2）合理加工。食物中大部分锌与蛋白质和核酸结合，一般处于稳定的络合状态。坚果和豆类中锌含量虽然较高，但其中常含较多的植酸，妨碍人体对其中锌的吸收；全谷类食物中也含有较丰富的锌，但其中大部分位于胚芽和麦麸中，谷类中的锌含量与加工精度有关，加工越细，锌损失越多。过精细的加工过程可导致锌的大量丢失。

　　（3）限制饮酒。戒酒也可避免锌的丢失。

　　（四）叶酸缺乏病预防与膳食营养治疗原则

　　（1）选择富含叶酸的食物。叶酸在动物肝、肾中含量丰富，蛋、鱼、坚果、橙子、柑橘、绿叶蔬菜等中叶酸含量也较高。因此，只要做到食物多样、平衡膳食，就能预防叶酸缺乏症的发生。

　　（2）进行重点人群监测，加强营养教育活动。妊娠妇女为叶酸缺乏的重点监测人群，应加强营养宣传，普及叶酸缺乏危害的知识。许多妇女常常不知道自己已经怀孕而忽略叶酸的补充，因此注意叶酸的补充应作为新婚学习的重要内容，从孕前期开始就注意补充叶酸。

　　（3）食物强化，营养增补剂。中国妇女营养专家建议孕前期妇女应多摄入富含叶酸的食物，如肝、肾、蛋、花生等食物，或每日补充叶酸 400μg。特别是曾经生育过神经管畸形患儿的母亲，除食物补充外，孕期应补充 400μg/d 或食用叶酸强化食物。

三、总结思考

　　根据以下不同营养缺乏病的营养餐谱举例，开展营养素缺乏病的预防专题讨论。

　　1. 铁缺乏病营养餐谱举例

　　餐前：水 200～300mL。

早餐：全麦面包抹芝麻酱，五香牛肉，果蔬沙拉（紫甘蓝、生菜、彩椒、猕猴桃、樱桃、番茄），鲜豆浆（黑豆、黄豆、绿豆、红豆）。

加餐：红枣。

午餐：红豆米饭，猪里脊肉片炒青椒，烧芸豆，腰果西芹，羊肝汤（羊肝、黑木耳、西红柿、黄豆芽）。

加餐：木瓜。

晚餐：苹果饼（小麦粉、玉米粉、苹果丝、土豆丝、胡萝卜丝），芋头黑米粥，黑鱼炖豆腐，陈醋拌菠菜。

加餐：鲜榨果汁（山楂、杏、桃、红糖）。

睡前：水 200～300mL。

2. 锌缺乏病营养餐谱举例

餐前：水 200～300mL。

早餐：葵花籽仁粥，全麦面包片，虾米、莴笋拌猪肝。

加餐：时令水果。

午餐：紫米饭（大米、紫米），红烧鲱鱼，糖醋大白菜，水煮五香花生米，牡蛎萝卜丝汤。

加餐：坚果。

晚餐：薄饼卷菜蔬（鸡蛋、小麦粉、大豆粉蒸制薄饼，番茄炒瘦肉丝、素炒土豆丝、清炒绿豆芽、新鲜生菜、黄瓜丝、大葱丝等），百合玉米粥。

夜餐：酸奶拌鲜果粒。

睡前：水 200～300mL。

3. 叶酸缺乏病营养餐谱举例

餐前：水 200～300mL。

早餐：杏仁核桃糕，紫米粥，香酥鱼，鲜榨橙汁。

加餐：酸奶。

午餐：豆米饭（绿豆、大米），西红柿炒鸡蛋，上汤豆苗，鱼丸银耳汤。

加餐：香橙，葵花籽仁。

晚餐：千层饼，栗子粥，洋葱爆腰花，陈醋菠菜花生米。

加餐：豆浆。

睡前：水 200～300mL。

项目小结

膳食结构是指一定时期内特定人群膳食中各类食物的数量及其在膳食中所占的比例。我国人民的膳食结构应保持以植物性食品为主的传统结构，增加蔬菜水果、乳类和大豆及其制品的消费。在低收入地区还应努力提高肉、禽、蛋等动物性食品的消费。此外，我国人民的食盐摄入量普遍偏高，食盐的摄入量要降低到每人每日 6g 以下。《中国居民膳食指南（2022）》主要包括八大基本准则，作为 2 岁以上健康人群合理膳食必须遵循的原则。准则一，食物多样，合理搭配；准则二，吃动平衡，健康体重；准则三，多吃蔬果、奶类、全谷、大豆；准则四，适量吃鱼、禽、蛋、瘦肉；准则五，少盐少油，控糖限酒；准则六，规律进餐，足量饮水；准则七，会烹会选，会看标签；准则八，公筷分餐，杜绝浪费。

营养调查是运用科学手段来了解某一人群或个体的膳食和营养水平，以此判断其膳食结构是否合理和营养状况是否良好的重要手段。营养调查与评价的方法有膳食调查、体格测量与评价、营养缺乏病的临床检查、实验室检测等。

社会营养不良监测（简称营养监测）是对人群的营养状况进行连续动态的观察，针对营养问题制定计划，分析已制定的政策和计划所产生的影响，并预测其发展趋势。营养监测的作用有：①调查营养不良或过剩的原因；②营养水平是政府发展计划的目标和社会经济的指标；③制定保健战略的依据；④建立食物安全保障体系的依据。

营养配餐就是按人们身体的需要，根据食物中各种营养素的含量，设计 1 天、1 周或 1 个月的食谱，使人体摄入的蛋白质、脂肪、碳水化合物、维生素和矿物质等几大营养素比例合理，达到平衡膳食。营养配餐是实现平衡膳食的一种措施。营养配餐的理论依据有《中国居民膳食营养素参考摄入量（2023 版）》《中国居民膳食指南（2022）》和平衡膳食宝塔、食物成分表和营养平衡理论。营养食谱的编制方法有：计算法和食物交换份法。

复习思考题

1. 试述社区营养的概念和特点。
2. 简述营养需要量与膳食营养素参考摄入量的内涵与区别。
3. 怎么联系实际应用 DRIs？
4. 了解国内外几种基本的膳食结构，并分析其优缺点。
5. 我国膳食指南的要旨是什么？怎样应用平衡膳食宝塔？
6. 营养调查的基本方法及内容是什么？
7. 怎样评价膳食的概念和作用？
8. 几种主要营养监测的特点是什么？
9. 改善社区营养的宏观措施是什么？
10. 说出营养配餐的理论依据是什么？
11. 营养食谱的调整与确定原则是什么？
12. 营养食谱的制定方法有哪些？

第二篇 食品卫生

单元导读

食以安为先。食品安全以食品卫生为基础。根据世界卫生组织的定义，食品安全是"食物中有毒、有害物质对人体健康影响的公共卫生问题"。当今，食品安全已成为全世界普遍关注的话题，三聚氰胺、瘦肉精、染色剂、塑化剂、毒黄瓜……一波未平，一波又起。食品卫生是公共卫生的组成部分，也是食品科学的内容之一。食品卫生研究的内容主要包括：食品污染物质的性质、分类、来源，对人体所造成的危害；食物中毒与预防措施；各类食品的主要卫生问题；为了防止污染危害，保证食品的卫生质量，食品生产、消费的全过程所应采取的相应措施及食品卫生监督与管理；食物中毒与预防措施；各类食品的主要卫生问题。

食品原料及食品在加工过程中都有可能产生食品安全危害或发生食品污染。食品污染可分为生物性污染、化学性污染、物理性污染3类。生物性污染是指由能导致食源性疾病的致病菌、病毒和寄生虫等造成的污染。化学性污染是指由食品中的农用化学品（杀虫剂类、除草剂、灭鼠药、化肥、抗生素和其他兽药）、清洁剂残留、天然毒素和食品添加剂等造成的污染。物理性污染通常是指食品生产加工过程中的杂质超过规定的含量或食品吸附、吸收外来的放射性核素所引起的食品质量安全问题。

国际上继二噁英（欧洲）和大肠埃希菌 O157：H7（日本、欧洲、美国）后，又出现了牛海绵状脑病（俗称疯牛病；欧洲和日本）等影响食品安全的恶性事件。微生物污染是造成食品安全的祸首，据卫生健康委员会以往的通报，在每年向卫生健康委员会上报的数千人食物中毒中，除意外事故外，大部分均是由致病微生物引起的。由细菌引起的食物中毒的食品主要是动物性食品（如肉类、鱼类、乳类和蛋类等）和植物性食品（如剩饭、豆制品等）。食用有毒动植物也可引起中毒；发霉的大豆、花生、玉米中含有黄曲霉的代谢产物黄曲霉素，其毒性很大，食用后也会造成食物中毒；食入一些化学物质（如铅、汞、镉、氰化物）及农药等化学毒品污染的食品可引起中毒。

项目五　食品污染与预防措施

【知识目标】

（1）掌握食品污染的定义、分类及途径。

（2）理解各类食品污染的污染源及危害和卫生措施。

（3）了解食品添加剂和食品包装材料的种类、用途，理解相关的卫生管理措施。

【能力目标】

（1）能够正确运用理论分析食品污染的污染源、途径。

（2）能够正确运用理论分析食品添加剂的作用。

【素质目标】

（1）认识食品污染防治的重要意义，树立正确的认知观，渗透职业道德，树立食品安全和严格管理的意识。

（2）养成讲卫生的好习惯，树立努力学好专业知识的信心，为以后工作打好基础。

（3）培养爱国热情、民族自信心及自强不息精神，树立严谨的科学态度。

【案例导入】

2021 年 2 月，广东省揭阳市报告了食用河豚中毒事件，累计发病 2 人，死亡 2 人。河豚含有河豚毒素，河豚毒素耐热，家庭烹调方法难以将毒素去除。河豚中毒发病急，潜伏期在 30min 到 6h，中毒者先感觉手指、口唇舌尖麻木或有刺痛感，然后出现恶心、呕吐、腹痛、腹泻等胃肠道症状，并有四肢无力，口唇、舌尖、肢端麻痹，进而四肢肌肉麻痹，出现身体摇摆、行走困难，甚至全身麻痹，严重者可因呼吸衰竭而死亡。河豚中毒无特效治疗药物，以对症治疗为主。河豚中毒的病死率为 40%～50%，中毒死亡通常发生在发病后 4～6h，最快的可在发病后 10min 死亡。

通过食用野生河豚而导致人员中毒的食品安全事件屡见不鲜，切记不购买、不自行捕捞和食用野生河豚，不购买、不食用未经国家审批的农产品加工企业加工的河豚或河豚制品。食品经营者售卖河豚活鱼、野生河豚及其制品，餐饮服务单位加工制作河豚活鱼、野生河豚，均为违法行为，将受到法律的惩处。我们要时刻增强食品安全常识，远离风险保健康，树立食品安全和严格管理的意识。

【课前思考题】

（1）什么是食品污染？污染来源有哪些？如何减少污染？

（2）你对我国目前食品生物性污染现状有何看法？有何建议？

食品污染与预防措施

- 食品卫生与安全性
  - 食品卫生与安全性的概念
  - 食品污染
  - 食源性疾病
- 食品的生物性污染
  - 食品的细菌污染
  - 病毒对食品的污染
  - 真菌和真菌毒素对食品的污染
  - 虫害对食品的污染
- 食品的化学性污染
  - 重金属污染
  - 农药、化肥、化控技术使用所造成的食品安全问题
  - 兽（渔）药残留对食品的污染
  - N-亚硝基化合物对食品的污染
  - 其他化学污染物
- 食品的放射性污染和物理性危害
  - 放射性物质污染
  - 食品的物理性危害
- 人畜共患传染病与寄生虫病
  - 常见的人畜共患传染病
  - 常见的人畜共患寄生虫病
- 食品中存在的天然毒素
  - 河豚毒素
  - 组胺
  - 雪卡毒素
  - 氰苷
  - 棉酚
  - 其他天然毒素
- 食品添加剂卫生
  - 食品添加剂的种类
  - 食品添加剂的管理和使用原则
  - 食品添加剂使用的卫生问题
- 食品容器、包装材料、工具及设备卫生
  - 塑料包装材料
  - 橡胶包装材料
  - 金属包装材料
  - 纸质包装材料

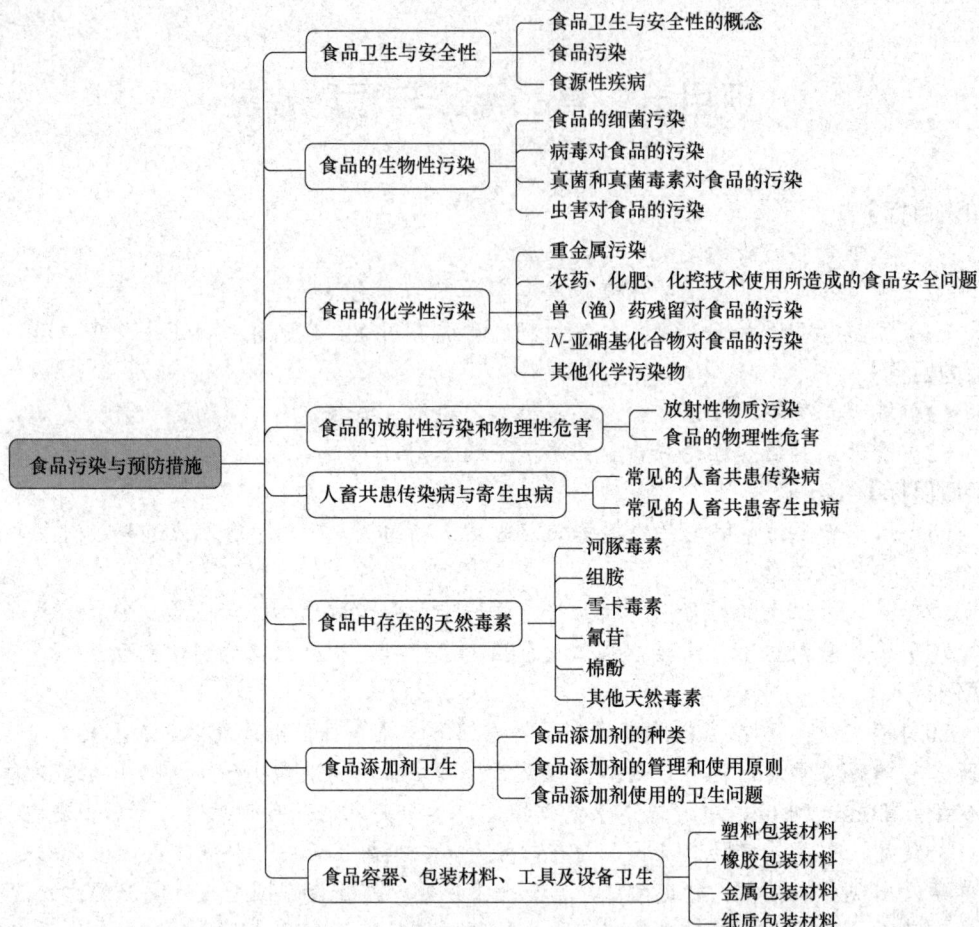

学习单元一 食品卫生与安全性

一、食品卫生与安全性的概念

（一）食品卫生安全

1. 食品卫生的概念

食品卫生是指为确保食品安全性和适用性在食物链的所有阶段必须采取的一切条件和措施。

2. 食品卫生与安全的关系

食品的基本要求是卫生和必要的营养，其中食品卫生是食品的最基本要求。强调保证食品卫生，是解决吃得干净不干净、有害与无害、有毒与无毒的问题，也就是食品安全与卫生的问题。食品卫生是创造和维持一个有益于人类健康的生产环境，必须在清洁的生产加工环境中，由身体健康的食品从业人员加工食品，防止因微生物污染食品而引

发的食源性疾病。同时，使引起食品腐败微生物的繁殖减少到最低程度。

食品安全是以食品卫生为基础。食品安全包括食品卫生的基本含义，即"食品应当对人体无毒、无害"。

（二）食品质量安全

1. 食品质量的概念

食品满足消费者明确的或者隐含的需要的特性，包括功用性、卫生性、营养性、稳定性和经济性。

（1）功用性：色、香、味、形，提供能量，提神兴奋，防暑降温，爽身。

（2）卫生性：不污染、无毒、无害。

（3）营养性：生物价值高。

（4）稳定性：易保存、不变质、不分解。

（5）经济性：物美价廉、食用方便。

2. 食品质量安全的概念

食品质量安全是指食品产品品质的优劣程度，包括食品的外观和内在品质，如感官指标（色、香、味、形）、内质指标（口感、滋味、气味等）。食品要符合产品标准规定的应有的营养要求和相应的色、香、味、形等感官性状要求。

（三）食品营养安全

按照联合国粮食及农业组织的解释，食品营养安全就是"在人类的日常生活中，要有足够、平衡的，并且含有人体发育必需的营养元素供给，以达到完善的食品安全。"

食品的营养成分指标要平衡，结构要合理。食品必须要有营养，如蛋白质、脂肪、维生素、矿物质、纤维素等各种人体生理需要的营养素要达到国家相应的产品标准，食品要能促进人体的健康。如果食品达不到国家相应的产品标准，这种食品在营养上就是不安全的。

（四）食品数量安全

食品数量安全是指食品数量满足人民的基本需要，从数量的角度，要求人们既能买得到、又能买得起需要的基本食品。

（五）食品生物安全

食品生物安全是指现代生物技术的研究、开发、应用及转基因生物的跨国、越境转移，可能会对生物多样性、生态环境和人体健康及生命安全产生潜在的不利影响，特别是各类转基因活生物体释放到环境中可能对生物多样性构成潜在风险与威胁。研究和监测表明，转基因生物可能对生物多样性、生态环境、人体健康和生命安全产生多方面的负面影响。

（六）食品可持续性安全

从发展的角度，要求食品的获取要注重生态环境保护和资源利用的可持续。

二、食品污染

食品污染是指食品受到有害物质的侵袭，致使食品的质量安全性、营养性和感官性状发生改变的过程。随着科学技术的不断发展，各种化学物质的不断产生和应用，有害物质的种类和来源也进一步繁杂。根据污染物的性质，食品污染可分为生物性污染、化学性污染、物理性污染。因微生物及其毒素、病毒、寄生虫及其虫卵等对食品的污染造成的食品质量安全问题为食品的生物性污染。因化学物质对食品的污染造成的食品质量安全问题为食品的化学性污染。目前危害最严重的是化学农药、有害金属、多环芳烃类如苯并 [a] 芘、N-亚硝基化合物等化学污染物。滥用食品加工工具、食品容器、食品添加剂、植物生长促进剂等也是引起食品化学污染的重要因素。食品的物理性污染通常指食品生产加工过程中的杂质超过规定的含量，或食品吸附、吸收外来的放射性核素所引起的食品质量安全问题。

食品污染造成的危害，可以归结为影响食品的感官性状，造成急性食物中毒，引起机体的慢性危害。

扫码学习

食品污染

三、食源性疾病

1984 年，世界卫生组织将"食源性疾病"（foodborne diseases）一词作为正式的专业术语，以代替历史上使用的"食物中毒"一词，并将食源性疾病定义为"通过摄食方式进入人体内的各种致病因子引起的通常具有感染或中毒性质的一类疾病。"从这个概念出发应当不包括一些与饮食有关的慢性病、代谢病，如糖尿病、高血压等，然而国际上有人把这类疾病也归为食源性疾病的范畴。顾名思义，凡与摄食有关的一切疾病（包括传染性和非传染性疾病）均属食源性疾病。

在食源性疾病暴发流行过程中，食物本身并不致病，只是起了携带和传播病原物质的媒介作用。导致人体罹患食源性疾病的病原物质是食物中所含有的各种致病因子。人体摄入食物中所含有的致病因子可以引起以急性中毒或急性感染两种病理变化为主要发病特点的各类临床综合征。食源性疾病可以有病原，也可有不同的病理和临床表现。但是，这类疾病有一个共同的特征，就是通过进食行为而发病，这就为预防这类疾病提供了一个有效的途径：加强食品卫生监督管理，倡导合理营养，控制食品污染，提高食品卫生质量，可有效地预防食源性疾病的发生。

学习单元二　食品的生物性污染

食品的生物性污染包括微生物、寄生虫和昆虫的污染，主要以微生物污染为主，危害较大，包括细菌和细菌毒素、霉菌和霉菌毒素。

一、食品的细菌污染

食品的细菌污染及由此引起的腐败变质是食品卫生中常见的有害因素之一。食品中的细菌，绝大多数是非致病菌。它们对食品的污染程度是间接估测食品腐败变质可能性及评价食品卫生质量的重要指标，同时

扫码学习

食品的生物性污染

也是研究食品腐败变质的原因、过程和控制措施的主要对象。

由于非致病菌中多数是非腐败菌，从影响食品卫生的角度出发，应特别注意以下几属常见的食品细菌：假单胞菌属、微球菌属、芽孢杆菌属、肠杆菌科各属、弧菌属、黄杆菌属、嗜盐杆菌属、嗜盐球菌属与乳杆菌属。

反映食品卫生质量的细菌污染指标可分为两个方面：一是细菌总数，二是大肠埃希菌。食品中的细菌数量一般是以单位（g、mL、cm^2）食品中细菌的个数，并不考虑细菌的种类，常用菌落总数来表示。菌落总数的卫生意义为：一是食品清洁状态的标志，利用它起到监督的作用；二是预测食品的耐保藏期。

大肠菌群包括肠杆菌科的埃希氏菌属、柠檬酸杆菌属、肠杆菌属和克雷伯氏菌属。大肠菌群一般都是直接或间接来自人与温血动物粪便。食品中如检出大肠菌群其卫生学意义：一是表示食品曾受到人与温血动物粪便的污染；二是作为肠道致病菌污染食品的指示菌。因为大肠菌群与肠道致病菌来源相同，且在一般条件下大肠菌群在外界生存时间与主要肠道致病菌是一致的。

二、病毒对食品的污染

存在于食品中的病毒称为食品病毒。人类的传染病中约 80%由病毒引起，相当部分是经过食物传播的。有研究表明，无论哪种食品上残存的病毒，一旦遇到相应的寄生宿主，病毒到达寄主体内即可呈暴发性地繁殖，引起相应的病毒病。

病毒通过食品传播的主要途径是粪-口传播模式。尽管食品中可能存在任何病毒，但能引起腹泻或胃肠炎的病毒包括轮状病毒、诺如病毒、肠道腺病毒、嵌杯病毒、冠状病毒等。引起消化道以外器官损伤的病毒有脊髓灰质炎病毒、柯萨奇病毒、埃可病毒、甲型肝炎病毒、呼肠孤病毒和肠道病毒 71 型等。

在食品环境中胃肠炎病毒常见于海产食品和水源中。常见的原因主要是水生贝壳类动物对病毒能起到过滤浓缩作用，病毒会存活较长时间，这些环境对病毒具有保护作用。通过水传播的病毒性疾病还有结膜炎等。在污水和饮用水中均发现有病毒存在。饮用水即使经过灭菌处理，有些肠道病毒仍能存活，如脊髓灰质炎病毒、柯萨奇病毒、轮状病毒。海产品带毒率相对较高，在礁石、岛屿少的海洋中的水生贝壳类动物带毒率为 9%～40%，而在有较多礁石的海洋中的水生贝壳类动物带毒率为 13%～40%。病毒进入水生贝壳类动物体内只能延长生活周期，但不能繁殖。

存在于食品中的病毒经口进入肠道后，聚集于有亲和性的组织中，并在黏膜上皮细胞和固有层淋巴样组织中复制增殖。病毒在黏膜下淋巴组织中增殖后，进入颈部和肠系膜淋巴结。少量病毒由此处再进入血流并扩散至网状内皮组织，如肝、脾、骨髓等。在此阶段一般并不表现临床症状，大多数情况下因机体防御机制的抑制而不能继续发展。仅在极少数被病毒感染者中病毒能在网状内皮组织内复制，并持续地向血流中排入大量病毒。由于持续性病毒血症，可能使病毒播散至靶器官。病毒在神经系统中的传播虽可沿神经通道，但进入中枢神经系统的主要途径仍是通过血流，直接侵入毛细血管壁。

三、真菌和真菌毒素对食品的污染

霉菌是真菌的一部分。真菌是指有细胞壁，不含叶绿素，无根、茎、叶，以寄生或腐生方式生存，能进行有性或无性繁殖的一类生物，霉菌是菌丝体比较发达而又没有子实体的那一部分真菌。与食品卫生关系密切的霉菌大部分属于半知菌纲中曲霉菌属、青霉菌属和镰刀菌属。

（一）霉菌的发育和产毒条件

霉菌产毒需要一定的条件，影响霉菌产毒的条件主要是食品基质中的水分、环境中的温度和相对湿度，以及空气的流通情况。

1. 水分和相对湿度

霉菌的繁殖需要一定的水分活性，因此食品中的含水量越少，水分活性越小，即自由运动的水分子较少，能提供给微生物利用的水分少，不利于微生物的生长与繁殖，有利于防止食品的腐败变质。

2. 温度

大部分霉菌在 28～30℃都能生长。10℃以下和 30℃以上时生长速度明显减弱，在 0℃几乎不生长，但个别霉菌可能耐受低温。一般霉菌产毒的温度，略低于最适宜温度。

3. 基质

霉菌的营养来源主要是糖和少量氮、矿物质，因此极易在含糖的饼干、面包、粮食类等食品上生长。

（二）主要产毒霉菌

霉菌产毒只限于产毒霉菌，而产毒霉菌中也只有一部分毒株产毒。目前已知产毒株的霉菌主要有曲霉菌属、青霉菌属、镰刀菌属、漆斑菌属、葡萄穗霉属等。

产毒霉菌所产生的霉菌毒素没有严格的专一性，即一种霉菌或毒株可产生几种不同的毒素，而一种毒素也可由几种霉菌产生。例如，黄曲霉毒素可由黄曲霉、寄生曲霉产生，而岛青霉可产生黄天精、红天精、岛青霉毒素及环氯素等。

（三）霉菌污染食品的评定和食品卫生学意义

1. 霉菌污染食品的评定

霉菌污染度即单位重量或容积的食品污染霉菌的量，一般以 CFU/g 计。我国已制定了一些食品中霉菌菌落总数的国家标准。食品中霉菌菌相的构成也是霉菌污染食品的评定指标。

2. 卫生学意义

霉菌污染食品可降低食品的食用价值，甚至不能食用。每年全世界平均至少有 2%的粮食因为霉变而不能食用。霉菌如在食品或饲料中产毒可引起人畜霉菌毒素中毒。

（四）霉菌毒素

目前已知的霉菌毒素有 200 多种。与食品卫生关系密切重要的主要有黄曲霉毒素、赭曲霉毒素、杂色曲霉素、烟曲霉震颤素、单端孢霉烯化合物、玉米赤霉烯酮、伏马菌素，以及展青霉素、橘青霉素、黄绿青霉素等。

1. 黄曲霉毒素

黄曲霉毒素（AF）是一类结构类似的化合物。目前已经分离鉴定出 20 多种，主要为 AFB 和 AFG 两大类。从结构上彼此十分相似，含 C、H、O 三种元素，都是二氢呋喃氧杂萘邻酮的衍生物，即结构中含有一个双呋喃环、一个氧杂萘邻酮（又称香豆素）。其结构与毒性和致癌性有关，二呋喃环末端有双键者毒性较强，并有致癌性。在食品检测中以 AFB_1 为污染指标。

黄曲霉毒素在紫外光的照射下能发出特殊的荧光，因此一般根据荧光颜色、R_f 值（比移值）、结构来进行鉴定和命名。黄曲霉毒素耐热，一般的烹调加工很难将其破坏，在 280℃时，才发生裂解，毒性破坏。黄曲霉毒素在中性和酸性环境中稳定，在 pH9～10 的氢氧化钠强碱性环境中能迅速分解，形成香豆素钠盐。黄曲霉毒素能溶于氯仿和甲烷，而不溶于水、正己烷、石油醚及乙醚中。现国内检测 AFB_1 采用薄层层析法。

黄曲霉毒素是由黄曲霉和寄生曲霉产生的。寄生曲霉的所有菌株几乎都能产生黄曲霉毒素，并不是所有黄曲霉的菌株都能产生黄曲霉毒素。黄曲霉产毒的必要条件为相对湿度 80%～90%、温度 25～30℃、氧气 1%。此外，天然基质培养基（玉米、大米和花生粉）比人工合成培养基产毒量高。

一般来说，国内长江以南地区黄曲霉毒素污染要比北方地区严重，主要污染的粮食作物为花生和玉米，大米、小麦污染较轻，豆类很少受到污染。在世界范围内，一般高温高湿地区（热带和亚热带地区）食品污染较重，而且花生和玉米污染较严重。

黄曲霉毒素为剧毒物，其毒性为氰化钾的 10 倍。对鱼、鸡、鸭、大鼠、豚鼠、兔、猫、狗、猪、牛、猴及人均有强烈毒性。雏鸭的急性中毒肝脏病变具有一定的特征，可作为生物鉴定方法。一次大量口服后，可出现肝实质细胞坏死，胆管上皮增生，肝脏脂肪浸润，脂质消失延迟，肝脏出血。长期小剂量摄入黄曲霉毒素可造成慢性损害，从实际意义出发，它比急性中毒更为重要。其主要表现是动物生长障碍，肝脏出现亚急性或慢性损伤。其他症状如食物利用率下降、体重减轻、生长发育迟缓、雌性不育或产仔少。

黄曲霉毒素如不连续摄入，一般不在体内蓄积。一次摄入后，约需 1 周经呼吸、尿、粪等可将大部分排出。

预防黄曲霉毒素危害人类健康的主要措施是加强对食品的防霉，其次是去除毒素，并严格执行最高允许量标准。

2. 柄曲霉素

柄曲霉素又称杂色曲霉毒素，是一类结构近似的化合物，目前已有十多种已确定结构。结构中基本都有 2 个呋喃环，与黄曲霉毒素结构近似。生物体可经多部位吸收柄曲霉素，并可诱发不同部位癌变，其二呋喃环末端双键的环氧化与致癌性有关。

在生物体内转运可能有两条途径，一是与血清蛋白结合后随血液循环到达实质器官，二是被巨噬细胞转运到靶器官。柄曲霉素引起的致死病变主要为肝脏。

3. 镰刀菌毒素

镰刀菌毒素种类较多，从食品卫生角度（与食品可能有关）主要有单端孢霉烯族化合物、玉米赤霉烯酮、丁烯酸内酯、伏马菌素等毒素。

1）单端孢霉烯族化合物

单端孢霉烯族化合物是一组主要由镰刀菌的某些菌种所产生的生物活性和化学结构相似的有毒代谢产物。目前已知谷物和饲料中天然存在的单端孢霉烯族化合物主要有 T-2 毒素、二乙酸藨草镰刀菌烯醇、雪腐镰刀菌烯醇和脱氧雪腐镰刀菌烯醇。其基本化学结构是倍半萜烯。

因在 C-12、C-13 位上可形成环氧基，故又称为 12,13-环氧单端孢霉烯族化合物，此种 12,13-环氧基是其毒性的化学结构基础。该化合物的化学性能非常稳定，一般能溶于中等极性的有机溶剂，微溶于水。在实验室条件下长期储存不变，在烹调过程中不易被破坏。

毒性的共同特点是有较强的细胞毒性、免疫抑制、致畸作用，有的有弱致癌性。急性毒性也强。它可使人和动物产生呕吐，当浓度达 $0.1\sim10mg/kg$，即可诱发动物呕吐。单端孢霉烯族化合物除了共同毒性，不同的化合物还有其独特的毒性。

2）玉米赤霉烯酮

玉米赤霉烯酮主要由禾谷镰刀菌、黄色镰刀菌、木贼镰刀菌等产生，它是一类结构相似的二羟基苯酸内酯化合物。主要作用于生殖系统，具有类雌激素作用，猪对该毒素最敏感。玉米赤霉烯酮主要污染玉米，也可污染小麦、大麦、燕麦和大米等粮食作物。

3）伏马菌素

伏马菌素（FB）是最近受到发达国家极大关注的一种霉菌毒素，由串珠镰刀菌产生，是一类不同的多氢醇和丙三羧酸的双酯化合物。从伏马菌素中分离出两种结构相似的有毒物质，分别被命名为伏马菌素 B_1（FB_1）和伏马菌素 B_2（FB_2），食物中以 FB_1 为主。

伏马菌素可引起马的脑白质软化症、羊的肾病变、狒狒的心脏血栓、猪和猴的肝脏毒性、猪的肺水肿，抑制鸡的免疫系统，还可以引起动物实验性的肝癌，是一个完全的致癌剂。FB_1 与神经鞘氨醇和二氢鞘氨醇的结构极为相似，是神经鞘脂类生物合成的抑制剂，阻断神经鞘氨醇的合成。神经鞘氨醇为细胞调控因子，从而影响 DNA 的合成。

FB_1 对食品污染的情况在世界范围内普遍存在，主要污染玉米及其制品。FB_1 为水溶性霉菌毒素，对热稳定，不易被蒸煮破坏，所以同黄曲霉毒素一样，控制农作物在生长、收获和储存过程中的霉菌污染仍然是至关重要的。

四、虫害对食品的污染

食品行业所指的虫害（pest）通常包括有害昆虫、鼠类和其他有害生物，这些有害生物的控制简称为虫害控制（pest control）。

（一）虫害对食品行业的危害

虫害严重影响原料和产品的感官，带来直接的经济损失。害虫尸体或排泄物可造成产品的微生物污染，给消费者的身体健康带来威胁；鼠类等可破坏房屋、材料，造成直接的损失；鼠类咬噬电线，可造成电线短路而引起的火灾；蟑螂也称为电脑害虫，可咬断电脑内的线路造成电脑故障；身边的害虫携带危险微生物，可传播鼠疫、痢疾等疾病。

虫害可造成企业形象和品牌的损害；虫害可导致企业违反食品卫生法规；HACCP（hazard analysis and critical control point，危害分析与关键控制点）、AIB（American Institute of Baking，美国烘焙技术研究所）、GMP（good manufacturing practice，良好生产规范）、GAP（good agricultural practices，良好农业规范）等标准对虫害控制也有严格的要求。

（二）虫害控制存在的问题

虫害控制可以分为企业自行控制（内部控制）和外包专业虫害公司控制（外部控制），从国际食品行业现状和发展趋势来看，食品企业普遍采用外包专业虫害公司控制。外部控制应注意以下几点。

1. 虫害控制的出发点

虫害控制的基本出发点是保证食品卫生和安全，其实现的手段是良好运行 AIB、HACCP、ISO22000 等管理体系。

2. 制订虫害控制计划

虫害控制的频率至少每月一次，部分企业为了减少成本，在飞虫较少的冬季没有虫害控制计划。其实，在冬季鼠类的活动并未明显减少，由于外部气温较低，在室内活动反而更频繁，如不进行有效控制势必存在很大的风险。另外，很多食品工厂内常年保持较高的温度，蟑螂等害虫在工厂内可以全年繁衍和活动。

为了简单起见，未对诱饵站、粘板、灭蝇灯等进行标签标志管理，包括检查日期、虫害控制人员签名，无法核实是否执行了日常的检查，导致管理混乱。

虫害控制装置分布图未及时更新。随着环境的变化，虫害有可能会相应变化，这就要求虫害控制装置应作相应的调整，这些调整应在分布图上及时更新。

3. 杀虫剂的使用

所有杀虫剂的化学品安全数据说明书（material safety data sheet，MSDS）和标签应统一归档，通常放在一个专门的虫害控制文件夹内。部分企业出现文件管理混乱，无法方便地获得杀虫剂安全资料，不符合杀虫剂管理的要求。

不得使用未经批准的药剂，有些工厂的工作人员违规自行使用杀虫喷雾剂灭虫。

使用未批准的杀虫剂清单中的药剂，无使用记录或记录不全。

杀虫剂未按规定配置，浓度过高导致风险增加，过低又不能有效控制。

4. 虫害控制作业报告

杀虫剂等药品的使用应详细记录，包括用量和浓度。很多公司的作业报告记录不详。发现虫害活动异常，未及时采取措施并根据虫害活动情况制订虫害跟踪计划。

5. 虫害活动趋势及纠正措施

未对几种主要的虫害（蚊蝇、蟑螂、鼠类）做趋势分析，或者有趋势分析但没有相应的纠正措施。

6. 厂区内的虫害活动迹象

捕食器上的老鼠未及时清理，粘板上有明显的昆虫堆积，厂区内有猫、狗等活动物存在，产区内有鸟巢，仓库内发现有蜘蛛网。

7. 虫害控制装置可能造成污染

在厂房内部使用灭鼠诱饵或喷洒杀虫剂；使用小颗粒状诱饵，如毒谷，有污染产品的风险；电击式灭蝇灯距离产品、设备或包装材料太近，可导致害虫碎片污染；诱饵站未固定，可随意移动。

8. 虫害控制装置数量、摆放位置

生产区域和储存区域周围捕鼠器的间隔过大；记录用的标签未放在捕鼠器、诱饵站内部，无法证明检查人员是否打开过；虫害控制装置未得到良好维护，不能正常工作；诱饵站内诱饵丢失、发霉，诱饵站外发现诱饵。

（三）解决办法

选择服务规范、负责的专业虫害控制公司。加强内部员工的宣传、培训，增进虫害控制意识。虫害控制是一项系统的工程，涉及多个流程，相关人员的意识和专业知识直接影响虫害管理的质量。积极配合虫害控制人员，合理的建议及时考虑并尽量采纳。专业虫害控制公司通常经验比较丰富，如能按照他们提出的建议严格执行通常都能取得较好的防治效果。安排公司人员对虫害控制进行抽查。公司应定期、不定期对虫害控制的质量进行调查，督促公司内部的人员和虫害控制公司的工作。

学习单元三　食品的化学性污染

一、重金属污染

金属（尤其是重金属）对食品安全的影响非常重要，属于化学危害的重要内容之一。研究表明，重金属污染以镉最为严重，其次是汞、铅等，非金属砷的污染也不可忽视。有毒金属进入食品的途径主要是来自高本底值的自然环境、含金属的化学物质的使用、环境污染和食品加工过程。随食物进入人体的金属在体内的存在形式除了以原有形式为主外，还可以转变成高毒性的化合物形式。多数金属在体内有蓄积性，半衰期较长，能产生急性和慢性中毒反应，还有可能产生致畸、致癌和致突变作用。

扫码学习

食品的化学性污染

（一）镉

镉是银白色、有延展性的金属，具有相当大的密度和相当高的蒸气压。镉的有机化合物很不稳定，自然界中没有有机镉化合物存在，但在哺乳动物、禽类和鱼等生物体内的镉

多数与蛋白分子结合。一般食品中均能检出镉，食品中镉的平均含量为 0.004～5mg/kg。

食品中镉主要来源于冶金、陶瓷、电镀工业及化学工业（如电池、塑料添加剂、食品防腐剂、杀虫剂、颜料）等排出的三废。工厂高烟囱所排出的镉，被颗粒物所吸附，借助大气沉降和降水进行散播，在大气污染源（特别是铅锌冶炼设备和火力发电厂烟囱）周围的局部地区，特别是下风方向，其沉降明显增高。这种污染可反映在污染源周围的表层土和植被中。农作物通过根的吸收使镉进入食物，在大气中高镉沉降的地区，农作物中镉含量会增加。含镉废水的排放可能成为食品中镉的另一个来源。利用含镉废水灌溉农田，会引起土壤中镉的积累。污泥施肥或含镉肥料的使用，直接引起土壤中镉的积累，则成为食品中镉的又一来源。不同作物对土壤中镉的吸收能力不同，一般蔬菜的镉含量比谷类作物的籽粒中高，蔬菜中叶菜、根菜类的镉含量高于瓜果类。

动物性食品中的镉也来源于环境，除非环境发生了污染，一般来说其镉含量是比较低的，但镉在动物体内有明显的生物蓄积倾向。由于污染的水体具有较大的迁移性，河流湖泊的底泥由于长期接纳污水而富含镉，排海口的底泥中镉含量也较高，水流的翻动，使水体中浮游植物含有较高水平的镉，会造成以浮游植物为食的水生动物蓄积大量的镉。水产食品中的镉含量相当高。

人体内的镉主要从食品中摄入。镉中毒会造成肾小管再吸收障碍，低分子质量的蛋白质和钙质等由尿中流失，长期下去容易形成骨质软化、关节疼痛、骨折及骨骼变形等。长期摄入过量的镉，会影响体内其他有益元素的效能，造成肝肾损害、肺气肿、支气管炎、内分泌失调、食欲不振、失眠等问题。镉转移至动脉，使血压上升，引起血管脂肪化。

世界卫生组织建议每人每天镉摄入量应控制在 57～71μg，我国每人每天镉摄入量为 37～46μg。

（二）铅

铅是银灰色重金属元素，质软，可弯曲，铅不是以纯元素状态存在的，而是与其他元素结合成盐类。它也经常与其他金属结合，特别是锌、铁、镉和银，以及和其他金属构成合金，如焊锡合金。

食品中铅的来源很多，包括罐头食品、饮水管道、土壤中的铅，由空气沉积到谷物上的铅及流入农田中的含铅污水等。很多行业（如采矿、冶炼、蓄电池、交通运输、印刷、塑料、涂料、焊接、陶瓷、橡胶、农药等）都使用铅及其化合物，这些铅大部分以各种形式排放到环境中造成污染，因而也引起食品的铅污染。

由于铅广泛存在于环境中，人体摄入铅的途径就很多，主要包括食品、饮水、吸烟、大气等，但人体特别是进行非职业性接触的人所摄入的铅主要来自食品。铅含量较高的食品是罐装饮料、饮用水、谷物食品、植物的根茎和果实及动物性食品。我国居民膳食中的铅主要来自谷类和蔬菜，因为我国的膳食结构以粮谷和蔬菜为主。这些铅通过皮肤、消化道、呼吸道进入体内与多种器官亲和，对神经、血液、消化、心脑血管、泌尿等多个系统造成损害，严重影响体内新陈代谢。铅堵塞金属离子代谢通道，造成低钙、低锌、低铁，且导致补充困难。主要病症有儿童腹泻、神经衰弱、胃溃疡、疼痛、心血管疾病。

我国食品卫生标准规定：冷饮食品、奶粉、炼乳、食盐、味精、醋、酒等食品中 Pb≤1mg/kg 或≤1mg/L，食用色素 Pb≤10mg/kg，饮用水中 Pb<0.05mg/L。FAO/WHO 推荐铅的每周允许摄入量（PTWI）为 0.05mg/（kg 体重·周）。

（三）汞

汞是一种毒性较强的有色金属，常温下为银白色发光液体，俗称水银。汞在自然界中以金属汞、无机汞和有机汞形式存在。

汞及其化合物用途很广，因而在人类环境中分布非常广泛，全世界每年有数千吨汞用于仪表、化工、制药、造纸、涂料等工业。人体中的汞除职业接触外主要来自食物，特别是鱼贝类，水体中的汞可以通过特殊的食物链和富集作用在食物中浓集。日本水俣病区鱼贝类汞含量高达 20～40mg/kg。

食品中的汞以元素汞、二价汞的化合物和烷基汞三种形式存在。一般情况下，食品中的汞含量通常很少，但随着环境污染的加重，食品中汞的污染也越来越严重，部分食品的汞含量超过了限量标准。我国 1990 年的全膳食研究结果，膳食中汞相当一部分来自水产品，而豆类和蛋类个别食品的汞含量超过国家食品卫生允许量标准，最高含量达到 0.094mg/kg。我国正常膳食的汞含量为：谷类 0.013mg/kg、豆类 0.01mg/kg、薯类 0.007mg/kg、肉类 0.013mg/kg、蛋类 0.029mg/kg、水产类 0.04mg/kg、乳类 0、蔬菜类 0.003mg/kg、水果类 0.004mg/kg、饮料及水 0、酒类 0.002mg/kg。

由汞引起的急性中毒，可使肾脏和肠胃系统受到损害，引起肠道薄膜发黏，同时发生剧痛和呕吐，导致虚脱甚至死亡。

我国规定食品中汞允许残留量（mg/kg，以汞计）：粮食（或成品粮）≤0.02，豆类、薯类、果蔬≤0.01，牛乳及乳制品≤0.01，肉、蛋、油≤0.05，鱼和其他水产品≤0.3（其中甲基汞≤0.2）。WHO 建议成人汞的每周摄入量不得超过 0.3mg［相当于 0.005mg/（kg 体重·周）］，其中甲基汞摄入量每周不得超过 0.2mg［相当于 0.0033mg/（kg 体重·周）］。

（四）砷

砷广泛分布于自然环境中，几乎所有的土壤中都存在砷。最普通的两种含砷无机化合物是 As_2O_3（砒霜）和 As_2O_5，一般三价砷毒性大于五价砷。随着生产的发展，含砷化合物广泛应用于农业中作为除草剂、杀虫剂、杀菌剂、杀鼠剂和各种防腐剂的成分之一。它们的大量使用，造成了大量农作物被污染，使砷含量增高。此外，在动物饲料中同样大量掺入了对氨基苯砷酸等含砷化合物作为生长促进剂，还涉及家畜等动物性食品的安全性。

食品中的微量砷主要来自土壤中的自然本底。由于农业上广泛使用砷化合物，特别是含砷农药的使用，使农作物含砷量和从土壤中吸收砷的量增加。在水稻抽穗期以后施用有机砷农药，可使稻米的砷含量显著增加，最高达 8mg/kg。砷酸铅作为农药施用于烟草，使烟叶上残留砷，致使吸烟者的砷摄入量远高于普通人。含砷的杀虫剂施用于果树，可使砷大量残留在果皮上，果皮上的砷又慢慢渗入果肉和果汁中，引起水果及其饮料中砷的污染。

砷能引起人体慢性和急性中毒。砷的急性中毒通常是由于误食而引起的，砷的慢性中毒是由长期少量经口摄入食物引起的。砷的慢性中毒表现为食欲下降、体重下降、胃肠障碍、末梢神经炎、结膜炎、角膜硬化和皮肤变黑。

我国规定食品中砷的含量（mg/kg，以砷计）为：原粮<0.7，食用植物油<0.1，酱油、酱、食醋<0.5，味精、盐<0.5，冷饮食品<0.5，饮用水<0.05mg/L。FAO/WHO 提出砷的每日允许摄入量为 0.05mg/（kg 体重），对无机砷允许摄入量建议为 0.015mg/

（kg 体重·周）。在美国，蔬菜中砷的允许残留量为 3.5mg/kg，日本为 1.0mg/kg，加拿大为 2.0mg/kg。

（五）锌

锌普遍微量存在于各种食物中，但不致引起中毒。由食品引起的锌中毒，最常见的原因是由于镀锌容器或工具的锌混入食品所致。锌不溶于水，易溶于酸性溶液中，即使在弱酸溶液中也易溶解，一般有机酸（如柠檬酸和乙酸等）对锌的溶解度相当大。溶解后的锌以有机酸盐的形式移入食品中，食用后，即可引起中毒。锌由容器移入食品中的数量与食品的性质（主要是酸度）、存放的时间等因素有关。溶液的酸度越高，其中含锌量也越多。

曾有报道用镀锌白铁容器盛煮酸性食品，因盛放较久而引起锌中毒。例如，用镀锌铁桶盛放酸梅汤等清凉饮料，饮用后，即可引起中毒，也有因食用镀锌白铁容器盛装的醋而引起中毒者，另外，用镀锌器皿煮海棠、苹果、山里红，食用后也可引起中毒。

除了上述镉、汞、铅、砷、锌等金属可能对食品造成危害外，还有氟、酚、硒等工业有害物质会通过大气、水体、土壤直接或间接污染农作物，最终危害人体健康。

（六）减少食品中金属污染的措施

减少有毒金属污染食品的主要措施有：加强农用化学物质的管理，禁止使用含有毒重金属的农药、化肥等化学物质，如含汞、含砷制剂；严格管理农药、化肥的使用。限制使用含砷、铅、锌等金属的食品加工用具、管道、容器和包装材料，以及含有此类重金属的添加剂和各种原材料。减少环境污染，严格按照环境标准执行工业废气、废水、废渣的排放。加强食品卫生监督管理，完善食品卫生标准。

二、农药、化肥、化控技术使用所造成的食品安全问题

（一）概述

农药是指用于预防、消灭或者控制危害农业、林业的病、虫、草和其他有害生物及有目的地调节植物、昆虫生长的化学合成或者来源于生物、其他天然物质的一种物质或者几种物质的混合物及其制剂。

按用途可将农药分为杀虫剂、杀菌剂、除草剂、杀线虫剂、杀螨剂、杀鼠剂、落叶剂和植物生长调节剂等类型。其中，使用最多的是杀虫剂、杀菌剂和除草剂三大类。按化学组成及结构可将农药分为有机磷、氨基甲酸酯、拟除虫菊酯、有机氯、有机砷、有机汞等多种类型。

使用农药可以减少农作物的损失，提高农业生产的经济效益，增加粮食供应。但是，由于农药的大量和广泛使用，不仅可通过食物和水的摄入、空气吸入和皮肤接触等途径对人体造成多方面的危害，如慢性中毒和致癌、致畸、致突变作用等，还可对环境造成严重污染，使环境质量恶化，物种减少，破坏生态平衡。

（二）食品中农药的来源

进入环境中的农药，可通过多种途径污染食品。进入人体的农药据估计约 90% 是通过食物摄入的。食品中农药残留的主要来源有以下几方面。

施用农药对农作物的直接污染包括表面黏附污染和内吸性污染，其污染程度主要取决于农药性质、剂型、施用方法、施药浓度、施药时间、施药次数及气象条件。

由于施用农药和工业三废的污染，大量农药进入空气、水和土壤，成为环境污染物。农作物便可长期从污染的环境中吸收农药，尤其是从土壤和灌溉水中吸收农药。

农药通过食物链污染食品，如饲料污染农药而导致肉、乳、蛋的污染；含农药的工业废水污染江河湖海进而污染水产品等。

另外，还有其他来源的污染，粮食使用熏蒸剂等对粮食造成的污染；禽畜饲养场所及禽畜身上施用农药对动物性食品的污染；粮食储存加工、运输销售过程中的污染，如混装、混放、容器及车船污染等；事故性污染，如将拌过农药的种子误当粮食吃，误将农药加入或掺入食品中，施用时用错品种或剂量而致农药高残留等。

（三）食品储藏和加工过程对农药残留量的影响

谷物在仓储过程中农药残留量缓慢降低，但部分农药可逐渐渗入内部而致谷粒内部残留量增高。常用的食品加工过程一般可不同程度降低农药残留量，但特殊情况下也可使农药浓缩、重新分布或生成毒性更大的物质。

（四）控制食品中农药残留量的措施

加强对农药生产和经营的管理，安全合理使用农药，制定和严格执行食品中农药残留限量标准，制定适合我国国情的农药政策。

三、兽（渔）药残留对食品的污染

（一）兽药进入动物体的主要途径

在预防和治疗畜禽疾病的过程中，通过口服、注射、局部用药等方法可使药物残留于动物体内而污染食品。为了治疗动物的某些疾病，在饲料中常添加一些药物，还可促进禽畜的生长。当这些药物以小剂量拌在饲料中，长时间地喂养食用动物时，通过饲料使药物残留在食用动物体内，从而引起肉食品的兽药残留污染。食品保鲜过程有时加入某些抗生素等药物来抑制微生物的生长、繁殖，这样也会不同程度造成食品的药物污染。

（二）兽药残留污染的主要原因

不遵守休药期有关规定，没有严格控制屠宰畜禽及其产品允许上市前或允许食用时的停药时间；不正确使用兽药和滥用兽药，使用兽药时，在用药剂量、给药途径、用药部位和用药动物的种类等方面不符合用药规定，因此造成药物残留在体内，并使存留时间延长，从而需要增加休药天数；饲料加工过程受到兽药污染或运送出现错误，如将盛过抗菌药物的容器用于储藏饲料，或将盛过药物的储藏器没有充分清洗干净而再次使用，都会造成饲料加工过程中兽药污染；使用未经批准的药物作为饲料添加剂来喂养食用动物，造成食用动物的兽药残留；按错误的用药方法用药或未做用药记录；屠宰前使用兽药来掩饰临床症状，逃避屠宰前检查，这样很可能造成食用动物的兽药残留。厩舍粪池中含有抗生素等药物的废水和排放的污水及动物的排泄物中含有兽药，都将引起污染和再污染。

（三）控制动物性食品中兽药残留措施

1. 加强药物的合理使用规范

加强药物的合理使用规范，包括合理配伍用药、使用兽用专用药，能用一种药的情况下不用多种药，特殊情况下一般最多不超过 3 种抗菌药物。

2. 严格规定休药期和制定动物性食品药物的最大残留限量

为保证给予动物内服或注射药物后药物在动物组织中残留浓度能降至安全范围，必须严格规定药物休药期，并制定最大残留限量（maximum residue limit，MRL）。

3. 加强监督、检测工作

因为兽药残留具有潜在的危害性，一些对变应原性物质非常敏感的人群，其危害就更严重。因此建议肉品检验部门、饲料监督检查部门及技术监督部门应该加强动物饲料和动物性食品中的药物残留的检测，建立并完善分析系统，以保证动物性食品的安全，提高食品质量，减少因消费动物性食品引起变态反应的风险。

另外，对于动物性食品中兽药残留，还可通过制备高效低毒化学药品和加强对新药物进行安全性毒理学评价进行控制。

4. 合适的食品食用方式

消费者可通过烹调、热处理等加工方法减少食品中的兽药残留。如 WHO 估计肉制品中的四环素类兽药残留经加热烹调后，5～10mg/kg 的残留量可减低至 1mg/kg。氯霉素经煮沸 30min 后，至少有 85%失去活性。

四、N-亚硝基化合物对食品的污染

（一）N-亚硝基化合物的化学性质

N-亚硝基化合物（NOC）是对动物具有较强致癌作用的一类化学物质，已研究的有 300 多种亚硝基化合物，其中 90%具有致癌性。根据分子结构不同，N-亚硝基化合物可分为 N-亚硝胺和 N-亚硝酰胺。亚硝胺是研究最多的一类 N-亚硝基化合物，低分子质量的亚硝胺（如二甲基亚硝胺）在常温下为黄色油状液体，高分子质量的亚硝胺多为固体；溶于有机溶剂，特别是三氯甲烷。亚硝胺在中性和碱性环境中较稳定，在酸性环境中易破坏，盐酸有较强的去亚硝基作用。加热到 70～110℃，N—N 之间可发生断裂。此键最弱，形成氢键和加成反应：亚硝基上的 O 原子和与烷基相连的 N 原子能和甲酸、乙酸、三氯乙酸形成氢键。亚硝酰胺的化学性质活泼，在酸性和碱性条件中均不稳定。在酸性条件下，分解为相应的酰胺和亚硝酸，在弱酸性条件下主要经重氮甲酸酯重排，释放出 N_2 和羟酸酯。在弱碱性条件下，亚硝酰胺分解为重氮烷。

（二）N-亚硝基化合物的前体物

1. 硝酸盐和亚硝酸盐

硝酸盐和亚硝酸盐广泛地存在于环境中，是自然界中较普遍的含氮化合物。一般蔬菜中的硝酸盐含量较高，而亚硝酸盐含量较低。但腌制不充分的蔬菜、不新鲜的蔬菜、泡菜中含有较多的亚硝酸盐（其中的硝酸盐在细菌作用下，转变成亚硝酸盐）。

2. 胺类物质

含氮的有机胺类化合物是 N-亚硝基化合物的前体物，广泛地存在于环境中，尤其是食物中，因为蛋白质、氨基酸、磷脂等胺类的前体物，是各种天然食品的成分。

另外，胺类也是药物、化学农药和一些化工产品的原材料（如大量的二级胺用于药物和工业原料）。

（三）天然食品中的 N-亚硝基化合物及亚硝胺在体内的合成

在自然界中含量比较高的有以下几种：海产品、肉制品、啤酒及不新鲜的蔬菜等。

此外，亚硝基化合物可在机体内合成。胃 pH 为 1～4，是适合亚硝基化合物体内合成的 pH，因此胃可能是合成亚硝胺的主要场所；口腔和感染的膀胱也可以合成一定的亚硝胺。

（四）亚硝基化合物的致癌性

N-亚硝基化合物可通过呼吸道吸入、消化道摄入、皮下肌肉注射、皮肤接触等方式诱发动物肿瘤，且具有剂量效应关系。无论是一次冲击量还是少量多次地给予动物，均可使多种动物罹患癌肿，到目前为止，还没有发现有一种动物对 N-亚硝基化合物的致癌作用具有抵抗力。各种不同的亚硝胺对不同的器官有作用，如二甲基亚硝胺主要是导致消化道肿瘤，可引起胃癌、食管癌、肝癌、肠癌、膀胱癌等。妊娠期的动物摄入一定量的 N-亚硝基化合物可通过胎盘使子代动物致癌，甚至影响到第三代和第四代。

N-亚硝基化合物，除致癌性外，还具有致畸作用和致突变作用。

（五）预防措施

减少其前体物的摄入量，如限制食品加工过程中的硝酸盐和亚硝酸盐的添加量；尽量食用新鲜蔬菜等。减少 N-亚硝基化合物的摄入量，人体接触的 N-亚硝基化合物有 70%～90%是在体内自己合成的。多食用能阻断 N-亚硝基化合物合成的成分和富含维生素 C、维生素 E 及一些多酚类的食物；并制定食品中的最高限量标准。

五、其他化学污染物

多环芳香族化合物目前已鉴定出数百种，其中苯并 [a] 芘研究得最早，资料最多。

（一）苯并 [a] 芘（B [a] P）

B [a] P 是由 5 个苯环构成的多环芳烃。通过水和食物进入人体的 B [a] P 很快通过肠道吸收。吸收后很快分布于全身。动物实验表明，进入体内的 B [a] P 在微粒体混合功能氧化酶系的芳烃羟化酶作用下，代谢活化为多环芳烃环氧化物，与 DNA、RNA 和蛋白质大分子结合而呈现致癌作用，成为终致癌物。有的可经进一步代谢，形成带有羟基的化合物，最后可与葡萄糖醛酸、硫酸或谷胱甘肽结合从尿中排出。

食品中的多环芳烃主要有以下几个来源：食品在焙烤或熏制时直接受到污染；食品

成分在烹调加工时经高温裂解或热聚形成，是食品中多环芳烃的主要来源；植物性食品可吸收土壤、水中污染的多环芳烃，并可受大气飘尘直接污染；食品加工过程中，受机油或食品包装材料的污染，以及在柏油马路上晾晒粮食可使粮食受到污染；污染的水体可使水产品受到污染；植物和微生物体内可合成微量的多环芳烃。

（二）杂环胺类化合物

在烹饪的肉和鱼类中发现的杂环胺类化合物（HCA）主要有氨基-咪唑-喹啉或氨基-咪唑-喹恶啉（统称为 IQ 化合物）和氨基-咪唑-砒啶（如 PhIP），当火焰与食物接触或燃烧时，氨基咔啉显著增加。这些物质是在高温下由肌酸、肌酐、某些氨基酸和糖形成的，为带杂环的伯胺。PhIP 是烹饪食品中含量最多的 HCA。

IQ 化合物主要可诱发小鼠肝脏肿瘤，也可诱发出肺、前胃和造血系统的肿瘤，诱发大鼠肝脏、肠道、乳腺等器官的肿瘤；PhIP 主要诱发雄性大鼠肠道肿瘤、雌性乳腺肿瘤、小鼠的淋巴瘤。其他氨基酸的热解产物主要诱发小鼠的肝脏和血管肿瘤，大鼠、小鼠的肝脏和小肠肿瘤。

防止 HCA 危害的措施主要是：改进烹调方法，尽量不用油煎和油炸的烹调方法，避免过高温度，不要烧焦食物。增加蔬菜水果的摄入量。膳食纤维可以吸附 HCA，而蔬菜和水果中的一些活性成分又可抑制 HCA 的致突变作用。建立完善的 HCA 的检测方法，开展食物 HCA 含量检测，研究其生成条件和抑制条件，以及在体内的代谢情况、毒害作用的阈剂量等方面的研究，尽早制定食品中的允许含量标准。

学习单元四　食品的放射性污染和物理性危害

一、放射性物质污染

放射性物质对环境的污染及意外事故中放射性核素的渗漏，均可通过食物链各环节污染食物。特别是鱼类等水产品对某些放射性核素有很强的富集作用，使其危害性备受重视。

（一）食品中的天然放射性核素

自然界天然存在的放射性核素多数属于铀、钍、锕三系，三系起始元素为铀-228、钍-232、镭-235。各系中包括许多子体（如镭-226、钋-210 等），另有少数元素不属于三系（如钾-46、铷-87 等）。还有一些存在于地壳中的元素如碳-14 和氚是宇宙线作用于大气中稳定性元素的原子核而产生的。这些天然放射性核素广泛分布于空气、土壤和水中，构成了自然界的天然辐射源，它们与稳定性同位素一样参与周围环境与生物体间的物质自然交换过程，所以在动植物组织内均有放射性核素存在，即为动植物性食品的天然放射性本底。由于环境中放射性核素分布不同，不同地区食品中的放射性核素量不相同，同一地区不同食品天然放射性核素浓度亦有较大差异。

食品中重要的天然放射性核素有以下 3 种。

（1）钾-40。自然界分布很广，半衰期为 1.3×10^9 年，是通过食品进入人体最多的天然放射性核素。估计成人每日约摄入 0.085Bq，全身剂量为 $200\mu Gy/$年，主要存在于软组织中，骨含量只为软组织的 1/4。

（2）镭-226。半衰期为 1.6×10^3 年，主要通过食品进入人体，一般地区镭-226 的摄入量为 0.02～0.07Bq。其代谢途径与钙相似，80%～85%沉积于骨中，一般正常摄入量地区人骨沉积量为 $14.8 \sim 148 \times 10^{-5}$Bq/g 灰分。骨中镭-226 的浓度与摄入量密切相关，全身负荷量随骨龄增长而增长。膳食中镭-226 主要来自谷类和蔬菜，动物性食品次之。

（3）钋-210。属于铀系，其母体为铀-238，其前身为镭-226、氡-222、铅-210 和铋-210。钋-210 在自然环境中和铅-210 处于平衡状态，广泛分布于植物和一些海产品中。钋-210 寿命不长（半衰期 138.4d），但铅-210 半衰期长达 22 年。动物及人体内的钋-210 除来自食物外，还来源于摄入铅-210 在体内的衰变。以海产品为主食的居民摄入钋-210 的量较大。钋-210 还可通过地衣—驯鹿—人的特殊食物链进入人体。如居住在近北极地区的牧民以驯鹿为主要食品，驯鹿冬季以地衣为饲料，地衣对钋-210 有强富集作用。

在正常条件下，食品中的天然放射性物质的核素含量很低，一般不会造成食品安全性问题。

扫码学习

食品的放射性污染和物理性污染

（二）放射性核素对食品的污染

食品可以吸附或吸收外来的（人为的）放射性核素，使其放射性高于自然放射性本底，称为食品的放射性污染。食品的放射性污染来源于 3 个方面。

1. 空中核爆炸试验

核爆炸时的核裂变产物、未起反应的核原料及弹体材料受中子流的作用形成感生放射性物质被带入一定高度的大气流中，在不同区向地面沉降，颗粒大的受重量影响在 24h 内达爆炸区附近地面形成局部性污染，颗粒小的可进入对流层和平流层向远处分散，数月或数年降于地面，产生全球性污染。一次核爆炸可以产生 200 种以上裂变产物，这些产物的半衰期从几分之一秒到千年或万年。

2. 核废物的排放

整个核动力生产中的采矿、燃料制造、浓缩及反应堆动力生产和核燃料再处理等过程均可通过三废排放污染环境从而污染食品。特别是对水源的污染更突出。据调查，某厂区邻近的海域及地区所产鱼、牡蛎、农作物、牛奶中均有较高浓度的铯-137、锌-65、铬-51 和磷-32 等。

3. 意外事故

意外事故的泄漏主要引起局部性污染，但可使食品中含有相当高的放射性。例如，英国温茨凯尔原子反应堆事故向大气中排放的放射性核素的放射性约相当于 11.1×10^{14}Bq，其中碘-131 为 7.4×10^{14}Bq，碲-132 为 4.44×10^{14}Bq，铯-137 为 22.2×10^{12}Bq，锶-89、锶-90 为 33.3×10^{14}Bq。由于附近牧草受到污染，牛乳中放射性核素含量也相当高。该地区居民成人甲状腺中放射性核素剂量达到 4×10^{-2}Gy，儿童为 16×10^{-2}Gy。1986 年的苏联切尔诺贝利的核事故也造成环境及食品的严重污染。

污染食品重要的放射性核素有以下 4 种。

（1）碘-131。碘-131 是核爆炸中早期出现的最突出裂变产物。碘主要通过消化道进入人体，可完全被胃肠道吸收，选择性地集中于甲状腺内。膳食中稳定性碘的摄入可影响碘在甲状腺中的浓集量。1 岁以内婴儿甲状腺为成人重量的 1/10，故儿童接受剂量要比摄入相同数量放射性碘的成年人高。在食物链环节中，碘-131 可通过污染牧草进入牛体使牛乳受到污染。碘-131 的半衰期为 6～8d，对食品长期污染意义不大，对蔬菜的污染具有较大意义，人可通过摄入新鲜蔬菜摄入较大量的碘-131。以乳为主要膳食成分的地区牛乳是碘-131 主要来源。碘-131 可以通过母乳对婴儿产生潜在危害。

（2）锶-90。锶-90 在核爆炸中大量产生，为全球性沉降，半衰期为 28 年。进入人体参与钙的代谢过程，大部分沉积于骨骼中。污染区的牛、羊乳中含有较大量的放射性锶。放射性锶与稳定锶均受到体内钙的影响。因此，放射性锶的浓度一般除用 Bq/kg 表示，也可用放射性锶 Bq/g 钙（锶单位）来表示，即每 1g 钙相当的放射性锶剂量。锶-90 广泛存在于土壤中，是食品放射性的重要来源，食品中锶-90 的浓度随核试验情况而消长。

（3）锶-89。锶-89 是核爆炸主要的裂解产物，其产量比锶-90 更高，核爆炸所产生的碎片中锶-89/锶-80 比率可高达 180 或更高。锶-89 的半衰期 51d，消失较快。

（4）铯-137。铯-137 半衰期 30 年，易被机体充分吸收，化学性质与钾相似，参与钾的代谢过程，随血液分布全身，无特殊浓缩器官，主要通过尿液排出，肠道可排出部分，乳中排出少量。铯-137 也可通过地衣—驯鹿—人的特殊食物链进入人体。驯鹿中铯-137 的含量可达 117.6×10^7Bq/kg，经常食用该类肉食品的人体负荷量也高，男性比女性可高出 2 倍。

（三）控制食品放射性污染措施

预防食品放射性污染及其对人体危害的主要措施是加强对污染源的卫生防护和经常性的卫生监督。定期进行食品卫生监测，严格执行国家卫生标准，使食品中放射性物质的含量控制在允许的范围之内。

二、食品的物理性危害

物理性危害包括各种称之为外来物质或外来颗粒或外来物的物质。物理性危害可定义为消费产品过程中可能使人致病或致伤的食物中发现的任何非正常的物理材料。

成品中的物理性危害有几个来源，如被污染的材料、设计或维护不好的设施和设备，加工过程中错误的操作，以及不恰当的人员培训与实践。表 5.1 给出了一些常见物理性危害及其来源或原因。

表 5.1　常见物理性危害来源或原因

危害	来源或原因
玻璃	瓶子、罐子、灯具、工具、表盘、温度计
金属	螺母、螺栓、螺钉、钢丝棉、挂肉钩
石头	原料
塑料	包装材料、原料
骨头	原料、不当的加工过程
子弹/弹丸/针	野外射击动物、防止感染用的皮下注射针头
珠宝	笔尖/笔，纽扣。员工工作粗心

物理性危害的预防可根据危害的来源、性质等分别确定。表 5.2 列出了一些常见物理性危害的预防措施。

表 5.2　常见物理性危害的预防措施

危害	预防措施
原材料中外来物质	供应商的 HACCP 计划；使用的规格和保证书；卖方检验与认证；用磁铁筛选；分离器和过滤器处理；原料的厂内检验
包装材料中的外来物质、清洁剂等	供应商的 HACCP 计划，使用的规格保证书；卖方检验与认证，原料的厂内检验
加工过程或员工操作带入的外来物	用金属探测器；目视检查；设备的适当保养；设备的经常检查

学习单元五　人畜共患传染病与寄生虫病

一、常见的人畜共患传染病

（一）炭疽

炭疽（anthrax）是由炭疽芽孢杆菌（*Bacillus anthracis*）引起的人畜共患的一种急性、热性、败血性传染病。家畜中以绵羊、牛、马最易感，常取急性败血症经过，猪的抵抗力较强，常取慢性经过。临诊特征是突然发生高热，可视黏膜发绀及天然孔出血。剖检以尸僵不全、血凝不良，皮下和浆膜下结缔组织胶样浸润，脾脏显著肿大等败血症变化为特征。

人感染本病往往是直接接触病畜、解剖和处理尸体或食入染有炭疽病原体的畜产品的结果，可发生败血症死亡，所以在公共卫生上意义重大。

宰前检疫发现炭疽病畜时，采取不放血的方法捕杀、尸体销毁。确认为炭疽的病畜，其整个胴体、内脏、皮毛及血液等必须销毁。被炭疽病畜及其副产品污染的胴体和副产品，应化制后作工业用。

（二）鼻疽

鼻疽（malleus）是由鼻疽假单胞菌（*Pseudomonas mallei*）引起的单蹄动物（马、驴、骡）的一种传染病。马通常呈慢性经过，骡、驴多为急性。该病的特征是在鼻腔、喉头、气管黏膜或皮肤形成特异性鼻疽结节、溃疡或瘢痕，在肺脏、淋巴结或其他实质脏器发生鼻疽结节。

人主要通过损伤的皮肤或黏膜感染，也可以经飞沫传播和消化道感染，发病后常在病原体入侵处形成鼻疽结节或溃疡，局部淋巴结和输出淋巴管呈现炎性肿胀。

宰前检疫发现鼻疽病畜时，采用不放血的方法捕杀，尸体销毁。确认为鼻疽的病畜，其整个胴体及副产品均做销毁处理。被鼻疽病畜及其产品污染的胴体和副产品，也应销毁。

（三）结核病

结核病（tuberculosis）是由分枝杆菌属（*Mycobacterium*）的细菌引起的人畜共患的

一种慢性传染病。该病的特征是在多种组织器官形成肉芽肿和干酪样、钙化结节病变。在屠畜中最常见于牛，其次是猪和鸡，羊少见，马更少见。人的结核病中大概有15%是牛型结核，人的牛分枝杆菌感染主要由饮用生牛乳或消毒不合格的牛乳引起。

患全身性结核病的畜禽，其胴体及内脏作工业用或销毁。患局限性结核病时，将有病变的部分割下作工业用或销毁，其余部分高温处理。

（四）布鲁氏菌病

布鲁氏菌病（brucellosis）是由布鲁氏菌属（*Brucella*）的细菌引起的人畜共患传染病。在家畜中以牛、羊、猪较易感，其特征是流产、不育、关节炎和睾丸炎。

人可通过与病畜或带菌动物及其产品的接触，食用未经彻底消毒的病畜肉、乳及其制品而引起感染发病。2011年陕北地区发生羊布鲁氏菌病的流行，并导致感染人。

确诊为布鲁氏菌病的病畜或整个胴体及副产品，均应销毁处理。

（五）口蹄疫

口蹄疫（foot and mouth disease，FMD）是由口蹄疫病毒（FMDV）引起的偶蹄动物的一种急性、热性、高度接触性传染病。该病的特征是口腔黏膜、蹄部和乳房皮肤发生水疱和溃疡。家畜中，牛、羊、猪均易感。

人可因接触患病动物或饮食病畜生乳或未经充分消毒的病畜肉、乳及乳制品而被感染。小儿易感性较高，常发生胃肠炎，严重者引起心肌炎而死亡。成人感染后主要表现为口腔黏膜及手、足发生水疱和溃烂。

宰前确诊为口蹄疫的病畜及同群牲畜，应全部捕杀和销毁。宰后确诊为口蹄疫的患畜，其整个胴体、内脏及其他副产品，均应销毁处理。

（六）猪传染性水疱病

猪传染性水疱病又称猪水疱病（swine vesicular disease，SVD），是由猪水疱病病毒（SVDV）引起的急性传染病。本病流行性强，发病率高，其特征为蹄部、口腔、鼻端和母猪乳头周围产生水疱，与口蹄疫极为相似，但牛、羊等家畜不发病。

近年来一些研究者指出，猪水疱病病毒感染小鼠、猪和人后，都有程度不同的神经系统损害，因此有关人员应加强自身防护。

确诊为本病的患畜，其卫生处理同口蹄疫。

（七）丹毒丝菌病

丹毒丝菌病（erysipelothrix rhusiopathiae disease）是由红斑丹毒丝菌引起的一种人畜共患的急性、热性传染病。本病主要发生于猪，其他家畜、家禽及一些鸟类和鱼也可感染。猪感染后称猪丹毒，主要表现为急性败血型和亚急性疹块型，也有的表现为慢性关节炎或心内膜炎。

人的感染主要是病原菌从损伤的皮肤或黏膜侵入人体，也可通过吃肉感染，称类丹毒（erysipeloid），以与由链球菌引起的丹毒相区别。

宰前检疫发现急性猪丹毒时，捕杀后销毁。宰后的胴体、内脏和血液全部做销毁处理。其他类型病变轻微者，胴体及内脏高温处理后出厂（场），血液作工业用或销毁，皮张消毒后利用，脂肪炼制后食用。病愈的丹毒猪，皮肤上仅见灰黑色痕迹，皮下无病变者，可将患部割除，其余部分高温处理后出厂（场）。

（八）李氏杆菌病

李氏杆菌病（Listeriosis）是由单核细胞增生李氏杆菌（*Listeria monocytogenes*）引起的一种人畜共患的散发性传染病。动物中羊、牛、猪、兔和禽等均可感染。人也可感染。人、畜感染后主要表现脑膜脑炎、败血症、心内膜炎和单核细胞增多症。

确诊为本病的患畜或整个胴体、内脏及其他副产品，均应销毁处理。

（九）土拉杆菌病

土拉杆菌病（Tularemia）又名野兔热（hare fever）或兔热病，是由土拉弗朗西斯菌（*Francisella tularensis*）引起的一种人畜共患传染病。主要表现为体温升高，淋巴结肿大，肝脏和脾脏肿大、出血、灶性坏死。此病原发生于野生啮齿动物，尤以野兔甚为多发，往往呈地方性流行，故名野兔热。在自然条件下，野生啮齿类动物是本病原的储存宿主，由它们传染给家畜、家禽和人类。

在肉用动物中，绵羊患病较多，其他动物感染时没有明显的症状。动物大多采食被病死啮齿动物污染的饮水和饲料后经消化道感染，也可由吸血昆虫等经血液感染。人通常因食用未经处理的病畜肉或接触病畜而感染。

确诊为土拉杆菌病的病畜或整个胴体及副产品，均应销毁处理。

（十）狂犬病

狂犬病（Rabies）又称恐水病，是由狂犬病病毒（*rabies virus*）引起的一种人和所有温血动物共患的急性接触性传染病，俗称疯狗病。临诊特征是神经兴奋和意识障碍，继之局部或全身麻痹而死。本病在世界很多国家存在，造成人畜死亡，因此受到普遍关注。

宰前检疫发现狂犬病患畜时，应捕杀和销毁处理。宰后检验确诊为狂犬病的病畜，其整个胴体及副产品，均应销毁处理。

二、常见的人畜共患寄生虫病

（一）囊尾蚴病

囊尾蚴病（Cysticerosis）俗称囊虫病，是由绦虫的幼虫所引起的一种人畜共患寄生虫病。多种动物均可感染此病。人感染囊虫蚴时，在四肢、颈背部皮下可出现半球形结节，重症病人有肌肉酸痛、全身无力、痉挛等表现。虫体寄生于脑、眼、声带等部位时，常出现神经症状、头昏眼花、视力模糊和声音嘶哑等。人食用牛的囊尾蚴病肉，即可在肠道中发育成为钩绦虫（猪肉绦虫）或无钩绦虫（牛肉绦虫）。人患绦虫病时，身体虚弱，消化不良，经常下痢和腹痛，有时恶心和呕吐，所以本病在食品卫生方面十分重要，是肉品卫生检验的重点项目之一。

患畜整个胴体在去除皮下脂肪和体腔脂肪后作化制处理。胃、肠、皮张不受限制出场。除心脏以外的其他脏器检验无囊尾蚴的也不受限制出场。胴体剔下的皮下脂肪和体腔脂肪，炼制食用油。

（二）旋毛虫病

旋毛虫病（Trichinosis）是由旋毛线虫（*Trichinella spiralis*）寄生于哺乳动物体内所引起的一种人畜共患寄生虫病。多种动物均可感染，屠畜中主要感染猪和狗。本病对人危害较大，人感染旋毛虫多与吃生猪肉、狗肉，或食用腌制与烧烤不当的含有旋毛虫包囊的肉类有关。卫生处理方法同囊尾蚴病。

（三）孟氏双槽蚴病

孟氏双槽蚴病（Sparganosis）是孟氏双槽绦虫（*Spirometra mansoni*）的幼虫——双槽蚴寄生于猪、鸡、鸭、泥鳅、鲨、蛙和蛇的肌肉中所引起的一种寄生虫病。成虫寄生于狗、猫等动物的小肠内。猪主要由于吞食了含有双槽蚴的蛙类和鱼类而感染，人的感染主要是吃了生的或半生不熟的含有双槽蚴的肌肉所致，也有因用蛙皮贴敷治疗而感染的。

患畜虫体较少时可经高温处理后出场，虫体数量过多的局部作工业用或销毁。

（四）弓形虫病

弓形虫病（Toxoplasmosis）又称弓浆虫病，是由刚地弓形虫（*Toxoplasma gondii*）所引起的一种人畜共患原虫病。猪、牛、羊、禽、兔等多种动物都可感染，各种家畜中以猪的感染率较高，在养猪场中可以突然大批发病，死亡率高达 60% 以上。人可因接触和生食患有本病的肉类而感染，所以本病对人畜健康和畜牧业带来很大的危害和威胁。病变脏器及淋巴结割除后作工业用或销毁。胴体和内脏高温处理后出场。皮张不受限制出场。

（五）棘球蚴病

棘球蚴病（Echinococcosis）又称包虫病，是由细粒棘球绦虫（*Echinococcus granulosus*）和多房棘球绦虫（*E. multilocularis*）的幼虫——棘球蚴寄生于羊、牛、马、猪和人的肝、肺等器官中引起的人畜共患寄生虫病。家畜中以牛和绵羊受害最重。

病变严重的器官，整个作工业用或销毁；轻者则将病变部分剔除作工业用或销毁，其他部分不受限制出场。肌肉组织中有棘球蚴的，患部作工业用或销毁，其他部分高温处理后利用。

（六）肝片吸虫病

肝片吸虫病（Fascioliasis）是牛、羊最主要的寄生虫病之一，由肝片吸虫（*Fasciola hepatica*）引起，虫体通常寄生于牛、羊、鹿和骆驼等反刍动物的肝脏胆管中，猪、马属动物及一些野生动物也可寄生。常因患畜消瘦而使胴体重及其他畜产品（毛及乳）质量和产量显著降低，被屠宰家畜的肝脏因带有病变而废弃，严重感染时可引起大批死亡，从而给畜牧业生产带来经济损失。人也有被寄生的病例报道。

病变轻微的，割除病变部分，其他部分不受限制出场。病变严重的，整个脏器作工业用或销毁。

学习单元六　食品中存在的天然毒素

　　天然毒素是指生物本身含有的或者是生物在代谢过程中产生某种有毒成分。一些动植物本身含有某种天然有毒成分或由于储存条件不当形成某种有毒物质，这些动植物被人食用后都可能产生危害。自然界有毒的动植物种类很多，所含的有毒成分也较复杂，常见的天然毒素有以下几种。

一、河豚毒素

　　河豚又名鲀，或称艇鲅鱼，是一种味道鲜美但含有剧毒物质的鱼类，产于我国沿海各地及长江下游。河豚中毒主要发生在日本和中国。

　　河豚毒素（tetrodotoxin）是河豚所含的有毒成分，系无色针状结晶，微溶于水，对热稳定，煮沸、盐腌、日晒均不被破坏，河豚的肝、脾、肾、卵巢、卵子、睾丸、皮肤、血液、眼球等都含有河豚毒素，其中以卵巢最毒，肝脏次之。新鲜洗净的鱼肉一般不含毒素，但如鱼死后较久，毒素可从内脏渗入肌肉中。有的河豚品种鱼肉也具毒性。不同的河豚毒素含量不同，其毒性大小也有差异。每年春季 2～5 月为河豚的生殖产卵期，此时含毒量最多，因此春季最易发生中毒。

　　河豚毒素主要作用于神经系统，阻碍神经传导，可使神经末梢和中枢神经发生麻痹。初为知觉神经麻痹，继而运动神经麻痹，同时引起外周血管扩张，使血压急剧下降，最后出现呼吸中枢和血管运动中枢麻痹。

　　由于河豚毒素耐热，120℃、20～60min 才可破坏，一般家庭烹调方法难以将毒素去除，因此最有效的预防方法是将河豚集中处理，禁止出售。集中加工可将鱼头、内脏及鱼皮等有毒部分去除后制成腌干制品，经鉴定合格后方可出售；其次市场出售海杂鱼前应先经过严格挑选，将挑出的河豚进行掩埋等适当处理，不可随便扔弃，以防被人拣食后中毒。同时，还应大力开展宣传教育，使群众了解河豚有毒并能识别其形状，以防误食中毒。河豚的外形较特殊，头部呈菱形，眼睛内陷，半露眼球，上下唇各有两个牙齿形状似人牙，鳃小不明显，肚腹为黄白色，背腹有小白刺，皮肤表面光滑无鳞呈黑黄色。

二、组胺

　　组胺是组氨酸的分解产物，因此组胺的产生与鱼类所含组氨酸的多少直接有关。一般海产鱼类中的青皮红肉鱼，如鲐鲅鱼、鲥鱼、竹荚鱼、金枪鱼等鱼体中含有较多的组氨酸。当鱼体不新鲜或腐败时，污染鱼体的细菌如组胺无色杆菌，特别是莫根氏变形杆菌所产生的脱羧酶，会使组氨酸脱羧基形成组胺。在 15～37℃、pH 为 6.0～6.2 的弱酸性、盐分含量 3%～5% 的条件下，最适于组氨酸分解形成组胺。一些青皮红肉鱼（如沙丁鱼）在 37℃ 放置 96h，产生的组胺可达 1.6～3.2mg/g，淡水鱼类除鲤鱼能产生 1.6mg/kg 的组胺外，鲫鱼和鳝鱼只能产生 0.2mg/kg 的组胺。一般认为人摄入组胺含量超过 100mg［相当于 1.5mg/（kg 体重）］时，即可引起中毒。

　　组胺中毒是由于食用含有一定数量组胺的某些鱼类而引起的过敏型食物中毒。

　　预防组胺中毒主要是防止鱼类腐败变质。商业部门应尽量保证在冷冻条件下运输和保存鱼类，市场不出售腐败变质鱼。对于易产生组胺的鲐鲅鱼等青皮红肉鱼，家庭烹调时可加入少许醋，可使鱼中组胺减少 65% 以上。

三、雪卡毒素

雪卡毒素的结构与性质是 20 世纪 60 年代夏威夷大学的教授从爪哇裸胸鳝的肝脏中提取发现的，是一类聚醚类毒素，属神经毒素。含有雪卡毒素的鱼类大约有 400 种，对人类产生食品安全隐患的主要是珊瑚鱼，如红斑鱼、老虎斑鱼、苏眉鱼、龙定鱼、东星斑鱼、西星斑鱼、豹星斑鱼、燕尾星斑鱼、老鼠斑鱼、蓝瓜斑鱼等。

雪卡毒素的传递和蓄积主要有两个途径。一是通过食物链，小型鱼类进食含毒海藻后，体内就会带有一定量的雪卡毒素，当较大鱼类食入小鱼时，可以同时食入毒素，因此在同一海域里，一般大鱼比小鱼的带毒量高。二是通过传代繁殖，鱼类在产卵前要储备体内的脂肪，雪卡毒素是脂溶性的，这就有可能将雪卡毒素转移到卵黄中而转移到下一代，并不断地积累。实验证实，同一鱼体里鱼卵中含毒量可能是肌肉中的 2 倍。

雪卡毒素为神经毒，能耐受高温，不易被胃酸破坏。按毒性程度可分为 4 级：猛毒，摄入有毒鱼肉 200g，即能致死；强毒，产生严重的运动神经麻痹，不可起立；轻毒，产生轻度知觉或运动麻痹；微毒，症状轻或不显毒性。

雪卡毒素中毒对人体危害很大，中毒后潜伏期为 2～30h，主要症状有头晕、乏力、恶心、呕吐、腹泻、唇周麻木、膝关节酸痛等，典型的症状是双手对冷热温度的感觉颠倒。

雪卡毒素中毒在治疗上还没有特殊的方法，主要以预防为主。一般认为吃"小鱼"普遍比吃"大鱼"安全。在食用热带和亚热带深海鱼类，如石斑鱼等鱼类时，一定把内脏，特别是卵巢清理干净。在食用可能含有雪卡毒素的鱼类时，用雪卡毒素快速检测试剂盒进行必要的检测，是预防中毒的有效措施。

四、氰苷

氰苷是杏仁、苦桃仁、枇杷仁、李子仁和木薯的有毒成分，是一种含有氰基（—CN）的苷类，可在酶和酸的作用下释放出氢氰酸。由于苦杏仁含氰苷最多，故又称苦杏仁苷（amygdalin）。苦杏仁的氰苷含量平均为 3%，而甜杏仁则平均含 0.11%，其他果仁平均含 0.4%～0.9%。木薯和亚麻子中含有亚麻苦苷（linamarin）。

苦杏仁苷引起中毒的原因是释放出的氢氰酸。苦杏仁苷溶于水，当果仁在口腔中咀嚼和在胃肠内进行消化时，苦杏仁苷即被果仁所含的水解酶水解释放出氢氰酸，迅速被黏膜吸收进入血液引起中毒。氢氰酸为原浆毒，当被胃肠黏膜吸收后，氰离子即与细胞色素氧化酶中的铁结合，致使呼吸酶失去活性，氧不能被组织细胞利用，导致组织缺氧而陷于窒息状态。氢氰酸可直接损害延髓的呼吸中枢和血管运动中枢。苦杏仁苷为剧毒，对人的最小致死量为 0.4～1mg/（kg 体重），约相当于 1～3 粒苦杏仁，因苦杏仁的品种和产地不同，毒性亦有差异。

预防措施主要是加强宣传教育，尤其要向儿童的父母和较大的儿童讲解苦杏仁中毒的知识。宣传不要生吃各种核仁，尤其不要生食苦杏仁。苦杏仁苷经加热水解形成氢氰酸后挥发除去，因此民间制作杏仁茶、杏仁豆腐等杏仁均经加水磨粉煮熟，使氢氰酸在加工过程中充分挥发，故不致引起中毒。

南方某些地区有食用木薯的习惯，木薯含有氰苷，且 90% 存在于皮内，故直接生食木薯常可导致与苦杏仁相同的氢氰酸中毒。木薯块根中氰苷含量与栽种季节、品种、土壤、肥料等因素有关。新种木薯当年收获的块根，氢氰酸含量为 41.2～92.3mg/100g，而连种 2 年所获块根氢氰酸仅为 6.6～28.3mg/100g。为防止中毒，食用鲜木薯必须去皮，用水浸泡 2d，并在蒸煮时打开锅盖使氢氰酸得以挥发。

五、棉酚

粗制生棉籽油中的有毒物质主要有棉酚、棉酚紫和棉酚绿，存在于棉籽色素腺体中，其中以游离棉酚含量最高。游离棉酚是一种毒苷，为细胞原浆毒，可损害人体的肝、肾、心等实质脏器及中枢神经，并影响生殖系统。棉籽油的毒性取决于游离棉酚的含量，生棉籽中棉酚含量为 0.15%～2.8%，榨油后大部分进入油中，油中棉酚量可达 1%～1.3%。

棉酚中毒无特效解毒剂，故必须加强宣传教育，做好预防工作。在产棉区宣传生棉籽油的毒性，勿食粗制生棉籽油，榨油前必须将棉籽粉碎，经蒸炒加热后再榨油。榨出的油再经过加碱精炼，则可使棉酚逐渐分解破坏。卫生监督人员还应加强对棉籽油的管理，经常抽查棉酚含量是否符合卫生标准。我国规定棉籽油中游离棉酚含量不得超过0.02%，超过此规定的棉籽油不允许出售和食用。

六、其他天然毒素

其他天然毒素的名称、来源和预防措施见表 5.3。

表 5.3　某些天然毒素的名称、来源和预防措施

名称	来源	预防措施
甲状腺素	甲状腺	加强兽医检验，屠宰牲畜时除净甲状腺
龙葵素	发芽马铃薯	马铃薯储存于干燥阴凉处。食用前挖去芽眼、削皮，烹调时加醋
皂素、植物血凝素	菜豆（扁豆）	豆角煮熟、煮透至失去原有生绿色
类秋水仙碱	鲜黄花菜	食用干黄花菜。如果食用鲜黄花菜，须用水浸泡或用开水烫后弃水炒煮后食用
银杏酸、银杏酚	白果	勿食生白果及变质白果，去皮加水煮熟、煮透后弃水食用

学习单元七　食品添加剂卫生

一、食品添加剂的种类

《中华人民共和国食品安全法》规定，食品添加剂（food additive）是指为改善食品品质、色、香、味以及防腐和加工工艺的需要加入食品中的化学合成物质或者天然物质。

食品添加剂按其来源分为天然与合成两类，天然食品添加剂主要来自动、植物组织或微生物的代谢产物。人工合成食品添加剂是通过化学手段使元素和化合物产生一系列化学反应而制成。在现阶段，天然食品添加剂的品种较少，价格较高，人工合成食品添加剂的品种比较多，价格低，使用量较小，但其毒性常较大，特别是合成食品添加剂残留有害杂质或用量过大时容易造成对机体的危害。因此，发展天然食品添加剂，降低食

品添加剂中有害成分的含量，将是食品添加剂的发展方向。

扫码学习

食品添加剂分为：酸度调节剂、抗结剂、消泡剂、抗氧化剂、漂白剂、膨松剂、胶姆糖基础剂、着色剂、护色剂、乳化剂、酶制剂、增味剂、面粉处理剂、被膜剂、水分保持剂、营养强化剂、防腐剂、稳定和凝固剂、甜味剂、增稠剂、其他类别和香料共 22 类。

科学看待食品添加剂

二、食品添加剂的管理和使用原则

由于食品添加剂不是食物的天然成分，长期的少量摄入也有可能存在对机体的潜在危害。随着食品毒理学的发展，原来认为无害的食品添加剂近年来发现可能存在慢性毒性和致畸、致突变、致癌的危害，故各国对此已经给予充分的重视。

目前，国内外对待食品添加剂均持严格管理、加强评价和限制使用的态度。规定食品添加剂不应对人体产生任何健康危害；不应掩盖食品腐败变质；不应掩盖食品本身或加工过程中的质量缺陷或以掺假、掺杂、伪造为目的而使用；不应降低食品本身的营养价值；在达到预期的效果下尽可能降低在食品中的用量；不得由于使用食品添加剂而改变良好的加工措施和降低卫生要求；食品工业用加工助剂一般应在制成最后成品之前除去。

食品添加剂的使用原则：必须经过毒理学安全性评价；应尽可能不用或少用，严格控制其使用范围及用量；必须有助于生产、加工和储存或能够保持营养成分、防止腐败变质、改善感官性状和提高产品质量；不得销售和使用污染或变质的食品添加剂；供婴儿的主辅食品，除按规定可以加入营养强化剂外，不得加入人工甜味剂、色素、香精等不适宜的食品添加剂；复合食品添加剂中的各单项物质必须符合食品添加剂的有关规定；生产、使用新的食品添加剂，应事先提出卫生学评价资料和实际使用的依据，经逐级审批后报卫生健康委员会和国家标准化管理委员会批准，按规定执行；进口食品添加剂必须符合我国规定的品种和质量标准，并按我国有关规定办理审批手续；出口食品添加剂可根据国外要求生产，但转内销时必须符合我国规定。另外，还有允许使用与暂时允许使用的食品工业用加工助剂等。食品工业用加工助剂是指食品加工能够顺利进行的各种辅助物质，与食品本身无关，如助滤、澄清、吸附、润滑、脱膜、脱色、脱皮、提取溶剂、发酵用营养物质等助剂。

三、食品添加剂使用的卫生问题

食品添加剂使用的卫生问题主要有：使用国家不允许使用的品种，如在某些食品中添加苏丹红和酸性橙等人工合成的致癌性化工染料；在面粉、米粉和粉条中添加以甲醛和亚硫酸钠制剂组成的"吊白块"进行漂白。不符合国家规定的使用范围和用量，如在大米上着色素、加香料，在三黄鸡上涂黄色，在茶叶中加绿色，用红色素浸泡枸杞，肉制品使用防腐剂等。为掩盖食品质量而使用食品添加剂，如在不新鲜的卤菜中添加防腐剂，在变质有异味的肉制品中加香料和色素等。国家规定必须使用食品级的食品添加剂，但部分食品生产单位为降低成本，使用工业级产品。如在面制品中添加工业用碳酸氢钠，成本降低了一半，但其中铅和砷的含量严重超标。标志不注明，误导消费者，食品生产单位在产品中明明使用了食品添加剂，却在产品标志上标注"不含任何添加剂""不含防腐剂"等词语。

学习单元八　食品容器、包装材料、工具及设备卫生

食品在生产、加工、储存、运输和销售过程中，可能接触的各种容器、用具、包装材料及食品容器的内壁涂料等，其所用原料有纸、竹、木、金属、搪瓷、陶瓷、玻璃、塑料、橡胶、天然或人工合成纤维及多种复合材料等。我国传统使用的食品包装材料和容器（如竹木、金属、玻璃、搪瓷和陶瓷等），经多年使用实践证明，大部分对人体是安全的。随着化学工业与食品工业的发展，包装材料已越来越多，尤其是合成塑料等，在与食品接触中，某些材料的成分有可能迁移至食品中，造成食品的化学性污染，将给人体带来危害，所以应该严格注意它们的卫生质量，防止其中出现有害因素或进入食品，以保证人体健康。

一、塑料包装材料

（一）塑料分类与基本卫生问题

塑料是由大量小分子的单体通过共价键合成的化合物。相对分子质量为 1 万～10 万，属于高分子化合物。其中，单纯由高分子聚合物构成的称为树脂，而加入添加剂以后就是塑料。常用塑料制品有以下几种。

1. 聚乙烯和聚丙烯

聚乙烯（PE）和聚丙烯（PP）属于低毒级物质。高压聚乙烯质地柔软，多制成薄膜，其特点是具透气性、不耐高温、耐油性也差。低压聚乙烯坚硬、耐高温，可以煮沸消毒。聚丙烯透明度好，耐热，具有防潮性（其透气性差），常用于制成薄膜、编织袋和食品周转箱等。两种单体沸点较低且易于挥发，一般无残留。

2. 聚苯乙烯

聚苯乙烯（PS）也属于聚烯烃，但由于在每个乙烯单元中含有一个苯核，因而相对密度较大，燃烧时冒黑烟。聚苯乙烯塑料有透明聚苯乙烯和泡沫聚苯乙烯两个品种（后者在加工中加入发泡剂制成，如快餐盒）。

由于属于饱和烃，因而相容性差，可使用的添加剂种类很少，其卫生问题主要是单体苯乙烯及甲苯、乙苯和异丙苯等。当达到一定剂量时，则具毒性。如每天摄入苯乙烯含量达 400mg/（kg 体重）可致肝肾重量减轻，抑制动物的繁殖能力。

以聚苯乙烯容器储存牛乳、肉汁、糖液及酱油等可产生异味；储放发酵奶饮料后，可能有极少量苯乙烯移入饮料，其移入量与储存温度、时间成正比。

3. 聚氯乙烯

聚氯乙烯（PVC）是氯乙烯的聚合物。聚氯乙烯塑料的相容性良好，可以加入多种塑料添加剂。

聚氯乙烯在安全性存在的主要问题是：未参与聚合的游离的氯乙烯单体；含有多种塑料添加剂；聚氯乙烯加热分解产物。

氯乙烯可在体内与 DNA 结合而引起毒性作用，主要作用于神经、骨髓系统和肝脏，也被证实是一种致癌物质，因而许多国家均制定了聚氯乙烯及其制品中氯乙烯含量控制水平。

聚氯乙烯透明度较高，但易老化和分解。一般用于制作薄膜（大部分为工业用）、盛装液体用瓶，硬聚氯乙烯可制作管道。

4. 聚碳酸酯塑料

聚碳酸酯塑料（PC）具有无毒、耐油脂的特点，广泛用于食品包装，可用于制造食品模具等。美国 FDA 允许此种塑料接触多种食品。

5. 三聚氰胺甲醛塑料与脲醛塑料

前者又名密胺塑料（melamine），为三聚氰胺与甲醛缩合热固而成。后者为尿素与甲醛缩合热固而成，称为电玉，二者均可制食具，且可耐 120℃ 高温。

由于聚合时，可能有未充分参与聚合反应的游离甲醛，可能造成卫生问题。甲醛含量往往与模压时间有关，时间越短，含量越高。

6. 聚对苯二甲酸乙二醇酯塑料

聚对苯二甲酸乙二醇酯塑料可制成直接或间接接触食品的容器和薄膜，特别适合于制复合薄膜。在聚合中使用含锑、锗、钴和锰的催化剂，因此应防止这些催化剂的残留。

7. 不饱和聚酯树脂及玻璃钢制品

以不饱和聚酯树脂加入过氧化甲乙酮为引发剂，环烷酸钴为催化剂，玻璃纤维为增强材料制成玻璃钢。主要用于盛装肉类、水产、蔬菜、饮料及酒类等食品的储槽，也大量用作饮用水的水箱。

（二）塑料添加剂

1. 增塑剂

增塑剂可以增加塑料制品的可塑性，使其能在较低温度下加工的物质，一般多采用化学性质稳定，在常温下为液态并易与树脂混合的有机化合物。邻苯二甲酸酯类是应用最广泛的一种，其毒性较低。二丁酯、二辛酯在许多国家也都允许使用。

2. 稳定剂

稳定剂是防止塑料制品在空气中长期受光的作用，或长期在较高温度下降解的一类物质。大多数稳定剂为金属盐类，如三盐基硫酸铝、二盐基硫酸铝或硬脂酸铅盐、钡盐、锌盐及镉盐，其中铅盐耐热性强。但铅盐、钡盐和镉盐对人体危害较大，一般不用这类稳定剂于食品加工、用具和容器的塑料中。锌盐稳定剂在许多国家均允许使用，其用量规定为 1%～3%。有机锡稳定剂工艺性能较好，毒性较低（除二丁基锡外），一般二烷基锡碳链越长，毒性越小，二辛基锡可以认为经口无毒。

3. 其他塑料添加剂

抗静电剂一般为表面活性剂，有阴离子型如烷基苯磺酸盐、α-烯烃磺酸盐，毒性均较低；阳离子型如月桂醇 EO（4）、月桂醇 EO（9）；非离子型有醚类和酯类，醚类毒性大于酯类。润滑剂主要是一些高级脂肪酸、高级醇类和脂肪酸酯类。着色剂主要是染料及颜料。

（三）卫生要求和标准

各种塑料由于原料、加工成型变化及添加剂种类和用量不同，对不同塑料应有不同的要求，但总的要求是对人体无害。根据我国有关规定，对塑料制品提出了树脂和成型品的卫生标准。其中规定了必须进行溶液浸泡的溶出实验：包括 3%～4%乙酸（模拟食醋）、己烷或庚烷（模拟食用油）。此外，还有蒸馏水及乳酸、乙醇、碳酸氢钠和蔗糖等的水溶液作为浸泡液，按一定面积接触一定溶液（大约为 $2mL/cm^2$），以统一实验条件。几种塑料制品用无色油脂、冷餐油、65%乙醇涂擦都不得褪色。所有塑料制品浸泡液除少数有针对性的项目（如氯乙烯、甲醛、苯乙烯、乙苯、异丙苯）外，一般不进行单一成分分析。

至于酚醛树脂，我国规定不得用于制作食具、容器、生产管道、输送管道等直接接触食品的包装材料。

二、橡胶包装材料

橡胶也是高分子化合物，有天然和合成两种。天然橡胶是无毒的。合成橡胶是高分子聚合物，因此可能存在着未聚合的单体及添加剂的卫生问题。

橡胶中的毒性物质主要来源有两个方面：橡胶胶乳及其单体和橡胶添加剂。

（一）橡胶胶乳及其单体

合成橡胶单体因橡胶种类不同而异，大多是由二烯类单体聚合而成的。丁基橡胶和丁二烯橡胶的单体为异丁二烯、异戊二烯，有麻醉作用，但尚未发现有慢性毒性作用。苯乙烯丁二烯橡胶的蒸气有刺激性，但小剂量也未发现有慢性毒性作用。丁腈（丁二烯丙烯腈）的耐热性和耐油性较好，但其单体丙烯腈有较强毒性，也可引起流血并有致畸作用。美国已将其溶出限量由 0.3mg/kg 降至 0.05mg/kg。氯丁二烯橡胶的单体 1,3-二氯丁二烯，有报告可致肺癌和皮肤癌，但有争论。硅橡胶的毒性较小，可用于食品工业，也可作为人工脏器使用。

（二）添加剂

橡胶添加剂主要有硫化促进剂、防老化剂和充填剂。

1. 硫化促进剂

硫化促进剂有促进橡胶硫化作用，以提高其硬度、耐热度和耐浸泡性。无机促进剂有氧化锌、氧化镁、氧化钙等，均较安全。氧化铅由于对人体的毒性作用应禁止用于食具。有机促进剂多属于醛胺类，如六亚甲基四胺（乌洛托品，又名促进剂 H）能分解出甲醛。硫脲类中乙撑硫脲有致癌作用，已被禁用。秋兰姆类的烷基秋兰姆硫化物中，烷基分子越大，安全性越高，如双五烯秋兰姆较为安全。二硫化四甲基秋兰姆与锌结合对人体有害。架桥剂中过氧化二苯甲酰的分解产物二氯苯甲酸毒性较大，不宜用作食品工业橡胶。

2. 防老化剂

防老化剂可使橡胶对热稳定，提高其耐热性、耐酸性、耐臭氧性及耐曲折龟裂性等。防老化剂不宜采用芳胺类而宜用酚类，因前者衍生物及其化合物具有明显的毒性。如 β-萘胺可致膀胱癌已被禁用，N,N'-二苯基对苯二胺在人体内可转变成 β-萘胺，酚类化合物应限制制品中游离酚含量。

3. 充填剂

充填剂主要有两种，即炭黑和氧化锌。炭黑提取物在埃姆斯（Ames）试验中，被证实有明显的致突变作用，故要求其纯度应高，并限制其苯并 [a] 芘含量，或将其提取至最低限度。

由于某些添加剂具有毒性，或对试验动物具有致癌作用。故除上述以外，我国规定2-巯基咪唑啉，2-硫醇基苯并噻唑（促进剂 M）、二硫化二苯并噻唑（促进剂 DM）、乙苯-β-萘胺（防老剂 J），对苯二胺类、苯乙烯化苯酚、防老剂 124 等不得在食品用橡胶制品中使用。

三、金属包装材料

（一）金属包装材料的性能

金属包装能长期保持商品的质量和风味不变，表现出极好的保护功能，使包装食品具有较长的货架期。同时，由于金属材料具有良好的抗张、抗压、抗弯强度、韧性及硬度，用作食品包装表现出耐压、耐温湿度变化和耐虫害的特征。主要金属包装材料有以下几种。

1. 不锈钢

不锈钢材料的卫生问题以控制铅、铬、镍、镉和砷为主，要求在 4%乙酸浸泡液中分别不高于 1.0mg/L、0.5mg/L、3.0mg/L 及 0.02mg/L、0.04mg/L。不锈钢餐具上印有"13—0""18—0""18—8"三种代号，代号前面的数字表示含铬量，铬是使产品"不锈"的材料；后面的数字则代表镍含量，产品的镍含量越高，耐腐蚀性越好。为防止镍、铬等重金属危害人体，国家对其溶出量规定有相关的标准。不锈钢餐具不要长时间盛放强酸或强碱性食品，以防止镍、铬等金属元素溶出；一旦发现不锈钢餐具变形或者表层破损，应及时更换。

2. 镀锡薄铁罐

镀锡板大量用于罐头食品，肉食品中含硝酸盐、亚硝酸盐等，这些物质会促进罐头内壁腐蚀，如果罐头中残留较多的氧气，则会加快食品的褐变。

（二）金属制食品包装、容器污染问题的防治

铁制的食品包装及用具较为安全，在炒菜、煮食过程中，铁锅很少有溶出物，即使铁元素溶出对人体也是有好处的。卫生专家甚至认为，用铁锅烹饪是最直接的补铁方法。

任何食具容器均不得用镀锌铁皮或其他电镀材料制成，因其有害金属锌、铬含量较高、易脱落，极为不安全。

最好不用铜制食品容器，因为铜的氧化物对人体有害（如铜锈）。铜元素能促进维生素的破坏。

不要长时间用不锈钢容器装咸食物，不能用不锈钢器皿煎熬中药。中药中含有很多生物碱、有机酸成分，特别是在加热条件下，易与之发生化学反应，而使药物失效，甚至生成某些毒性更大的化学物质。

金属食品包装容器在使用之前应检查罐型是否整齐、焊缝是否完整均匀、罐口和罐盖边缘有无缺口或变形、镀锡薄板上有无锈斑和脱锡现象。有的空罐在装罐前要进行清洗，清洗后不宜长时间久放，以防止重新污染。

四、纸质包装材料

（一）纸质包装材料的性能

纸和纸板的阻隔性受温度、湿度影响较大。单一的纸类包装材料一般不能用于包装水分、油脂含量较高的食品及阻隔性要求高的食品，但是可以通过适当的表面加工来改善其阻隔性能。然而，纸和纸板的阻隔性较差对某些商品的包装是有利的，可进行合理选用，如茶叶袋滤纸、水果包装等。

（二）纸质包装材料的卫生

纸质包装材料的卫生问题有 4 个：荧光增白剂；废品纸的化学污染和微生物污染；浸蜡包装纸中多环芳烃；彩色或印刷图案中油墨的污染等，都必须加以严格控制管理。

复合包装材料的卫生问题主要是黏合剂，黏合剂除可采用改性聚丙烯直接黏合外，有的多采用聚氨酯型黏合剂，它常含有甲苯二异氰酸酯（TDI），蒸煮食物时，可以使 TDI 移入食品，TDI 水解可以产生具有致癌作用的 2,4-二氨基甲苯（TDA）。因此，应控制 TDI 在黏合剂中的含量。

任务十一　食品生物性污染调查与分析

一、任务描述

以小组为单位，设计调查问卷，对食品生物性污染的种类、污染途径和媒介、生物性污染的特点和危害等进行调查，对调查结果进行分析，找出食品生物学污染的原因，提出食品生物性污染的预防措施。

二、工作内容及步骤

（1）以小组为单位，设计食品生物性污染调查问卷，确定调查对象、调查方法、调查内容。

（2）按照调查问卷设计的调查内容和方法进行调查。

① 调查目的。

a. 确定食品生物性污染种类，调查食品生物性污染原因和渠道，确定食品生物性污染的类型。

b. 分析食品生物性污染的原因和渠道，列举可能导致食品生物性污染的途径和媒介。

c. 确定食品生物性污染的原因，并提出今后预防食品生物性污染的措施。

② 调查内容。

a. 通过食品生物性污染的事件，调查分析食品生物性污染的特征、类型，分析可能是哪一类微生物污染。

b. 测定食品的大肠菌群和菌落总数，了解食品生物性污染初步情况。

c. 调查食品生物性污染的生产经营场所、生产经营过程中的卫生状况。

③ 调查的步骤和方法。

a. 准备工作。人员分组，明确组内各个成员的职责，携带设计好的调查表和相关的工具书。

b. 现场调查。初步调查，到达现场后，首先了解食品生物性污染发生的简要情况，包括食品生物性污染的类型、卫生状况和污染渠道等。

c. 食品生物性污染原因调查。调查生物性污染食品的购买场所和时间、产运储销、烹调加工和食用过程及其卫生状况。

通过对食品生物性污染原因的调查，可提出控制食品生物性污染采取的措施和今后的预防措施。

三、总结思考

（1）对资料进行整理分析，书写调查报告。内容包括：食品生物性污染发生的概况；食品生物性污染原因分析。

（2）食品生物性污染对健康的影响是什么？

（3）食品生物性污染的途径和预防措施有哪些？

任务十二　食品化学性污染调查与分析

一、任务描述

以小组为单位，设计调查问卷，对食品化学性污染的种类、污染途径、化学性污染的特点和危害等进行调查，对调查结果进行分析，找出食品化学性污染的原因，提出食品化学性污染的预防措施。

二、工作内容及步骤

（1）以小组为单位，设计食品化学性污染调查问卷，确定调查对象、调查方法、调查内容。

（2）按照调查问卷设计的调查内容和方法进行调查。

① 调查目的。

a．确定食品化学性污染种类，调查食品化学性污染原因和渠道，确定食品化学性污染的类型。

b．分析食品化学性污染的特点和原因，列举可能导致食品化学性污染的物质。

c．确定食品化学性污染的物质及其来源，并提出今后预防食品化学性污染的措施。

② 调查内容。

a．通过食品化学性污染的事件，调查分析食品化学性污染的特点、类型，分析可能是哪一类化学物质导致的污染。

b．测定食品的农药残留、兽药残留、饲料添加剂残留、食品添加剂残留和重金属残留，了解食品化学性污染初步情况。

c．调查食品化学性污染的生产经营场所、生产经营过程中的管理状况。

③ 调查的步骤和方法。

a．准备工作。人员分组，明确组内各个成员的职责，携带设计好的调查表和相关的工具书。

b．现场调查。初步调查，到达现场后，首先了解食品化学性污染发生的简要情况，包括食品化学性污染的类型、卫生状况和污染渠道等。

c．食品化学性污染原因调查。调查化学性污染食品的购买场所和时间、产运储销、烹调加工和食用过程及其卫生状况。

通过对食品化学性污染原因的调查，可提出预防食品化学性污染采取的措施。

三、总结思考

（1）对资料进行整理分析，书写调查报告。内容包括：食品化学性污染发生的概况；食品化学性污染原因分析。

（2）食品化学性污染的危害是什么？

（3）食品化学性污染的途径和预防措施有哪些？

项目小结

食品污染可分为生物性污染、化学性污染、物理性污染3类。污染途径分为内源性和外源性两类。食品遭到细菌或霉菌的污染，可引起腐败变质，可通过低温冷藏、冷冻、高温杀菌，脱水干燥等方法进行保藏。农药、N-亚硝基化合物、有害金属、多环芳香族化合物的污染，可采取安全合理使用农药、改进烹调方法、增加蔬菜水果摄入量等方法进行预防。电离辐射、天然放射性本底、食品中的天然放射性核素等污染可通过加强对污染源的卫生防护和经常性的卫生监督来预防。食品添加剂种类很多，有防腐、增香、增色、保湿、膨松、乳化、增稠、漂白、营养强化等用途。国内外对待食品添加剂均持严格管理、加强评价和限制使用的态度。食品包装材料有塑料、橡胶、金属制品、玻璃制品、纸质材料、搪瓷、陶瓷制品等。食品生产、使用过程中必须注意其卫生安全。

复习思考题

1. 简述食品中细菌污染检测指标的卫生学意义。
2. 针对不同的食品，说明如何预防食品的细菌污染。
3. 食源性细菌传染病有何共同点？
4. 写出5种以上主要产毒霉菌及主要霉菌毒素，并说明霉菌和霉菌毒素的食品卫生学意义。
5. 论述黄曲霉毒素对食品的污染、毒性及通常采取的预防措施。
6. 汞的食品污染途径及预防措施有哪些？
7. 影响农药污染食品的因素有哪些？
8. 常见病毒性食源性疾病有哪些类型？如何预防？
9. 常见寄生虫食源性疾病有哪些类型？
10. 食品添加剂使用的食品卫生要求是什么？
11. 亚硝酸盐是公认的有害成分，为什么各国都允许在肉类制品中使用？

项目六　各类食品的卫生与管理

【知识目标】

（1）了解各类食品的主要卫生问题。

（2）熟悉各类食品的卫生管理措施。

【能力目标】

能够合理运用食品安全、卫生管理知识进行食品卫生评价与管理。

【素质目标】

（1）培养学生热爱本职工作，养成自觉执行食品相关法律法规的意识与素质，确立食品从业者必备的职业道德和责任意识。

（2）培养学生具备食品安全的风险意识、安全管理的基本意识。

（3）培养学生获取信息、发现问题、分析问题和解决问题的能力。

【案例导入】

2021年10月，海口市一冷饮公司5批次食品被检出细菌超标，菌落总数、大肠菌群项目均不合格，因生产不符合食品安全标准食品的行为违反了《中华人民共和国食品安全法》的相关规定，海口市市场监督管理局依法对该冷饮公司予以罚款。

食品行业是一个道德行业，应该时刻以良好的职业操守和高品质的道德来要求自己，不研违法食品，不产违法食品，不用违法工艺等，严格遵守国家法律法规，依照标准科学地设计配方，安全地生产食品。不做危害社会、危害他人的道德败坏的食品工作者。

【课前思考题】

目前我国的食品卫生状况如何？粮油、蔬菜、水果、肉类等食品存在哪些卫生问题？怎样做好各类食品的卫生管理？

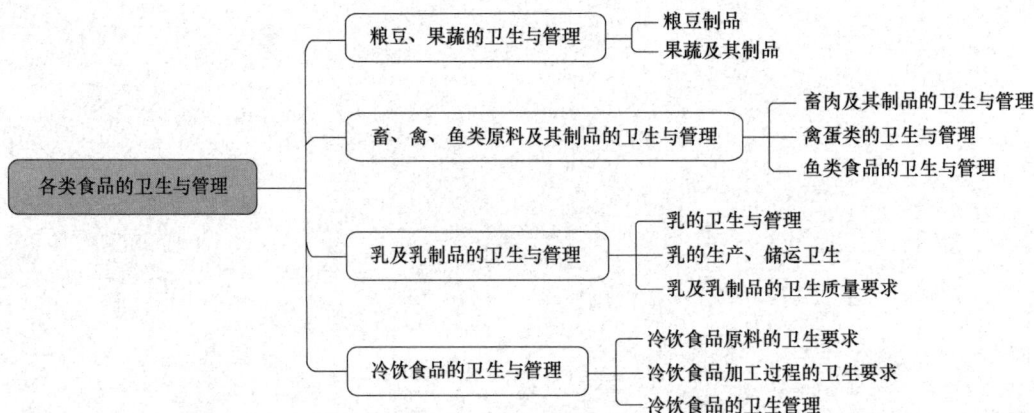

```
                        ┌─ 粮豆、果蔬的卫生与管理 ──── 粮豆制品
                        │                              果蔬及其制品
                        │
                        │                            ┌ 畜肉及其制品的卫生与管理
                        ├─ 畜、禽、鱼类原料及其制品的卫生与管理 ─┤ 禽蛋类的卫生与管理
                        │                            └ 鱼类食品的卫生与管理
  各类食品的卫生与管理 ──┤
                        │                            ┌ 乳的卫生与管理
                        ├─ 乳及乳制品的卫生与管理 ───┤ 乳的生产、储运卫生
                        │                            └ 乳及乳制品的卫生质量要求
                        │
                        │                            ┌ 冷饮食品原料的卫生要求
                        └─ 冷饮食品的卫生与管理 ─────┤ 冷饮食品加工过程的卫生要求
                                                     └ 冷饮食品的卫生管理
```

学习单元一　粮豆、果蔬的卫生与管理

扫码学习

粮豆的卫生及管理

一、粮豆制品

（一）粮豆的主要卫生问题

1. 霉菌和霉菌毒素的污染

粮豆在农田生长期、收获、储存过程中的各个环节均可受到霉菌的污染。当环境湿度较大，温度增高时，霉菌易在粮豆中生长繁殖，并分解其营养成分，产酸产气，使粮豆发生霉变，不仅改变了粮豆的感官性状，降低和失去营养价值，而且还可能产生相应的霉菌毒素，对人体健康造成危害。污染粮豆常见的霉菌有曲霉、青霉、毛霉、根霉和镰刀菌等。

2. 农药的残留

粮豆中农药残留可来自以下几方面：由于防治虫、病、除草时直接施用的农药；农药的施用，对环境造成一定的污染，环境中的农药通过水、空气、土壤等途径进入粮豆作物。残留在粮豆中的农药可转移到人体，损害机体健康。我国目前使用的农药80%～90%为有机磷农药，在农业生产中，要严格限制农药的使用量，严格执行休药期的要求。

3. 有害毒物的污染

有害毒物的污染包括汞、镉、砷、铅、铬、酚和氰化物等，主要来自未经处理或处理不彻底的工业废水和生活污水对农田、菜地的灌溉。一般情况下，污水中的有害有机成分经过生物、物理及化学方法处理后，可减轻甚至消除，但以金属毒物为主的无机有毒成分或中间产物就可能通过污水灌溉农作物造成严重污染。日本曾发生的"水俣病""骨痛病"都是因工业污水中汞、镉引发的中毒。

4. 仓储害虫

我国常见的仓储害虫有甲虫（大谷盗、米象、谷蠹和黑粉虫等）、螨虫（粉螨）及蛾类（螟蛾）等50余种。当仓库温度为18～21℃，相对湿度在65%以上时，适于虫卵孵化繁殖，仓库温度为10℃以下，害虫活动减少。仓储害虫在原粮、半成品粮豆上都能生长，并使其发生变质，失去或降低食用价值。每年世界粮谷因病虫害损失达5%～30%，应予以积极防治。

5. 其他污染

其他污染包括无机夹杂物和有毒种子的污染。泥土、砂石和金属是粮豆中主要无机夹杂物，分别来自田园、晒场、农具和加工机械，不仅影响感官状况，而且损伤牙齿和胃肠道组织。麦角、毒麦、麦仙翁籽、槐籽、毛果洋茉莉籽、曼陀罗籽、苍耳子是粮豆在农田生长期、收割时混杂的有毒植物种子。

（二）粮豆的卫生管理

1. 粮豆的安全水分

粮豆含水量的高低与其储藏的时间长短和加工方式密切相关。在储藏期间，当粮豆水分含量过高时，因其代谢活动增强而发热，使霉菌、仓储害虫易生长繁殖，致使发生霉变和变质。水分含量高的原粮也不利于加工。因此，应将粮豆水分控制在安全储存所要求的水分含量以下，粮谷的安全水分含量为12%～14%，豆类为10%～13%。粮豆籽粒饱满、成熟度高、外壳完整，其储藏性更好，因此应加强入库前的质量检查，与此同时还应控制粮豆储存环境的温度和湿度。

2. 仓库的卫生要求

为使粮豆在储藏期不受霉菌和昆虫的侵害，保持原有的质量，应严格执行粮库的卫生管理要求：仓库建筑应坚固、不漏、不潮，能防鼠防雀；保持粮库的清洁卫生，定期清扫消毒；控制仓库内温度、湿度，按时翻仓、晾晒，降低粮温，掌握顺应气象条件的门窗启闭规律；监测粮豆温度和含水量的变化，加强粮豆的质量检查，发现问题应立即采取相应措施。此外，仓库使用熏蒸剂防治虫害时，要注意使用范围、控制用量。熏蒸后粮食中的药剂残留量必须符合国家卫生标准才能出库、加工和销售。

3. 粮豆运输、销售的卫生要求

粮豆运输时，铁路、交通和粮食部门要认真执行安全运输的各项规章制度，做好粮食运输和包装的卫生管理。运粮应有清洁卫生的专用车，防止意外污染。对装过毒品、农药或有异味的车船，未经彻底清洗消毒的，不准装运。粮食包装袋必须专用，不得染毒或有异味，包装袋使用的原材料应符合卫生要求，袋上油墨应无毒或低毒，不得向内容物渗透。

销售单位应按食品卫生经营企业的要求，设置各种经营房舍，搞好环境卫生。加强成品粮卫生管理，做到不加工、不销售不符合卫生标准的粮豆。

4. 防止农药及有害金属的污染

为控制食品中农药的残留，必须合理使用农药，严格遵守《农药管理条例》和《农药安全使用规范总则》（NY/T 1276—2007），采取的措施是：针对农药毒性和在人体内的蓄积性，不同作物及条件，选用不同的农药和剂量；确定农药的安全使用期；确定合适的施药方式；制定农药在食品中的最大残留限量标准。使用污水灌溉应采用的措施是：废水应经过活性炭吸附、化学沉淀、离子交换等方法处理，使灌溉水质必须符合《农田灌溉水质标准》（GB 5084—2021），根据作物品种，掌握灌溉时机及灌溉量；定期检测农田污染程度及农作物的毒物残留水平，防止污水中有害化学物质对粮食的污染。为防止各种仓储害虫，常采用化学熏蒸剂、杀虫剂和灭菌剂，如甲基溴、磷、氰化氢等，应用时应注意其质量和剂量，在粮豆中的残留应不超过国家标准限量。近年采用 ^{60}Co-γ 射线低剂量辐照粮食，可杀死所有害虫，且不破坏粮豆营养成分及品质，效果较好，我国已颁布了相应的卫生标准。

5. 防止无机夹杂物及有毒种子的污染

粮豆中混入的泥土、砂石、金属屑及有毒种子对粮豆的保管、加工和食用均有很大的影响。为此，在粮豆加工过程中安装过筛、吸铁和风车筛选等设备可有效去除无机夹杂物。有条件时，逐步推广无夹杂物、无污染物或者强化某些营养素的小包装粮豆产品。

为防止有毒种子的污染，应做好以下工作：加强选种、农田管理及收获后的清理措施，尽量减少其含量或完全清除；制定粮豆中各种有毒种子的限量标准并进行监督。如我国规定，按重量计，麦角不得大于 0.01%，毒麦不得大于 0.1%。

二、果蔬及其制品

（一）果蔬的主要卫生问题

1. 人畜粪便对果蔬的污染

由于施用人畜粪便和生活污水灌溉菜地，使蔬菜被肠道致病菌和寄生虫卵污染的情况较严重。据调查，有的地区大肠埃希菌在蔬菜中的阳性检出率为 67%～95%，蛔虫卵检出率为 89%，流行病学调查也证实黄瓜和番茄在痢疾的传播途径中占主要地位。水生植物（如红菱、茭白、荸荠等）可污染姜片虫囊蚴，如生吃可导致姜片虫病。水果采摘后，在运输、储存或销售过程中，也可受到肠道致病菌的污染，污染程度和表皮破损程度有关。

2. 有害化学物质对蔬菜水果的污染

1）农药污染

果蔬使用农药较多，其残留是严重的。甲胺磷为高毒杀虫剂，应禁止在果蔬上使用，但检出结果显示甲胺磷不仅广泛存在于各类果蔬样品中，且含量也较其他检出的有机磷农药高。我国卫生标准明确规定，蔬菜、水果中不得检出对硫磷，但部分水果中仍检出对硫磷，显然这些甲胺磷、对硫磷阳性样品是由于违反《农药安全使用规定》，滥用高毒农药所致，这是不容忽视的卫生问题。

2）工业废水中有害化学物质的污染

工业废水中含有许多有毒成分，如酚、镉、铬等，若不经处理，直接灌溉菜地，毒物可通过蔬菜进入人体产生危害。据调查，我国平均每人每天摄入铅 86.3μg（占 ADI 20.1%），其中 23.7%来自蔬菜；平均每人每天摄入镉 13.8μg（占 ADI 22.9%），其中 23.9%来自蔬菜。某地用含砷废水灌溉菜地，使小白菜含砷量高达 60～70mg/kg，而一般蔬菜中平均含量为 0.5mg/kg。有些地区蔬菜受工业废水中铬的污染严重。

3）其他有害物质

一般情况下果蔬中硝酸盐与亚硝酸盐含量很少，但在生长时遇到干旱，或收获后不恰当地存放、储藏和腌制时，硝酸盐和亚硝酸盐含量增加，对人体产生不利影响。

（二）果蔬的卫生管理

1. 防止肠道致病菌及寄生虫卵的污染

防止肠道致病菌及寄生虫卵的污染应采取的措施是：人畜粪便应经无害化处理再

施用，如采用沼气池处理的方法，不仅可杀灭致病菌和寄生虫卵，还能获得能源，提高肥效；用生活污水灌溉时，应先沉淀去除寄生虫卵，未经处理的污水禁止使用；水果和生食的蔬菜，在食用前应清洗干净，有的应消毒；果蔬在运输、销售时，应剔除残叶、烂根及腐败变质部分和破损的水果，清洗干净，推行小包装上市。

2. 施用农药的卫生要求

蔬菜的特点为生长期短，植株的大部分或全部均可食用，而且无明显成熟期，有的蔬菜自幼苗即可食用；一部分水果食用前也无法去皮。因此，对果蔬中农药残留的规定更应严格一些，措施是：应严格遵守并执行有关农药安全使用规定；高毒农药不准用于果蔬，如甲胺磷、对硫磷等；限制农药的使用剂量，根据农药的毒性和残效期，确定对作物使用的次数、剂量和安全间隔期（即最后一次施药距收获的天数）。如我国规定乐果 40% 的乳剂，以 $100g/0.0667hm^2$ 800 倍稀释液喷雾大白菜和黄瓜时，其安全间隔期分别不少于 10d 和 2d；严格执行《食品安全国家标准 食品中农药最大残留限量》（GB 2763—2021），对激素类农药应慎重使用。

3. 工业废水灌溉的卫生要求

利用工业废水灌溉菜地，应经无害化处理，并符合国家工业废水排放标准方可使用，应尽量使用地下水灌溉。

4. 果蔬储藏的卫生要求

果蔬因含水分多，组织嫩脆，易损伤和腐败变质，储藏的关键是保持果蔬的新鲜度。储藏的条件应根据果蔬不同种类和品种的特点而异。一般保存果蔬最适宜的温度是 0℃左右，此温度既能抑制微生物生长繁殖，又能防止果蔬间隙结冰，以免在冰融时水溢出造成腐败变质。大量上市时可用冷藏，有的可用速冻方法储藏。采用 $^{60}Co-\gamma$ 射线辐照保藏如洋葱、土豆、苹果、草莓等不仅延长了保藏期，而且可改善产品质量，效果理想。

学习单元二　畜、禽、鱼类原料及其制品的卫生与管理

一、畜肉及其制品的卫生与管理

（一）肉的腐败变质

牲畜宰杀后，从新鲜至腐败变质要经僵直、后熟、自溶和腐败 4 个过程。刚宰后的畜肉呈弱碱性（pH 7.0～7.4），肌肉中糖原和含磷有机化合物在组织酶的作用下，分解为乳酸和游离磷酸，使肉的酸度增加，当 pH 为 5.4 时，达到肌凝蛋白等电点，肌凝蛋白开始凝固，使肌纤维硬化出现僵直。此时肉味道差，有不愉快气味，肉汤浑浊，不鲜不香。此后，肉内糖原分解酶继续活动，pH 进一步下降，肌肉结缔组织变软，具有一定弹性，肉松软多汁，味美芳香，表面因蛋白凝固形成有光泽的膜，有阻止微生物侵入内部的作用，这个过程称后熟，俗称排

扫码学习

畜肉的卫生及其管理

酸。后熟过程与畜肉中糖原含量、温度有关。疲劳牲畜的肌肉中糖原少，其后熟过程延长，温度越高，后熟速度越快。一般在 4℃、1～3d 可完成后熟过程。此外，肌肉中形成的乳酸，具有一定的杀菌作用，如患口蹄疫病畜肉通过后熟产酸，可达到无害化处理。畜肉处在僵直和后熟过程为新鲜肉。

若宰后畜肉在常温下存放，可使畜肉原有体温维持较长时间，则其组织酶在无细菌条件下仍然可继续活动，分解蛋白质、脂肪，使畜肉发生自溶。此时，蛋白质分解产物硫化氢、硫醇与血红蛋白或肌红蛋白中的铁结合，在肌肉的表层和深层形成暗绿色的硫化血红蛋白，并有肌肉纤维松弛现象，影响肉的质量，其中内脏自溶速度较肌肉快。当变质程度不严重时，这种肉必须经高温处理后方可食用。为防止肉尸发生自溶，宰后的肉尸应即时挂晾降温或冷藏。

自溶为细菌的侵入繁殖创造了条件，细菌的酶使蛋白质、含氮物质分解，肉的 pH 上升，即腐败过程。腐败变质肉的主要表现为发黏、发绿、发臭。腐败肉含有蛋白质和脂肪分解的产物，如吲哚、硫化氢、硫醇、粪臭素、尸胺、醛类、酮类和细菌毒素，可使人中毒，已经腐败变质的肉不允许食用。

不适当的生产加工和保藏条件，也会促使肉类腐败变质。这主要是由微生物引起的，原因有：健康牲畜在屠宰、加工运输、销售等环节中被微生物污染；病畜宰前就有细菌侵入，并蔓延至全身各组织；牲畜因疲劳过度，宰后肉的后熟力不强，产酸少，难以抑制细菌生长繁殖，导致肉的腐败变质。

引起肉的腐败变质的细菌，最初在需氧条件下皮层出现各种球菌，以后为大肠埃希菌、普通变形杆菌、化脓性球菌、兼性厌氧菌（如产气荚膜杆菌、产气芽孢杆菌），最后是厌氧菌。因此根据菌相的变化，可确定肉的腐败变质阶段。

（二）常见人畜共患传染病畜肉的处理

1. 炭疽

发现炭疽病畜后，必须在 6h 内立即采取措施，隔离消毒，防止芽孢形成。病畜一律不准屠宰和解体，应整体（不放血）高温化制或 2m 深坑加石灰掩埋，同群牲畜应立即隔离，并进行炭疽芽孢疫苗和免疫血清预防注射。若屠宰中发现可疑患畜时，应立即停宰，将可疑部位取样送检，当确诊为炭疽时，患畜前后邻接的畜体均须进行处理。屠宰人员的手和衣服用 2%来苏水消毒，并接受青霉素预防注射。饲养间、屠宰间应用 20%有效氯、5%氢氧化钠或 5%甲醛消毒。

2. 鼻疽

鼻疽病畜处理同炭疽病毒。

3. 口蹄疫

凡确诊或疑似患口蹄疫的牲畜应急宰，为杜绝疫源传播，同群牲畜均应全部屠宰。体温升高的病畜肉、内脏和副产品应高温处理。体温正常的病畜肉尸和内脏经后熟过程，即在 0～6℃、48h，或 6℃以上 30h，或 10～12℃、24h 后可食用。凡是接触过病畜的工具、衣服、屠宰场所等均应进行严格消毒。

4. 猪水疱病

对病猪及同群生猪应急宰，病猪的肉尸、内脏和副产品（包括头、蹄、血、骨等）均应经高温处理后，方可出厂。毛皮也须消毒后出厂。对屠宰场所、工具、工人衣物进行彻底消毒。

5. 猪瘟、猪丹毒、猪出血性败血症

病畜肉处理：肉尸和内脏有显著病变时，作工业用或销毁。有轻微病变的肉尸和内脏应在 24h 内经高温处理后出厂，若超过 24h 即需延长高温处理 0.5h，内脏改工业用或销毁；其血液作工业用或销毁，猪皮消毒后可利用，脂肪炼制后可食用。

6. 结核病

全身结核且消瘦病畜应全部销毁。未消瘦者，应切除病灶部位销毁，其余部分高温处理后方可食用。个别淋巴结或脏器有病变时，应局部废弃，肉尸不受限制。

7. 布鲁氏菌病

病畜生殖器和乳房必须废弃，肉尸及内脏均应高温处理或盐腌后食用。高温处理是使肉中心温度达 80℃ 以上，一般肉块切成小于 2.5kg、8cm 厚，煮沸 2h 可达到 80℃ 以上。盐腌时，肉块小于 2.5kg，干腌用盐量是肉重的 15%，湿腌盐水浓度为 18～20°Bé。对血清学诊断为阳性，无临床症状，宰后又未发现病灶的牲畜，除必须废弃生殖器和乳房外，其余不受限制。

（三）常见人畜共患寄生虫病畜肉的处理

1. 囊尾蚴病

我国规定猪肉、牛肉在规定检验部位上：$40cm^2$ 面积上有了 3 个或 3 个以下囊尾蚴和钙化虫体，整个肉尸需经冷冻或盐腌处理后方可出厂；在 $40cm^2$ 面积上有 4～5 个虫体者需高温处理方可出厂；6～10 个虫体者作工业用或销毁，不允许作食品加工厂的原料。羊肉在 $40cm^2$ 虫体小于 8 个者，不受限制出厂，9 个以上虫体，而肌肉无任何病变，需经高温处理或冷冻处理方出厂，若发现 $40cm^2$ 有 9 个以上虫体，肌肉又有病变时，作工业用或销毁。

冷冻处理方法是使肌肉深部温度达 -10℃，然后在 -12℃ 放置 10d，或达 -12℃ 后在 -13℃ 放 4d 即可。盐腌要求肉块小于 2.5kg，厚度小于 8cm，在浓食盐溶液中浸 3 周。检查处理后畜肉中的囊尾蚴是否被杀死，可通过囊尾蚴活力检验，即取出囊尾蚴，在 37℃ 加胆汁孵化 1h，未被杀死的囊尾蚴的头节将从囊中伸出。

预防措施：加强肉品的卫生管理，畜肉须有兽医卫生检验合格印戳才允许销售，加强市场管理，防止贩卖病畜肉。开展宣传教育，肉类食前需经充分加热，囊尾蚴在 60～70℃ 时即被杀死，烹调时应防止交叉污染。对患者应及时驱虫，加强粪便管理。

2. 旋毛虫病

取病畜横膈膜肌脚部的肌肉，在低倍显微镜下检查，在 24 个检样中有包囊或钙化囊 5 个以下时，肉尸高温处理后可食用，超过 5 个者则销毁或作工业用，脂肪可炼食用油。

蛔虫、姜片虫、猪弓形体病等也是人畜共患寄生虫病。

预防措施：加强贯彻肉品卫生检验制度，未经检验的肉品不准上市；进行卫生宣教，改变生食或半生食肉类的饮食习惯，烹调时防止交叉污染，加热要彻底。

（四）情况不明死畜肉的处理

牲畜死后解体者为死畜肉。因未经放血或放血不全，外观为暗红色。肌肉间毛细血管淤血，切开后按压时，可见暗紫色淤血溢出；切面呈豆腐状，含水分较多。死畜肉可来自病死（包括人畜共患疾病）、中毒和外伤等急性死亡。对死畜肉应特别注意，必须在确定死亡原因后，才考虑采取何种处理方法。如确定死亡原因是一般性疾病或外伤，且肉未腐败变质，弃内脏，肉尸需经高温处理后方可食用；如系中毒死亡，则应根据毒物的种类、性质、中毒症状及毒物在体内分布情况决定处理原则；确定为人畜共患传染病者的死畜肉不能食用；死因不明的死畜肉，一律不准食用。

经过兽医卫生检验，肉品质量分为 3 类：

（1）良质肉，是指健康畜肉，食用不受限制。

（2）条件可食肉，是指必须经过高温、冷冻或其他有效方法处理，达到卫生要求，人食无害的肉。如体温正常的患口蹄疫猪肉和内脏，需经后熟产酸无害化处理后方可食用；体温升高者，则需经高温处理。

（3）废弃肉，是指烈性传染病如炭疽、鼻疽的肉尸、严重感染囊尾蚴的肉品、死因不明的死畜肉、严重腐败变质的肉等，应进行销毁或化制，不准食用。

（五）肉制品的卫生

肉制品种类繁多，常见的有干制品（如肉干、肉松）、腌制品（如咸肉、火腿、腊肉等）、灌肠制品（如香肠、肉肠、粉肠、红肠等）、熟肉制品（如卤肉、肴肉、熟副产品）及各种烧烤制品，各具特殊风味，能保存较长时间。

肉制品加工时，必须保证原料肉的卫生质量，除肉松因加工过程中经过较高温度、加热时间较长（烧煮 4h），可使用条件可食肉作原料肉外，其余品种需以良质肉为原料，在加工各环节防止细菌污染。使用的食品添加剂必须符合国家卫生标准。

在制作熏肉、火腿、烟熏香肠及腊肉时，应注意降低多环芳烃的污染，加工腌肉或香肠时应严格限制硝酸盐或亚硝酸盐用量。香肠及火腿中亚硝酸盐含量不得超过 20mg/kg。

（六）肉类生产加工、运输及销售的卫生要求

1. 屠宰场的卫生要求

根据我国《食品安全国家标准　畜禽屠宰加工卫生规范》（GB 12694—2016）的规定，肉类联合加工厂、屠宰场、肉制品厂应建在地势较高、干燥、水源充足、交通方便、无有害气体及其他污染源、便于排放污水的地区，屠宰场的选址，应当远离生活饮用水的

地表水源保护区，并不得妨碍或影响所在地居民生活和公共场所的活动。厂房设计要符合流水作业，避免交叉污染，一般应按饲养、屠宰、分割、加工、冷藏的顺序合理设置。

规模较大的屠宰场应设有宰前饲养场、待宰圈、检疫室、观察饲养室，屠宰、解体、宰后检验、畜肉冷却、冷冻、肉品加工、内脏及血液初步处理、皮毛及污水无害化处理等部门，并设有病畜隔离室、急宰间和病畜无害化处理间等。

此外，屠宰场的厂房与设施必须结构合理、坚固，便于清洗和消毒。车间墙壁要有不低于 2m 的不透水墙裙，地面要有一定的斜坡度，表面无裂缝，无局部积水，易于清洗消毒；各工作间流水生产线的运输应有悬空轨道传送装置；屠宰车间必须设有兽医检验设施，包括同步检验、对号检验、内脏检验等。

2. 屠宰的卫生要求

屠宰前牲畜应停食 12～24h，宰前 3h 充分喂水，以防屠宰时牲畜胃肠内容物污染肉尸；测量体温（猪的正常体温为 38～40℃、牛为 37.8～39.8℃），体温异常应予隔离。屠宰程序为淋浴、电麻、宰杀、倒挂放血、热烫刮毛或剥皮、剖腹、取出全部内脏（肛门连同周围组织一起挖除），修割剔除甲状腺、肾上腺及明显病变的淋巴结。肉尸与内脏统一编号，以便发现问题后及时查出进行卫生处理。经检验合格的肉尸及时冷却入库，冻肉入冷冻库，温度低于 -18℃。

3. 运输销售的卫生要求

肉类食品的合理运输是保证肉品卫生质量的一个重要环节，运输新鲜肉和冻肉应有密闭冷藏车，车上有防尘、防蝇、防晒设备，鲜肉应排放，冻肉可在车内堆放。合格肉与病畜肉、鲜肉与熟肉不得同车运输，肉尸和内脏不得混放。卸车时，应有铺垫。

熟肉制品必须有盒装，专车运输，盒子不能落地。每次运输后，车辆、工具必须洗刷消毒。肉类零售点应有防蝇防尘设备，刀、砧板要专用，当天售不完的肉应冷藏保存，次日重新彻底加热后再销售。

此外，为了加强生猪屠宰管理，保证生猪产品（即屠宰后未经加工的胴体、肉、脂、脏器、血液、骨、头、蹄、皮）质量，保障人民身体健康，国务院颁布了《生猪屠宰管理条例》，于 1998 年 1 月 1 日起施行，2021 年 6 月 25 日第四次修订。国家实行生猪定点屠宰、集中检疫制度。生猪定点屠宰厂（场）由设区的市级人民政府根据生猪屠宰行业发展规划，组织农业农村、生态环境主管部门以及其他有关部门，依照本条例规定的条件进行审查，经征求省、自治区、直辖市人民政府农业农村主管部门的意见确定，并颁发生猪定点屠宰证书和生猪定点屠宰标志牌。生猪定点屠宰厂（场）应当建立严格的肉品品质检验管理制度。肉品品质检验应当遵守生猪屠宰肉品品质检验规程，与生猪屠宰同步进行，并如实记录检验结果。检验结果记录保存期限不得少于 2 年。经肉品品质检验合格的生猪产品，生猪定点屠宰厂（场）应当加盖肉品品质检验合格验讫印章，附具肉品品质检验合格证。未经肉品品质检验或者经肉品品质检验不合格的生猪产品，不得出厂（场）。从事生猪产品销售、肉食品生产加工的单位和个人以及餐饮服务经营者、集中用餐单位生产经营的生猪产品，必须是生猪定点屠宰厂（场）经检疫和肉品品质检验合格的生猪产品。

二、禽蛋类的卫生与管理

（一）禽肉的卫生与管理

禽肉的微生物污染主要有两类：一类为病原微生物，如沙门氏菌、金黄色葡萄球菌和其他致病菌，这些菌侵入肌肉深部，食前未充分加热，可引起食物中毒；另一类为假单胞菌等，能在低温下生长繁殖，引起禽肉感官改变甚至腐败变质，在禽肉表面可产生各种色斑。因此，必须加强禽肉的卫生质量检验并做好下列工作：加强卫生检验，禽类在宰前发现病禽应及时隔离、急宰，宰后检验发现的病禽肉尸应根据情况作无害化处理；合理宰杀，宰前24h停食，充分喂水以清洗肠道。禽类的加工工艺类似畜肉宰杀过程，为吊挂、击昏、放血、浸烫（50～54℃或56～62℃）、拔毛，采用通过排泄腔取出全部内脏，尽量减少污染；宰后冷冻保存，宰后禽肉在-30～-25℃、相对湿度80%～90%下冷藏，可保存半年。

（二）禽蛋的卫生与管理

鲜蛋的主要卫生问题是致病菌（沙门氏菌、金黄色葡萄球菌）和引起腐败变质微生物的污染。蛋类的微生物一方面来自卵巢，禽类感染了传染病，病原菌通过血液进入卵巢，在卵巢中形成的蛋黄即带有致病菌，如鸡伤寒沙门氏菌等；另一方面来自生殖腔、不洁的产蛋场所及运输、储藏等各环节。在气温适宜条件下，微生物通过蛋壳气孔进入蛋内，迅速生长繁殖，使禽蛋腐败变质。如外界霉菌进入蛋内形成黑斑，称"黑斑蛋"，微生物分解蛋壳膜形成"散黄蛋"，蛋黄与蛋清混在一起称"浑汤蛋"。由于蛋白质的分解，形成的硫化氢、胺类、粪臭素使蛋具有恶臭。腐败变质的蛋不得食用。

为了防止微生物对禽蛋的污染，提高鲜蛋的卫生质量，应加强禽类饲养条件的卫生管理，保持禽体及产蛋场所的卫生。鲜蛋应储存在1～5℃、相对湿度87%～97%的条件下，出库时，应先在预暖室放置一些时候，防止因冷凝水产生而引起微生物的污染。家庭储蛋方法如放在谷壳、锯木屑中，利用恒温条件也有一定效果。

蛋类制品有冰蛋、蛋粉、咸蛋和皮蛋，制作蛋制品不得使用腐败变质的蛋。冰蛋和蛋粉制作应严格遵守企业规定的卫生制度，采取有效措施防止沙门氏菌的污染。如打蛋前蛋壳预先洗净并消毒，工具容器清洗消毒及制作人员遵守卫生制度等。皮蛋应注意铅的含量，目前采用氧化锌代替氧化铅，使皮蛋铅含量明显降低。

三、鱼类食品的卫生与管理

（一）鱼类食品的主要卫生问题

1. 腐败变质

鱼类离开水面后，会很快死亡。鱼死后的变化与畜肉相似，其僵直持续的时间比哺乳动物短。僵直由背部肌肉开始。手持僵直的鱼身时，尾不下垂，按压肌肉不凹陷、鳃紧闭、口不张、体表有光泽、眼球光亮，是鲜鱼的标志。随后由于鱼体内酶的作用，使鱼体蛋白质分解，肌肉逐渐变软失去弹性，出现自溶。自溶的同时微生物易侵入鱼体，由于鱼体酶和微生物的作用，鱼体出现腐败，表现为鱼鳞脱落，眼球凹陷，鳃呈暗褐色有臭味，腹部膨胀，肛门肛管突出，鱼肌肉碎裂并与鱼骨分离，发生严重腐败变质。

2. 鱼类食品的污染

鱼类及其他水产品常因生活水域被污染，使其体内含有较多的重金属（如汞、镉、铬、砷、铅等）、农药和病原微生物。据报道，我国水产品中汞含量平均为 0.04mg/kg，占最大残留限量标准的 13.3%，平均每人每天从水产品中摄入汞 1.0μg、镉 0.5μg、铅 2.4μg。

由于人畜粪便及生活污水的污染，使鱼类及其他水产品受到肠道致病菌的污染。如 1988 年上海甲型肝炎暴发流行，波及人数有 29 万之多，主要是因食用被污染而未经正确烹调的毛蚶所引起的。此外，鱼类及其他水产品还受到农药、有机氯、有机磷等的污染。

（二）鱼类食品的卫生管理

1. 鱼类保鲜

鱼处在僵直期，组织状态完整、质量新鲜，故鱼的保鲜就是要抑制酶的活力和微生物的污染和繁殖，使自溶和腐败延缓发生。有效的措施是低温、盐腌、防止微生物污染和减少鱼体损伤。

低温保鲜有冷藏和冷冻两种，冷藏多用机冰使鱼体温度降至10℃左右，保存5～14d；冷冻储存是选用鲜度较高的鱼类在−25℃以下速冷，使鱼体内形成的冰块小而均匀，然后在−18～−15℃的冷藏条件下，保鲜期可达 6～9 个月。含脂肪多的鱼，不宜久藏，因鱼的脂肪酶须在−23℃以下低温才受抑制。

盐腌保藏一般鱼类用 15%以上食盐即可，此方法简易可行，使用广泛。

2. 运输销售的卫生要求

生产运输渔船（车）应经常冲洗，保持清洁卫生，减少污染；外运供销的鱼类及水产品应符合该产品一、二级鲜度的标准，尽量用冷冻调运，并用冷藏车船装运。

鱼类在运输销售时，应避免污水和化学毒物的污染，凡接触鱼类及水产品的设备用具应用无毒无害的材料制成。提倡用桶、箱装运，尽量减少鱼体损伤。

为保证鱼类食品的卫生质量，供销各环节均应建立质量验收制度，不得出售和加工已死亡的黄鳝、甲鱼、乌龟、河蟹及各种贝类；含有自然毒素的水产品，如鲨鱼、魟鱼等必须去除肝脏，有剧毒的河豚，不得流入市场，应剔出并集中妥善处理。

有生食鱼类习惯的地区，应限制品种，严格遵守卫生要求，防止食物中毒。卫生部门可根据防疫要求，随时采取临时限制措施。

学习单元三　乳及乳制品的卫生与管理

一、乳的卫生与管理

刚挤出的乳汁中含有乳素，是一种蛋白质，有抑制细菌生长的作用，其抑菌作用的时间与乳中存在的菌量和存放的温度有关。当菌数多、温度高时，抑菌作用时间就短，如在 0℃可保持 48h，5℃为 36h，10℃为 24h，25℃为

扫码学习

乳及乳制品的卫生及管理

6h，30℃为 3h，37℃为 2h，故挤出的奶应及时冷却。

（一）乳的腐败变质

乳是富含多种营养成分的食品，适宜微生物的生长繁殖，是天然的培养基。微生物污染乳后，在乳中大量繁殖并分解营养成分，造成乳的腐败变质。如乳中的乳糖分解成乳酸，使乳的 pH 下降呈酸味，并导致蛋白质凝固。蛋白质分解产物如硫化氢、吲哚使乳具有臭味，不仅影响乳的感官性状，而且失去食用价值。

引起乳腐败变质的微生物主要来自乳腺管、乳头管、挤奶人员的手和外界环境。因此，做好挤奶过程各环节的卫生工作，是减少微生物对乳的污染，防止腐败变质的有效措施。

（二）病畜乳的处理

乳中的致病菌主要是人畜共患传染病的病原体。如乳畜患有结核、布鲁氏菌病及乳腺炎时，其致病菌通过乳腺排出污染到乳中，当人食用这种未经卫生处理的乳时可感染患病。因此，对各种病畜乳，必须分别给以卫生处理。

1. 结核病畜乳的处理

结核病是牧场牲畜易患疾病。有明显结核症状的乳畜乳，禁止食用。对结核菌素试验阳性而无临床症状的乳畜乳，经巴氏消毒（70℃维持 30min），或煮沸 5min 后，可制成乳制品。

2. 布鲁氏菌病畜乳的处理

羊布鲁氏菌对人易感性强，威胁大，凡有症状的奶羊，应禁止挤奶，并应予以淘汰。布鲁氏菌病奶牛的乳，需经煮沸 5min 后方可利用。对凝集反应阳性但无明显症状的奶牛，其乳经巴氏消毒法后，允许作食品工业用，但不得制作奶酪。

3. 口蹄疫病畜乳的处理

如发现个别患口蹄疫的乳畜，应不挤奶，急宰后应进行严格消毒，尽早消灭传染源。如已蔓延成群时，应在严格控制下对病畜乳分别处理：凡乳房外出现口蹄疫病变（如水疱）的病畜乳，禁止食用，并就地进行严格消毒处理后废弃。体温正常的病畜乳，在严格防止污染情况下，其乳煮沸 5min 或经巴氏消毒后，允许利用喂饲犊牛或其他禽畜。

4. 乳腺炎乳处理

无论是乳房局部的炎症的乳，还是乳畜全身疾病在乳房局部表现有症状的乳畜乳（如口蹄疫病乳畜乳房病变、乳房结核病），均应消毒废弃，不得利用。

5. 其他病畜乳处理

患炭疽病、牛瘟、传染性黄疸、恶性水肿、沙门氏菌病等病畜乳，均应严禁食用和工业用，应予消毒后废弃。

除此之外，病乳畜应用的抗生素、饲料中农药残留及霉菌和霉菌毒素对乳的污染，也应给予足够的重视。

二、乳的生产、储运卫生

（一）乳的生产卫生

1. 乳品厂、奶牛的卫生要求

乳品厂的厂房设计与设施的卫生应符合《食品安全国家标准 乳制品良好生产规范》（GB 12693—2023）。乳品厂必须建立在交通方便、水源充足，无有害气体、烟雾、灰沙及其他污染地区。供水除应满足生产需要外，水质应符合《生活饮用水卫生标准》（GB 5749—2022）。有健全配套的卫生设施，如废水、废气及废弃物处理设施、清洗消毒设施、良好的排水系统等。乳品加工过程中，各生产工序必须连续生产，以防止原料和半成品积压变质而导致致病菌、腐败菌的繁殖和交叉污染。奶牛场及乳品厂应建立化验室，对投产前的原料、辅料和加工后的产品，进行卫生质量检查，乳制品必须做到检验合格后出厂。

乳品加工厂的工作人员应保持良好的个人卫生，遵守生产时的卫生制度，定期接受健康检查，须取得健康证后方可上岗工作。对传染病及皮肤病患者应及时调离工作。

为防止人畜共患传染病及对产品的污染，奶牛应定期预防接种及检疫。发现病牛应及时隔离饲养，其工作人员及用具等须严格分开。

2. 挤奶的卫生

挤奶的操作是否规范，直接影响乳的卫生质量。挤奶前应做好充分准备工作，如挤奶前 1h，应停止喂干料，并消毒乳房，保持乳畜清洁干净和挤奶环境的卫生，防止不良气味吸入乳中和微生物的污染。挤奶的容器、用具应严格执行卫生要求，挤奶人员应穿戴好清洁干净的工作服，洗手至肘部。挤奶时应注意，每次开始挤出的第一、二把奶应废弃，以防乳头部细菌污染乳汁。此外，产犊前 15d 的胎乳、产犊后 7d 的初乳、应用抗生素期间和停药后 5d 内的乳汁、患乳腺炎的乳汁等应废弃，不得供食用。

挤出的乳，应立即进行净化处理，除去乳中的草屑、牛毛、乳块等非溶解性的杂质。净化可采用过滤净化或离心净化等方法。通过净化可降低乳中微生物的数量，有利于乳的消毒。净化后的乳应及时冷却。

3. 乳的消毒

对乳消毒的目的是杀灭致病菌和多数繁殖型微生物。

（1）巴氏消毒法。①低温长时间巴氏消毒法：将乳加热到 62.8℃，保持 30min；②高温短时间巴氏消毒法：71.7℃加热 15s 或 80～85℃加热 10～15s。

（2）超高温瞬间灭菌法。将乳加热到 137.8℃，保持 2s。

（3）煮沸消毒法。将乳直接加热煮沸，方法简单，但对乳的理化性质和营养成分有影响，且煮沸时泡沫部分温度低，影响消毒效果。若泡沫层温度提高 3.5～4.2℃，可保证消毒效果。

（4）蒸汽消毒法。将瓶装生乳置蒸汽箱或蒸笼中加热至蒸汽上升维持 10min，乳温可达 85℃，营养损失也小，适于在无巴氏消毒设备的条件下使用。

牛乳的消毒，一般在杀菌温度有效范围内，温度每升高 10℃，乳中细菌芽孢的破坏速度增加约 10 倍，而乳褐变的化学反应增加 2.5 倍，故常采用高温短时间巴氏消毒法，其消毒效果好，且乳的质量变化小；也可采取其他经卫生主管部门认可的有效消毒方法，禁止生牛乳上市。

（二）乳的储运卫生

为防止微生物对乳的污染和乳的变质，乳的储存和运输均应保持低温，储乳容器应经清洗消毒后才能使用。运送乳应有专用冷藏车辆。瓶装或袋装消毒乳夏天自冷库取出后，应在 6h 内送到用户，乳温不高于 15℃。

三、乳及乳制品的卫生质量要求

乳制品包括炼乳、各种奶粉、酸奶、复合乳、奶酪和含乳饮料等。为提高乳品的卫生质量，维持人民身体健康，我国制定了《乳品质量安全监督管理条例》，以保证乳品卫生标准的切实执行。

各种乳制品均应符合相应的卫生标准，卫生质量才能得以保证。如在乳和乳制品管理办法中规定，在乳汁中不得掺水和加入其他任何物质；乳制品使用的添加剂应符合《食品安全国家标准　食品添加剂使用卫生标准》（GB 2760—2014），用作酸奶的菌种应纯良、无害；乳制品包装必须严密完整，乳品商标必须与内容相符，必须注明品名、厂名、生产日期、批量、保存期限及食用方法。

（一）消毒牛乳的卫生质量

1. 感官指标

优质消毒牛乳应呈乳白色或稍带微黄色的均匀液体，无沉淀、无凝块、无机械杂质、无黏稠和浓厚现象，具有牛乳固有的纯香味，无异味。

2. 理化指标

优质消毒牛乳相对密度为 1.028～1.032；脂肪≥3%；全乳固体≥11.2%；杂质含量≤2mg/kg；酸度（°T）≤18；汞（以 Hg 计）≤0.01mg/kg；六六六、DDT＜0.1mg/kg；黄曲霉毒素 M_1≤0.5μg/kg。

3. 微生物指标

菌落总数≤30000CFU/mL；大肠菌群 MPN≤90 个/100mL；致病菌不得检出。
凡不符合消毒牛乳质量标准者，不能供食用。

（二）乳制品的卫生质量

1. 全脂奶粉

全脂奶粉感官性状应为浅黄色、无结块、颗粒均匀的干燥粉末；冲调后无团块、杯底无沉淀物并具有牛乳的纯香味。当具有苦味、腐败味、霉味、化学药品和石油等产品气味时，禁止食用，作废品处理。理化指标与消毒乳相同，菌落总数≤50000CFU/g；大肠菌群 MPN≤40 个/100g；致病菌不得检出。

2. 甜炼乳

甜炼乳为乳白色或微黄色、均匀、有光泽、黏度适中、无异味、无凝块、无脂肪漂浮的黏稠液体。酸度（°T）≤48，每 1kg 乳中重金属铅≤0.5mg、铜≤4mg、锡≤10mg，其他理化指标及微生物指标与消毒乳相同，凡具有苦味、腐败味、霉味、化学药品和石油产品等气味或已胖听的甜炼乳应作废品处理。

淡炼乳的感官及理化指标与甜炼乳相同，要求在淡炼乳中不得含有任何杂菌。

3. 酸牛奶

酸牛奶是以牛乳为原料，添加适量砂糖，经巴氏消毒和冷却后，加入纯乳酸菌发酵剂，经保温发酵而制成的产品。酸牛奶呈乳白色或稍带微黄色，具有纯正的乳酸味，凝块均匀细腻，无气泡，允许少量乳清析出。制成果味酸牛奶时，允许加入各种果汁，加入的香料应符合食品添加剂使用卫生标准的规定。酸牛奶在出售前应储存在 2～8℃的仓库或冰箱内，储存时间不应超过 72h。当酸牛奶表面生霉、有气泡和大量乳清析出时，不得出售和食用。

4. 奶油

正常奶油为均匀一致的浅黄色，组织状态正常，具有奶油的纯香味。凡有霉斑、腐败、异味（苦味、金属味、鱼腥味等）作废品处理。其他理化与微生物指标与消毒乳相同。

学习单元四　冷饮食品的卫生与管理

一、冷饮食品原料的卫生要求

冷饮食品包括冰糕、雪糕、冰激凌、汽水、果汁含量不等的饮料、乳饮料、植物蛋白饮料，以及矿泉水、纯净水等。冷饮食品使用的原料主要有水、甜味剂、乳类、蛋类、果蔬原汁或浓缩汁、食用油脂、食品添加剂和二氧化碳等。

（一）冷饮食品的用水卫生

冷饮食品的用水应符合国家生活饮用水质量标准。加工冷饮食品用水最好为自来水或深井水，若用地面水，须经过处理，达到生活饮用水质量标准。去除水中溶解性杂质的常用方法为电渗析法和反渗透法。加工工艺要求水的硬度不宜过大，以免出现沉淀物。

（二）原辅料卫生

各种辅料应符合国家的卫生标准，不得使用变质、霉变、有虫害及危害人体健康的辅料。碳酸饮料使用的是 CO_2，须经净化系统处理，纯度应大于 99%且不允许含有 CO、SO_2、H_2、NH_3、矿物质等杂质。

（三）食品添加剂卫生

各种食品添加剂在使用范围和剂量上均应符合国家食品添加剂使用卫生标准。

二、冷饮食品加工过程的卫生要求

（一）液体饮料

1. 包装容器的卫生

包装容器的种类有玻璃瓶、塑料瓶（袋）、易拉罐（两片罐和三片罐）及纸盒等。各种包装容器所用的材质应无毒、无害、耐酸、耐碱、耐高温、耐老化，必须符合国家有关卫生标准，并在使用前经过消毒、清洗。

2. 灌装与杀菌

灌装生产的设备、管道、储料容器等应采用符合卫生要求的不锈钢、塑料、橡胶和玻璃材料。灌装前后均应对设备、管道、储料容器等进行清洗、消毒。

灌装后对成品必须彻底杀菌，杀菌后的产品其卫生指标应符合冷饮食品卫生标准。根据产品的性质可选用以下不同的杀菌方法：巴氏消毒法、加压蒸汽杀菌法、臭氧杀菌法。

3. 防止污染

灌装多在暴露或半暴露条件下进行，空气不洁会造成微生物对产品的严重污染。因此，灌装间应与其他加工间隔开，避免发生空气交叉污染；其次应对灌装间进行空气消毒，可采用紫外线或过氧乙酸进行熏蒸消毒。

4. 检验

依据国家标准规定，对产品标准中的卫生指标做出必检或抽检。饮料灌装前后均应进行外观检查，其检瓶的光源照度应大于 1000lx，检查空瓶可采用间接或减弱的荧光灯，背景应洁白均匀，检查成品应采用较强的白炽间接灯。连续检瓶时间不宜超过 30min，否则容易引起视觉疲劳而造成漏检。

5. 成品储存与运输的管理

饮料在储存、运输过程中，应防止日晒雨淋，不得与有毒或有异味的物品混储、混运。运输车辆应清洁、卫生，搬运时注意轻拿轻放，避免碰撞。饮料应在阴凉、干燥、通风的仓库中储存，禁止露天堆放。饮料在储藏期间还应定期检查，以保证产品质量。

（二）冷冻食品

冷冻食品由于含有乳、蛋、糖和淀粉等原料，很适合微生物的生长繁殖，因此原料配制后应彻底杀菌。熬料时一般温度控制在 68～73℃加热 15min。杀菌后应在 4h 内将温度迅速冷却至 20℃以下，以防止未被杀灭或外界污染的微生物大量繁殖。生产人员需经健康检查，取得健康证后才可从事此项工作。由于生产人员的手是造成微生物大量污染冷冻食品的主要原因，因此必须对手进行严格消毒，包装时不得用手直接接触冰体。成品必须检验合格后方可出厂。成品在 −10℃以下的冷库或冰箱中储存。冷库或冰箱应定期清洗、消毒。成品应防潮、离地 10cm 以上存放。运输车辆、容器、工具应专用，保持清洁卫生。应重视冷饮食品的销售卫生，销售时要有符合卫生要求的冷藏设备并定期清洗、消毒。冰糕、冰棍的棍棒应完整、无断裂，使用前须消毒、清洗。

（三）固体饮料

固体饮料一般可分为以下 3 类。

1. 蛋白型固体饮料

蛋白型固体饮料以糖、乳及其制品、蛋及其制品、植物蛋白等为主要原料，加入适量辅料、食品添加剂而制成。

2. 普通型固体饮料

普通型固体饮料以糖、果汁、食用植物浓缩提取物为主要原料，添加适量辅料、食品添加剂经脱水而制成。

3. 焙烤型固体饮料

焙烤型固体饮料以焙烤后的咖啡豆磨碎所提取的浓缩物为主要原料，添加适量辅料、食品添加剂经脱水而制成。

固体饮料由于密闭包装且含水量少，在这类饮料中微生物不易生长繁殖，尤其是这类饮料常用开水溶解，因此微生物污染不是主要问题，而含水量、有毒金属等化学性污染却值得注意。我国卫生标准中规定：固体饮料的水分含量不得大于 4%，蛋白型固体饮料中蛋白质含量≥3%。

三、冷饮食品的卫生管理

冷饮食品的卫生问题历来是卫生防疫部门的重要工作内容之一。我国已经颁布多项相关的卫生标准、卫生规范和管理办法，为冷饮食品经营者开展科学管理和食品卫生监督执法提供理论依据和实践依据，在保障食用者安全上发挥着重要作用。

严格执行冷饮食品卫生管理办法的有关规定，实行企业经营卫生许可证制度。一般冷饮食品多为季节性生产，新企业正式投产之前或老企业在每年开业之前必须经食品卫生监督机构检查、审批，合格方可允许生产。

冷饮食品从业人员，包括销售摊贩每年进行一次健康检查，凡患痢疾、伤寒、病毒性肝炎、活动性肺结核、化脓性或渗出性皮肤病者均不得直接参与饮食业的生产和销售。同时，要建立健全从业人员的培训制度和个人健康档案。

冷饮食品生产单位应远离污染源，周围环境应经常保持清洁。生产车间应设不用手开关的洗手设备和供洗手用的清洗剂，入门处设鞋靴消毒槽，门窗应有防蝇、防虫、防尘设施，地面、墙壁应便于冲刷清洗；生产工艺和设备布置要合理，避免交叉污染。机械设备、管道、盛器和容器等实行生产前彻底清洗、消毒。原料库和成品库要分开，并应有防鼠设施。冷冻饮品企业必须有可容纳 3d 产量的专用成品库和专有的产品运输车。

　　冷饮食品企业应有与生产规模和产品品种相适应的质量和卫生检验能力。做到批批检验，确保合格产品出厂。冷冻食品的不合格成品可分别视情况加工复制，复制后产品应增加 3 倍采样量复检，若仍不合格应废弃。

　　产品包装要完整严密，做到食品不外露。商品标志应有产品名称、生产厂名、厂址、生产日期、保存期等标志以便监督检查。

任务十三　不同食品卫生状况调查与分析

一、任务描述

　　以小组为单位，设计调查问卷，对不同食品卫生状况、污染途径、污染特点及其危害等进行调查，对调查结果进行分析，找出引起不同食品污染的原因，提出控制食品污染的措施。

二、工作内容

　　根据不同食品的卫生要求，调查食品的卫生状况，不同食品卫生要求如下。

　　1. 肉制品

　　火腿色泽鲜明，肉质暗红，脂肪透明白色，肉身干燥结实，有香味。咸肉呈红色，脂肪色白，肉质致密，无异味。熟香肠的肠衣完整，肠衣与灌的肉紧密相贴，无黏液，肉红色，脂肪透明如玉，无腐臭和酸败味。酱卤肉无异味，肉块中心已煮透，外表无异物污染。肉松呈金黄色或淡色絮状，纤维纯净疏松，无异味。

　　2. 禽类

　　健康鸡冠色鲜红，挺直，肉髯柔软，眼圆大有神，嘴紧闭干燥，嗉囊无气味、积水和积食，两翅紧贴胸壁，羽毛紧贴有光泽，肛门附近绒毛洁净干净，肛门湿润粉红色，胸肌丰满有弹性，腿脚健壮有力，行动自由。宰后禽肉质量同其他鲜肉。死禽皮肤表面暗红色，具青紫色死斑，脂肪暗红色，血管中有紫红色血液储留，禽肉切面不干燥，色暗红无弹性，有少量血滴流出。冻禽解冻前，母禽及禽皮色乳黄，公禽、幼禽、瘦禽皮色微红。解冻后切面干燥，肌肉微红。

　　3. 蛋类

　　良好鲜蛋壳上有白霜，清洁完好，照光透明，气室小，蛋黄略有阴影，无斑点。冰蛋融化后，液体黄色均匀，无异味及杂质。咸蛋外观蛋壳完整，无霉斑，摇之有轻度水荡漾感，照光蛋白透明，红亮清晰，蛋黄缩小，靠近蛋壳，打开后蛋白稀薄透明无色，蛋黄浓缩呈红色，煮熟后蛋黄有油脂并有沙感，具香味。皮蛋外层包料完整，无霉味，摇晃无动荡声，照光呈玳瑁色，凝固不动，打开时蛋白凝固、有弹性。蛋黄纵剖面淡褐色、淡黄色，中央稍稀软，芳香无辛辣味。鸡蛋黄呈粉状或极易松散块状、黄色均匀，无异味和杂质；鸡蛋白呈晶片状或碎屑状，浅黄色，无异味和杂质。

4. 粮食与豆类

粮食颗粒完整，质地坚韧，无霉变、虫蛀和杂物，色白，含水量在 15%以下。豆类颗粒饱满，无虫蛀、挂丝和霉变。豆腐无豆粞和石膏脚，质地细腻，用刀切后，切面干净，整板豆腐脱套圈、揭布后不坍塌。油豆腐软，不湿心，黄橙色有光亮。豆腐干，手揩表面不发毛，挤压切口不出水。豆腐衣不破碎能揭开，有光泽，柔软无霉点。素肠不出水，表面光洁坚韧。素鸡切口光亮，无裂缝，无破皮及重碱味。

5. 水果

优质水果表皮色泽光亮，内质鲜嫩清脆，有清香味。瓜果腐烂部分超过果体 1/3 则不能食用，1/3 以下的要清洗消毒，现削、现挖、现售。

6. 糕点

糕点制作过程必须符合食品卫生要求，贮存时要防止糕点生虫、霉变和脂肪酸败。贮放应清洁卫生、干燥、通风，并具有防鼠、防蝇设备。优质面包质地松软，顶面呈均匀的金黄或深黄色，不焦、不生、外形饱满、有弹性、咀嚼时无黏牙感。饼干色泽光亮，花纹清晰，松脆且有香味。

7. 罐头食品

生产原料、生产工序均须符合食品卫生要求。优质罐头外壳光洁，无锈斑，无损伤裂缝及漏气膨胀现象，接合处焊锡完整均匀。罐内真空度必须符合标准，用金属棒轻击罐盖，发音清脆坚实。打开后罐身内壁不应有腐蚀、变黑或涂料层剥离现象。油炸食品需炸透，酥脆不得有焦味和酸败味，水果罐头的果肉不得煮得过熟，块形完整，果肉不得过硬，色泽天然，不准人工着色。汤汁透明清澈、不含杂质，糖水一般为 30%，无异味。果酱罐头应与原来果实色泽相符，果酱黏度高，倾罐时不易倒出，静置时不分离出糖汁，可适当加酒石酸或柠檬酸，无异味或香精味。保存罐头的地方应通风、阴凉、干燥，一般相对湿度应为 70%～75%，温度在 20℃以下，以 1～4℃为最好。铁皮罐头保存期限通常为 2 年，玻璃罐头为 1 年。

8. 冷饮食品

冷饮食品用料含有较多蔗糖、蛋、奶和淀粉，适合细菌繁殖，如生产、销售环节被菌污染容易使人发生肠道传染病。包装纸应清洁无毒，包装纸用的蜡应为食品级石蜡。

冷饮品须放在冷库或冰箱内贮藏，防止融化污染，以保证冷饮食品的卫生质量。冷饮食品应具有该冷饮品的色泽和滋味，无异臭、异味及异物。汽水应澄清透明，不混浊或有沉淀物，瓶盖严密不漏气。

三、工作步骤

（1）根据不同食品的卫生要求，以小组为单位，设计调查问卷，确定调查对象、调查方法和调查内容。

（2）调查食品卫生的情况：根据分组设计的调查问卷，对不同食品卫生问题进行调查，如农药残留、添加剂使用、食品造假等。在农贸市场、超市、学校餐厅等场所调查不同食品的卫生情况，并对照不同食品卫生要求，记录调查食品卫生情况。

（3）调查食品卫生的需求：结合分组设计的调查问卷，对不同食品的卫生管理情况进行调查，如加强监管、提高食品质量等，并分析提高食品卫生的方法和措施。

四、总结思考

根据调查的结果，综合分析被调查不同食品的卫生状况，找出存在的主要问题及其原因，提出整改的建议，并撰写出调查报告。

任务十四　食品企业卫生状况的调查与分析

一、任务描述

以小组为单位，设计调查问卷，对不同企业食品生产卫生状况、污染途径、污染特点、企业管理是否规范及其质量控制措施等进行调查，对调查结果进行分析，找出引起不同企业食品污染的原因，提出改进食品企业卫生状况的措施。

二、工作内容

调查内容主要包括以下几个方面。

（一）食品企业地区的环境

食品企业地区环境主要包括食品企业名称、地址、员工构成结构（如性别结构、年龄结构，技术人员、管理人员和一般人员所占比例等），企业的组织结构（设置的科室、车间、检验单位、食品卫生管理机构等）、产品、产量等。

（二）食品企业环境的卫生状况

1. 食品企业地区环境

食品企业地区环境包括地势的高低，污水的流向，地下水位；与居民及附近企业单位的距离，是否存在相互污染的可能；厂区周围是否存在有害气体、放射性污染源、粉尘和其他扩散性的污染源；附近的河流是否受到污染；周围是否有传染病医院。

2. 企业是否有防护地带

企业如有防护地带，其与房间距离是否合理，厂内绿化面积及道路是否合理，企业内外环境是否整洁。

（三）食品企业建筑与设施的卫生状况

1. 厂区总平面布置是否合理

生产区与生活区是否相互穿插；污水处理站、废弃化制间、锅炉房等的分布是否合理。

2. 车间布置是否齐全

车间是否有相应的消毒、更衣、采光、照明、通风、防腐、防尘、防蝇、防鼠、洗涤、污水排放、存放垃圾和废弃物的设施及设施是否符合食品企业卫生要求。厂区内人流、物流通道是否明确隔开。

3. 建筑材料与形式

建筑材料是否耐洗，防积尘、积水，是否容易脱落。

4. 卫生设施

是否具有合理有效消除苍蝇、老鼠、蟑螂和其他有害昆虫及其滋生条件的卫生设施。

（四）食品企业加工过程的卫生状况

1. 食品加工工艺流程

食品加工工艺流程是否合理；生产自动化、机械化程度如何；车间设备布置及条件是否符合卫生要求；有无成品与半成品交叉污染的情况。

2. 卫生措施

与物料相接触的容器、设备、工作台面、器具等是否易清洁及消毒。

3. 工艺参数的可靠性

加工过程中的工艺参数是否能保证产品的卫生质量，如杀菌操作的工艺参数等。

（五）原料、半成品和成品贮存的卫生状况

仓库的建筑是否符合卫生要求；是否具有通风、控温、控湿、防虫、防害的措施；是否具有有效的食品保鲜措施。

（六）食品企业卫生管理制度

食品企业卫生管理制度是否健全，如原料采购的卫生要求；车间的卫生制度；食品加工制度；食品加工机械、容器具及其他器械的清洁卫生制度；食品原料、辅料、成品的储存、运输、销售卫生制度；生产过程的卫生制度及所执行的卫生质量标准、卫生检查制度；食品企业的消毒制度等。

（七）食品企业员工个人卫生管理状况

新员工上岗前是否进行健康检查和卫生培训；企业对员工是否进行定期健康检查，是否有记录档案；对带菌、带虫及带病者是否进行随访和管理；员工是否遵守个人卫生要求。

三、工作步骤

（一）调查准备

熟悉被调查的同类食品企业的一般工艺卫生要求，根据有关的食品卫生法规及食品企业的 HACCP 和 GMP 的要求，拟定调查提纲和调查表格。

（二）参观调查

深入拟调查的食品企业，听取拟调查企业接待人员介绍情况，参观厂区、车间、生产线等，与企业工人、技术人员或管理人员进行交谈，在条件允许的情况下，可以进行问卷调查。

调查要做到有条理，可以从厂外到厂内，由原料入厂到产品出厂的流程逐步进行考察，避免遗漏。调查全过程中应认真做好记录，遵守纪律，注意安全。

四、总结思考

根据调查的结果，综合分析被调查企业的卫生状况，找出存在的主要问题及其原因，提出整改的建议，并撰写出调查报告。

项目小结

粮豆的卫生管理主要通过控制粮豆的安全水分、储存、运输、销售的卫生要求及防止农药及有害金属的污染、无机夹杂物及有毒种子的污染等措施。果蔬的污染因素主要来自人畜粪便及有害化学物质。卫生管理措施有：防止肠道致病菌及寄生虫卵的污染，按要求施用农药、灌溉。畜肉的主要卫生问题是肉的腐败变质、常见人畜共患传染病，常见人畜共患寄生虫病，屠宰场、屠宰及运输销售是畜肉卫生管理的关键环节，微生物是禽肉主要的卫生问题。加强卫生检验、合理宰杀及宰后冷冻保存是主要的管理措施。鲜蛋的主要卫生问题是致病菌和引起腐败变质微生物的污染，加强禽类饲养条件的卫生管理，严格遵守蛋制品企业规定的卫生制度是有效的应对措施。腐败变质、污染是鱼类食品的主要卫生问题，保鲜及运输销售是进行卫生管理的主要措施。锈听、胖听、变色、变味和平酸腐败是罐头食品主要的卫生问题。用水、原辅料、食品添加剂是冷饮食品主要的卫生问题，对其加工、储存、运输过程有特定的卫生要求。腐败变质乳、病畜乳是乳的主要卫生问题，对其生产、储运及乳制品都有严格的质量要求。

复习思考题

1. 粮豆为什么容易受霉菌和霉菌毒素的污染？污染粮豆常见的霉菌有哪些？
2. 如何预防食用油酸败？怎样提高食用油的卫生质量？
3. 水果易出现哪些卫生问题？有哪些卫生管理措施？
4. 分析蔬菜被污染的各种因素，说明当前蔬菜存在的主要卫生问题。
5. 我国对畜肉、禽蛋制品的卫生管理有哪些要求？
6. 我国对冷饮食品卫生管理有哪些要求？
7. 调味品易出现哪些卫生问题？有哪些卫生管理措施？
8. 转基因食品都是安全的吗？
9. 辐照食品的营养成分发生了哪些变化？安全吗？
10. 试列一种粮食，说明其可能存在的主要卫生问题及控制措施。

项目七　食物中毒与预防措施

【知识目标】

了解食物中毒的种类及特点。熟悉食物中毒的发病特点、中毒症状及预防措施。

【能力目标】

会对几种主要的食物中毒（沙门氏菌属食物中毒、葡萄球菌食物中毒、副溶血性弧菌食物中毒、肉毒梭菌食物中毒）进行案例分析。

【素质目标】

（1）让学生充分了解食物中毒对社会和个人的巨大危害，从而树立起居安思危和防患于未然的科学理念。

（2）能够科学、理性地看待食品安全问题。

（3）培养学生具有正确的世界观、人生观和价值观，具备良好的职业道德和生态文明建设意识。

【案例导入】

2020年10月5日，黑龙江省鸡西市鸡东县兴农镇居民王某某及亲属9人在其家中聚餐，食用自制"酸汤子"引发食物中毒，制作"酸汤子"所用食材已在冰箱里冷冻一年。酸汤子是用玉米水磨发酵后做成的一种粗面条，当地称之为酸汤子。10月19日，该次食物中毒事件有9人经救治无效死亡。鸡西食物中毒事件经流行病学调查和疾控中心采样检测后，在玉米面中检出高浓度米酵菌酸，同时在患者胃液中也有检出，定性为由椰毒假单胞菌污染产生米酵菌酸引起的食物中毒事件。通过类似案例，学生作为食品专业从业者，一定要具备食品安全意识，主动向公众宣传普及食品安全相关知识，培养职业责任感。

【课前思考题】

（1）什么是食物中毒？有哪些类型？

（2）食物中毒的特点是什么？如何预防？

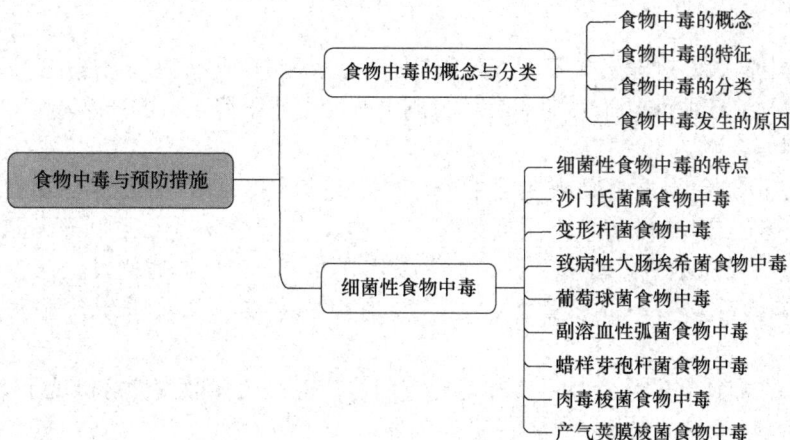

```
                                        ┌─ 椰毒假单胞菌酵米面亚种食物中毒
                        ┌─ 细菌性食物中毒 ─┼─ 小肠结肠炎耶尔森菌食物中毒
                        │                └─ 其他的细菌性食物中毒
                        │                 ┌─ 化学性食物中毒
食物中毒与预防措施 ──────┼─ 非细菌性食物中毒 ─┼─ 有毒动植物中毒
                        │                 └─ 真菌毒素和霉变食品中毒
                        │                 ┌─ 调查步骤和内容
                        └─ 食物中毒的调查处理 ─┴─ 食物中毒的处理
```

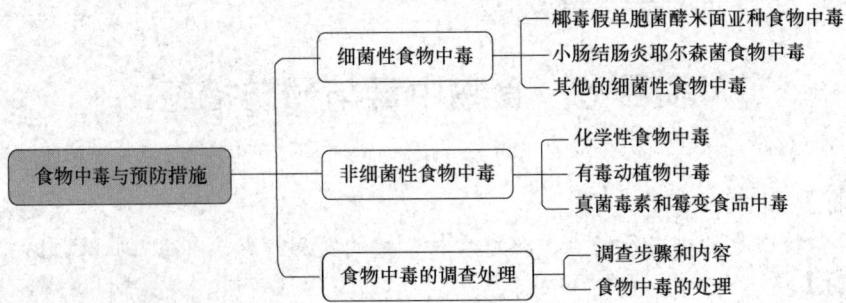

学习单元一　食物中毒的概念与分类

一、食物中毒的概念

　　食物中毒，是指摄入了含有生物性、化学性有毒有害物质的食品或把有毒有害物质当作食品摄入后出现的非传染性急性或亚急性疾病。食物中毒既不包括因暴饮暴食而引起的急性胃肠炎、寄生虫病和食源性肠道传染病，也不包括因一次大量或长期少量多次摄入某些有毒、有害物质而引起的以慢性毒害为主要特征的疾病。

二、食物中毒的特征

　　影响食物中毒发病、潜伏期、病程、病情轻重和预后的因素，主要是摄入有毒食物的种类、毒性和数量，同时也与食者肠胃空盈程度、年龄、抵抗力、健康和营养状况等因素有关。当病因物质占绝对优势时，其个体差异就不明显。但是，就食物中毒流行病学特点而言，一般具有以下共同特点：

　　（1）发病呈暴发性，潜伏期短，来势急剧，短时间内可能有多数人发病，短时间内达到高峰。

　　（2）中毒患者一般具有相似的临床症状。常出现恶心、呕吐、腹痛、腹泻等消化道症状。

　　（3）发病与食物有关。患者在近期内都食用过同样的食物，发病范围局限在食用该类有毒食物的人群，停止食用该食物后发病很快停止。未进食此有毒食物者不发病。

　　（4）食物中毒病人对健康人不具有传染性。停止食用有毒食物后，不再出现新患者，呈一次性暴发，流行曲线常于发病后突然急剧上升又很快下降，形成一个高峰，无传染病所具有的尾端余波。

　　（5）有些种类食物中毒具有明显的季节性、地区性特点。如细菌性食物中毒多发生在夏秋季节；肉毒梭菌中毒主要发生在新疆、青海等地；河豚中毒、副溶血弧菌中毒多发生在沿海地区；霉变甘蔗中毒多发生在北方，99%的病例发生在2~4月。食物中毒全年皆可发生，但在第二、三季度是食物中毒的高发季节，尤其是第三季度。

　　上述特点在集体暴发性食物中毒相对比较明显，而在个体散发性病例就不太明显。

三、食物中毒的分类

食物中毒的原因很多。按病原物主要可以分为以下几类。

（一）细菌性食物中毒

细菌性食物中毒是指摄入含有细菌或细菌毒素的食品而引起的食物中毒。主要有沙门氏菌、葡萄球菌、大肠埃希菌、肉毒梭菌、副溶血弧菌等食物中毒。细菌性食物中毒是食物中毒中较常见的一种。主要是由于食品在生产、加工、运输、储存、销售等过程中被细菌污染，细菌在食品中大量繁殖并产生毒素造成的。细菌性食物中毒的发生与不同区域人群的饮食习惯有密切的关系。美国人多食肉、蛋和糕点，葡萄球菌食物中毒最多；日本人喜食生鱼片，副溶血性弧菌食物中毒最多；我国居民食用畜禽肉、禽蛋类较多，多年来一直以沙门氏菌食物中毒居首位。

（二）有毒动、植物食物中毒

有毒动、植物食物中毒是指食入有毒动、植物或摄入因加工、烹调不当未除去有毒成分的动植物食物而引起的食物中毒，其发病率较高，病死率因动植物种类而异。动物性中毒食品主要有两种：将天然含有有毒成分的动物或动物的某一部分当作食品，误食引起中毒反应；在一定条件下产生了大量的有毒成分的可食的动物性食品，如河豚中毒。最常见的植物性食物中毒为菜豆中毒、毒蕈中毒、木薯中毒等。

（三）化学性食物中毒

化学性食物中毒是指摄入有毒化学物质或被其污染的食品引起的食物中毒。发病率和病死率比较高，但地区性、季节性不明显。例如，某些金属化合物、农药等引起的食物中毒。

（四）真菌毒素中毒和霉变食品中毒

中毒发生主要通过被真菌或其毒素污染的食品，用一般的烹调方法加热处理不能破坏食品中的真菌毒素。发病率较高，死亡率因菌种及其毒素种类而异。真菌生长繁殖及产生毒素需要一定的温度和湿度，因此中毒往往有比较明显的季节性和地区性。例如，霉甘蔗中毒常见于北方的初春。

四、食物中毒发生的原因

（1）食物被某些病原微生物（包括细菌、病毒、真菌）污染，并在适宜条件下急剧繁殖或产生毒素，如细菌性食物中毒。

（2）食物在生产、加工、运输、储存过程中被有毒化学物质污染，并达到急性中毒剂量，如农药、金属和其他化学物质污染。

（3）因食物本身含有有毒物质，由于加工、烹调方法不当未除去有毒物质，如木薯、菜豆等中毒；或因食物储存条件不当而产生或增加了有毒物质，如发芽马铃薯、高组胺鱼类、酸败油脂、陈腐蔬菜等。

（4）有的含毒动植物组织与可食食品容易混淆，误食后发生中毒，如毒蕈、河豚等。

学习单元二　细菌性食物中毒

细菌性食物中毒是最常见的一类食物中毒。由活菌引起的食物中毒称为感染型，由菌体产生的毒素引起的食物中毒称为毒素型；有的食物中毒既有感染型又有毒素型，称为混合型。

细菌性食物中毒发生的基本条件如下：

（1）细菌污染食物。包括食品腐败变质、生熟食品交叉污染、从业人员带菌、食品运输、储存过程的污染等。

（2）在适宜的温度、水分、pH 及营养条件下，细菌急剧大量繁殖或产毒。

扫码学习

细菌性食物中毒

（3）进食前食物加热不充分，未能杀灭细菌或破坏其毒素。

一、细菌性食物中毒的特点

细菌性食物中毒全年皆可发生，但是由于细菌的生长繁殖或产生毒素受温度条件的影响，细菌性食物中毒具有明显的季节性，一般容易发生于每年的 5～10 月。引起中毒的食物主要为动物性食品。

细菌性食物中毒的潜伏期短，一般 24h 内即可发病，呈急剧爆发型。病程短，恢复快，预后良好（肉毒中毒除外），病死率低。对抵抗力低的人群，如老年人、儿童、病人和身体衰弱者，发病症状常较为严重。

二、沙门氏菌属食物中毒

沙门氏菌属肠杆菌科，是一大群寄生于人和动物肠道的革兰氏阴性杆菌，无芽孢、无荚膜、兼性厌氧。该菌属种类繁多，迄今已发现 2300 多个血清型，我国有 255 个。引起食物中毒的沙门氏菌主要有鼠伤寒沙门氏菌、猪霍乱沙门氏菌、肠炎沙门氏菌等。沙门氏菌进入肠道后大量繁殖，除使肠黏膜发炎外，大量活菌释放的内毒素同时引起机体中毒。

沙门氏菌的最适生长繁殖温度为 20～37℃，在水中可生存 2～3 周，在粪便和冰中可生存 1～2 个月，在含有 12%～19%食盐的咸肉中可存活 75d。但该菌在 100℃时立即死亡，75℃、5min，60℃、15～30min，55℃、1h 也可将其杀灭。沙门氏菌不分解蛋白质，污染食品后无感官性状的变化，易引起食物中毒。

（一）流行病学特点

（1）中毒全年都可发生，但多以夏季为主，主要集中在 5～10 月，7～9 月最多。

（2）中毒食品以动物性食品多见。主要是肉类及其制品，其次为禽肉、蛋、乳及其制品。

（3）中毒原因主要是由加工食品用具、容器或食品存储场所生熟不分、交叉污染，食用前未加热处理或加热不彻底引起的。

（二）发病机制

沙门氏菌随同食物进入机体，一般要 10^4～10^8h 才出现临床症状。其在肠道内繁殖，可破坏肠黏膜，并通过淋巴系统进入血液，出现菌血症，从而引起全身感染；释放出毒力较强的内毒素。内毒素和活菌共同侵害肠黏膜继续引起炎症，出现体温升高和急性胃肠症状。

（三）中毒症状

沙门氏菌食物中毒临床上有五种类型，即胃肠炎型、类霍乱型、类伤寒型、类感冒型和败血症型。其中胃肠炎型最为常见。

（1）潜伏期一般 12~36h，短者 6h，长者 48~72h。潜伏期较短者，病情通常较重。

（2）前驱症状有寒战、头晕、头痛、食欲不振。主要症状为恶心、呕吐、腹泻及体温 38~40℃或更高热。腹泻为水样便，一日数次。

（3）一般 3~5d 内迅速减轻。病死率约为 1%。

（四）预防措施

1. 防止污染

加强对食品企业的卫生监督管理，特别是要加强肉联厂对畜、禽的宰前检疫和宰后的兽医卫生检验，并按有关规定处理。屠宰过程中，注意防止肉尸受到胃肠内容物、带菌皮毛、容器等的污染。防止被沙门氏菌感染或污染的畜、禽进入市场，禁止食用病死的畜、禽肉类。加强肉类食品在储藏、运输、加工、烹调或销售环节的卫生管理。注意操作卫生，避免生、熟食品之间交叉污染。食品从业人员应定期进行卫生知识培训和健康检查。

2. 控制繁殖

沙门氏菌繁殖的基本因素是温度和时间。生食品要及时加工，加工后要尽快降温，低温储藏并尽可能缩短储存时间（保存时间应在 6h 内）。

3. 高温杀灭

各种生食品食用前要蒸熟煮透。烹调时肉块不宜过大，肉块深部达 80℃以上，持续 12min。禽蛋类应煮 8min。剩余饭菜和存放时间达 4h 以上的熟肉或肉制品，食用前必须回锅。生吃食品前要洗净、消毒。

三、变形杆菌食物中毒

变形杆菌为革兰氏阴性杆菌，无芽孢及荚膜。在自然界广泛分布于土壤、污水及垃圾中，动物肠道内常带有此菌。引起食物中毒的主要是普通变形杆菌、奇异变形杆菌。

变形杆菌属腐败菌，一般不致病，需氧或兼性厌氧，属于低温菌，因此可在低温储存的食品中繁殖。食品中该菌的带菌率的高低与食品的新鲜度、运输、储存的卫生条件有关。变形杆菌对热的抵抗力较弱，55℃加热 1h 或煮沸数分钟即可杀灭。

（一）流行病学特点

（1）中毒多发于夏、秋季节，以 7~9 月多见。

（2）中毒食品主要是动物性食品。特别是熟肉及动物内脏的熟制品，也有病死家畜肉等。此外，还有凉拌菜、剩饭、水产品等。

（3）中毒原因主要是变形杆菌污染加工食品用具、容器或食品存储场所生熟不分、交叉污染，食用前未加热处理或加热不彻底引起的。

（二）发病机制

变形杆菌食物中毒主要是由于大量活菌侵入肠道引起的感染型食物中毒。其次是由变形杆菌产生的肠毒素引起的毒素型中毒。

（三）中毒症状

变形杆菌食物中毒的临床症状可分为三种类型，即急性胃肠炎型、过敏型和同时具有上述两种临床表现的混合型。

急性胃肠炎型主要有以下表现：

（1）潜伏期一般 15～18h，短者 1～3h，长者 60h。

（2）主要表现以上腹部刀绞样痛和急性腹泻为主，有的伴以恶心、呕吐、头痛、发热，体温一般为 38～39℃。

（3）一般 1～3d 可恢复，很少死亡，预后良好。

变形杆菌食物中毒发病率一般为 50%～80%，其高低随食物污染程度和进食者健康状况而有所不同。

（四）预防措施

预防措施同沙门氏菌食物中毒。尤其要控制人类带菌者对熟食品的污染及生熟食品之间的交叉污染。

四、致病性大肠埃希菌食物中毒

埃希菌属俗称大肠杆菌属，是一组革兰氏阴性杆菌。埃希菌属中经常分离出来的是大肠埃希菌。该菌在自然界生活能力强，在水或土壤中可存活数月。大肠埃希菌在婴儿出生数小时后就进入肠道，并伴随终生，为人类和动物肠道的正常菌群，多不致病。当宿主免疫力下降或细菌侵入肠外组织和器官时，可引起肠外感染。也有少数菌株能直接引起肠道感染，称之为致病性大肠埃希菌。

目前已知的致病性大肠埃希菌包括以下 4 种。

1. 肠产毒性大肠埃希菌

肠产毒性大肠埃希菌是婴幼儿和旅行者腹泻的主要病原菌。与霍乱弧菌相似，能产生引起强烈腹泻的肠毒素，出现霍乱样的急性胃肠炎症状（米汤样便），但不侵入肠黏膜上皮细胞。

2. 肠侵袭性大肠埃希菌

肠侵袭性大肠埃希菌较少见，主要侵染较大儿童和成人。不产生肠毒素，侵袭点是结肠的肠黏膜细胞，可引起局部炎症和形成溃疡，出现细菌性痢疾症状，又称志贺样大肠埃希菌。

3. 肠致病性大肠埃希菌

肠致病性大肠埃希菌是婴儿腹泻的主要病原菌。不产生肠毒素，侵袭点是十二指肠、空肠和回肠上段。

4. 肠出血性大肠埃希菌

肠出血性大肠埃希菌主要感染 5 岁以下的儿童，可产生志贺样毒素，具有极强的致病性。临床特征是出血性结肠炎，剧烈的腹痛和便血，严重者出现溶血性尿毒症。

致病性大肠埃希菌对热的抵抗力较弱，60℃、15～20min 能将其杀死。

（一）流行病学特点

（1）大肠埃希菌食物中毒的发生季节及引起食物中毒的食品与沙门氏菌食物中毒相似。

（2）大肠埃希菌存在于人和动物的肠道中，随粪便排出而污染水源和土壤。受污染的水源、土壤及带菌者的手均可直接污染食品或通过食品容器再污染食物。

（二）发病机制

不同的致病性埃希菌有不同的致病机理。肠产毒性大肠埃希菌、肠出血性大肠埃希菌可引起毒素型中毒；肠致病性大肠埃希菌和肠侵袭性大肠埃希菌可引起感染型中毒。

（三）中毒症状

不同的中毒机制导致不同的临床表现。

1. 急性肠胃炎型

急性肠胃炎型中毒是致病性大肠埃希菌食物中毒的典型症状。主要是肠产毒性大肠埃希菌和肠致病性大肠埃希菌引起。潜伏期一般为 10～15d，短者 6h。病人可有发热（38～40℃）、头痛等症。典型表现为腹泻、上腹痛和呕吐。粪便呈米汤样或水样，每日 4 次或 5 次。呕吐、腹泻严重者可脱水，病程 3～5d。

2. 急性菌痢型

潜伏期一般为 48～72h。主要是肠侵袭性大肠埃希菌引起。主要表现为血便、脓黏液血便、里急后重、腹痛，部分病人有呕吐。发热 38～40℃，可持续 3～4d。病程 1～2 周。

3. 出血性结肠炎型

出血性结肠炎型中毒主要病原菌是大肠埃希菌 O157∶H7。中毒前驱症状为腹部痉挛性疼痛和短时间的自限性发热、呕吐，1～2d 内出现非血性腹泻，后导致出血性结肠炎、严重腹痛和便血。

（四）预防措施

预防措施同沙门氏菌食物中毒。

五、葡萄球菌食物中毒

葡萄球菌广泛分布于自然界、如空气、水、土壤和物品上，是常见的化脓性球菌之一，为革兰氏阳性兼性厌氧菌，最适生长温度为37℃，生长繁殖最适 pH 为 7.4，耐盐。葡萄球菌可产生多种毒素和酶类。引起食物中毒的主要是能产生肠毒素的葡萄球菌，其中以金黄色葡萄球菌致病力最强。大约50%以上的金黄色葡萄球菌菌株在实验室条件下产生两种或两种以上的葡萄球菌肠毒素。食物中的肠毒素耐热性强，一般烹调温度不能将其破坏，100℃、2h 或 218～248℃的油温下经 30min 才能破坏。

（一）流行病学特点

（1）全年皆可发生，但多见于夏、秋季节。

（2）中毒食品主要是乳、蛋、肉、鱼及其制品，其次为含有乳制品的冷冻食品，个别也有含淀粉类食品。我国以乳及其制品（如奶油糕点、冰激凌）最为常见。

（3）中毒原因主要是被葡萄球菌污染后的食品在较高的温度下保存时间过长，如在25～30℃环境中放置 5～10h，就能产生足以引起食物中毒的葡萄球菌肠毒素。

（二）发病机制

葡萄球菌肠毒素引起食物中毒的机制目前尚不能全部阐明。研究表明，葡萄球菌肠毒素对小肠黏膜细胞无直接的破坏作用，而以完整的分子经消化道吸收入血，达到中枢神经系统后刺激呕吐中枢而导致以呕吐为主要症状的食物中毒。

（三）中毒症状

（1）起病急，潜伏期短，一般 2～4h，短者 1h，最长不超过 6h。

（2）中毒症状为典型的胃肠道症状，表现恶心、剧烈而频繁的呕吐，呕吐物中常有胆汁、黏液和血，同时伴有上腹部剧烈疼痛。腹泻为水样便。体温一般正常。

（3）儿童对肠毒素比成人敏感，故其发病率较成人高，病情也更严重。

（4）病程较短，一般 1～2d 即可恢复，预后良好，很少死亡。

（四）预防措施

葡萄球菌肠毒素食物中毒的预防包括防止葡萄球菌污染和防止其肠毒素形成两方面。

1. 防止葡萄球菌污染食品

（1）防止带菌人群对各种食物的污染。定期对食品加工人员、饮食从业人员、保育员进行健康检查，患化脓性感染（疖疮、手指化脓）、上呼吸道感染（鼻窦炎、化脓性咽炎、口腔疾病等）者应暂时调换其工作。

（2）防止葡萄球菌对乳的污染。定期对健康奶牛的乳房进行检查，患化脓性乳腺炎时，其乳不能食用。健康奶牛的乳在挤出后，除应防止葡萄球菌污染外，应迅速冷却到

10℃以下，防止在较高温度下造成该菌的繁殖和毒素的形成。

（3）患局部化脓性感染的畜、禽肉尸应按病畜、病禽肉处理，将病变部位除去后，按条件可食肉经高温处理以熟制品出售。

2. 防止肠毒素的形成

在低温、通风良好条件下储藏食物不仅防止葡萄球菌生长繁殖，也是防止毒素形成的重要条件。食物冷藏或置于阴凉通风的地方，放置时间不应超过 6h，尤其高温季节，食用前应彻底加热。

六、副溶血性弧菌食物中毒

副溶血性弧菌是一种嗜盐性细菌。存在于近岸海水、海底沉积物和鱼、贝类等海产品中。常呈弧状、杆状、丝状等多种形态，有鞭毛，运动活泼，为革兰氏阴性无芽孢的兼性厌氧菌。最适生长温度为 37℃，最适 pH 为 7.7，在 3.5% NaCl 的培养基中生长最佳。

副溶血性弧菌的抵抗力较弱，75℃加热 5min，或 90℃加热 1min，或 1%食醋处理 5min，或稀释 1 倍的食醋处理 1min 均可将其杀死。

副溶血性弧菌的某些菌株在特定条件下可产生耐热的溶血毒素，能溶解人或兔的血细胞，这一现象称"神奈川现象"。

（一）流行病学特点

（1）多发生于夏、秋季节，尤其是 6~9 月，海产品大量上市时。我国沿海及日本沿海喜食海产品地区发病率较高。

（2）中毒食品主要为海产品和盐渍食品。

（3）中毒原因主要是烹调时未烧熟、煮透或熟制品污染后未再彻底加热。

（二）发病机制

发病原因主要是摄入副溶血性弧菌的活菌所致。人体摄入致病活菌 10^6 个以上，几小时后即可发生肠胃炎。细菌在肠道繁殖，引起组织病变，并可产生耐热溶血毒素对肠道共同作用。

（三）中毒症状

（1）起病急，潜伏期一般在 11~18h，短者 4~6h，长者 32h。

（2）主要症状为腹痛、腹泻（大部分为水样便，严重者为黏液便和黏血便）、恶心、呕吐，体温 37~38℃，尚有头痛、发汗、口渴等症状。

（3）预后良好，一般病后 2~3d 即可恢复正常。少数严重病人由于休克、昏迷而死亡。

（四）预防措施

（1）停止食用可疑中毒食品。

（2）加工海产品时一定要烧熟煮透，切勿生食。蒸煮时需加热至 100℃保持 30min。

（3）对宜生食、凉拌的海产品（如海蜇）应用 40%盐水浸渍保藏，食用前用清水反复冲洗或洗净后用食醋拌渍 10min。

（4）加工过程中生熟用具要分开，宜在低温下储藏。对烹调后的鱼虾和肉类等熟制品，应在 10℃以下存放，存放时间最好不要超过 2d。

七、蜡样芽孢杆菌食物中毒

蜡样芽孢杆菌为革兰氏阳性、需氧或兼性厌氧的芽孢杆菌，有鞭毛，无荚膜。一般生长 6h 后即形成芽孢，是条件致病菌。蜡样芽孢杆菌生长温度为 25～37℃，10℃以下不繁殖。其繁殖体不耐热，100℃经 20min 加热可被杀死。

蜡样芽孢杆菌有产生和不产生肠毒素的菌株。产生的肠毒素有腹泻毒素和呕吐毒素两种。腹泻毒素引起腹泻。45℃保持 30min 或 56℃保持 5min 可使其失活。几乎所有产肠毒素的蜡样芽孢杆菌可在多种食物中产生此种肠毒素。呕吐毒素引起呕吐，为低分子耐热肠毒素。126℃保持 90min 不被破坏。呕吐毒素常在米饭类食品中形成。

（一）流行病学特点

（1）多发生于夏、秋季节，尤其是 6～10 月。

（2）中毒食品种类繁多。包括乳及乳制品、肉类制品、蔬菜、马铃薯、甜点心、调味汁、凉拌菜、米粉、米饭等。引起蜡样芽孢杆菌食物中毒的食品，大多无腐败变质现象，除米饭有时微黏、入口不爽或稍带异味外，大多数食品感官正常。

（3）中毒原因主要是食用前保存温度较高（20℃以上）和放置时间较长，使食品中的蜡样芽孢杆菌得到繁殖。

（二）发病机制

蜡样芽孢杆菌食物中毒的发生为大量活菌侵入肠道所产生的肠毒素所致。

（三）中毒症状

1. 呕吐型

潜伏期短，一般在 1～3h。恶心、呕吐、腹痛为主要症状，腹泻及体温升高者少见。并有头晕、四肢无力、口干等症状。病程多为 8～10h，长者 1d，预后良好。我国本菌食物中毒多为此型。

2. 腹泻型

潜伏期较长，一般为 8～12h。以腹痛、腹泻为主要症状，水样便。可有轻度恶心，但呕吐罕见。一般无发热，病程 16～36h，预后良好。

（四）预防措施

食品加工过程中必须严格执行 GMP 与卫生规范，做好防蝇、防鼠、防尘等各项卫生工作，降低本菌的污染率和污染量。乳类、肉类及米饭等食品只能低温（10℃以下）短时间存放，食用前彻底加热，一般应为 100℃、20min。

八、肉毒梭菌食物中毒

肉毒梭状芽孢杆菌简称肉毒梭菌（肉毒杆菌），为革兰氏阳性厌氧菌。该菌对热的抵抗力不强，80℃、10~15min 即可死亡。但形成芽孢后抵抗力较强，须经高压蒸汽121℃、30min 或干热 180℃、5~15min 或湿热 100℃、5h 才能将其杀死。

肉毒梭菌广泛分布于自然界，特别是土壤中。粮谷、豆类等食品受其污染的机会很多。

肉毒梭菌产生的肉毒毒素本质是蛋白质，为神经毒素，共产生六种毒素：A、B、C、D、E、F，其中的 A、B、E、F 与人类的食物中毒有关。引起人类食物中毒的为其中四亚型毒素所致。肉毒毒素的毒性比氰化钾强 1 万倍，对人的致死量约为 0.1μg。

（一）流行病学特点

（1）四季均可发生中毒，多发生在冬、春季节。

（2）中毒食品与饮食习惯有关，主要为家庭自制的豆类制品（发酵豆、面酱、臭豆腐），其次为肉类和罐头食品。

（3）中毒原因主要是被污染了肉毒梭菌的食品在食用前未进行彻底的加热处理。

（二）发病机制

随食物进入肠道的肉毒毒素在小肠内被胰蛋白酶活化并释放出神经毒素，后者被小肠黏膜细胞吸收入血，作用于周围神经与肌肉接头处、自主神经末梢及颅神经核，可阻止神经末梢释放乙酰胆碱，使神经冲动的传递受阻，导致肌肉麻痹和瘫痪。

（三）中毒症状

肉毒梭菌中毒的临床表现与其他细菌性食物中毒不同，以运动神经麻痹的症状为主，胃肠道症状少见。

（1）潜伏期数小时至数天不等，一般为 12~48h，最短者 6h，长者可达 8~10d。通常潜伏期越短，病死率越高。

（2）肉毒梭菌中毒的前驱症状为乏力、头晕、头痛、食欲不振、走路不稳、视力模糊、眼睑下垂等；继之咀嚼无力、张口困难、吞咽困难，颈肌无力、头下垂等，最后出现呼吸肌麻痹而使呼吸困难造成死亡。患者多神志清醒、不发热。

（3）患者症状的轻重程度可有所不同，病死率较高。

（四）预防措施

（1）彻底清洗食品原料。在食品加工过程中应当使用新鲜的原料，避免泥土的污染，加工前彻底洗去附着的泥沙。

（2）罐头食品彻底灭菌。生产罐头食品时，严格执行操作规程。保藏过程中出现胖听时要进行检验，无条件检验时应废弃。

（3）防止毒素的产生。加工后的食品应避免再污染以及在较高的温度或缺氧的条件下储存，以防止肉毒毒素的产生。

（4）食品在食用前彻底加热。加热至 100℃、10~20min，可破坏各种类型毒素。

九、产气荚膜梭菌食物中毒

产气荚膜梭菌又称魏氏梭菌。产气荚膜梭菌是一种广泛分布于自然界及人和动物肠道中的厌氧芽孢梭菌，为革兰氏阳性杆菌，无鞭毛，不运动，厌氧但不严格。该菌的生长繁殖的适宜温度为37～47℃，多认为43～47℃为最宜其生长和繁殖。该菌除能产生外毒素外，还产生多种侵袭酶，其荚膜也构成强大的侵袭力，是气性坏疽的主要病原菌。

根据其产生外毒素的种类不同，将其分为A、B、C、D、E五型。A、C型可对人类致病，其中A型最为常见，引起人类气性坏疽和食物中毒，C型可致坏死性肠炎。

（一）流行病学特点

（1）中毒以夏、秋季节多见。

（2）中毒食品主要是动物性食品，如鱼、肉、禽等，也有植物蛋白质性食品。

（3）中毒原因主要是食用前一天或数小时前预先烧煮，在室温下放置，食用前不再加热或加热不彻底造成。

（二）发病机制

大量产气荚膜梭菌活菌随食物进入肠道，在小肠的碱性环境中形成芽孢并释放肠毒素，该毒素在小肠经胰蛋白酶作用，断裂部分多肽链后活化，活化的肠毒素与小肠黏膜细胞上的受体结合，整段肠毒素肽链嵌入细胞膜，使细胞膜代谢受影响，通透性改变，进而离子及大分子流失，终致细胞死亡。该肠毒素作用部位是十二指肠和空肠。

（三）中毒症状

（1）潜伏期一般8～20h。

（2）主要症状为腹痛、水样腹泻并有大量气体产生。少有恶心、呕吐及发热。

（3）大多1～2d内恢复，预后良好。

（四）预防措施

（1）加强对肉类等动物性食品的卫生管理，控制污染源。

对食品从业人员定期进行肠道带菌检查，肠道传染病患者及带菌者不得从事接触食品的工作。严格执行家畜和家禽在屠宰、加工、运输、储藏、销售各个环节的卫生管理，防止受该菌的污染。

（2）加工、处理后的瘦肉制品应快速降温，低温储存，存放时间应尽量缩短。

（3）食用前肉类等动物性食品需充分加热，烧熟煮透，彻底杀灭产气荚膜梭菌。

十、椰毒假单胞菌酵米面亚种食物中毒

椰毒假单胞菌酵米面亚种食物中毒传统上称为酵米面食物中毒。椰毒假单胞菌酵米面亚种曾称为酵米面黄杆菌，为革兰氏阴性、无色透明的小杆菌，专性厌氧，无芽孢；生长温度为25～37℃。最适pH为7.0左右。菌体本身抵抗力弱，56℃、5min即可被杀死，但它在食品中产生强烈的外毒素。

椰毒假单胞菌酵米面亚种能产生米酵菌酸和毒黄素两种外毒素。米酵菌酸对人和动物均有强烈的毒性作用，是引起食物中毒和死亡的主要因素。米酵菌酸对热稳定，一般烹调、蒸煮方式均不能将其破坏。毒黄素为一种水溶性色素，耐热，不为一般烹调方法破坏，具抗生素作用。

（一）流行病学特点

（1）多发生在暖湿季节，即5~8月。

（2）中毒食品与居民的饮食习惯有关，我国传统中毒食品是家庭自制的酵米面（发酵的玉米、糯玉米、黄米、高粱、变质银耳等）。

（3）中毒原因主要是酵米面制成后，在晾晒及储存过程中椰毒假单胞菌酵米面亚种产生了外毒素。一般的烹调方法不易破坏外毒素。

（二）发病机制

椰毒假单胞菌酵米面亚种食物中毒是其外毒素米酵菌酸和毒黄素所致的毒素型食物中毒。

米酵菌酸作用于细胞线粒体内膜，与ADP载体形成复合物，阻止ADP的转移，破坏线粒体的功能。该毒素还作用于巯基酶类，使其部分失去活性。主要损害脑、肝、肾、心等实质性脏器，引起一系列病理变化。

毒黄素作用于细胞呼吸链系统，对细胞产生毒性作用。

（三）中毒症状

（1）潜伏期一般为5~9h，长者可达48h以上，其潜伏期的长短，病情及预后好坏与摄入的毒素量有关。

（2）由于多种脏器受到毒素侵害，临床症状也有多种类型，如脑型、肝型、肾型及混合型等。发病初期表现为胃部不适、恶心、呕吐，呕吐物多为棕褐色，并伴有腹胀、腹痛、腹泻，随后出现脑、肝、胃或多种脏器损伤的症状。如脑型病人表现为头晕、头痛、嗜睡、抽搐以致昏迷；肝型病人表现为肝功异常、肝大、黄疸等，严重者出现肝昏迷而死亡；肾型病人可表现为少尿、无尿或血尿，重者肾功能衰竭。

（四）预防措施

（1）在流行区域进行广泛宣传，不制作、不食用酵米面，或现吃现做，不储存。

（2）注意银耳生产中的卫生要求及收获管理，出现烂银耳应及时剔除并销毁，收获的银耳应立即晒干或烘干。

（3）注意保管好粮食，变质严重的粮谷不宜做淀粉、加工粉条等，应做其他综合利用。

十一、小肠结肠炎耶尔森菌食物中毒

小肠结肠炎耶尔森菌为革兰氏阴性小杆菌，需氧或兼性厌氧，无芽孢、荚膜。该菌耐低温，0~5℃也能生长繁殖，属低温菌。该菌具有侵袭性并能产生耐热肠毒素，是引起人类食物中毒和小肠结肠炎的重要病原菌，其产毒的温度范围为 4～35℃。

小肠结肠炎耶尔森菌为人畜共有菌，广泛存在于人和动物肠道中。

（一）流行病学特点

（1）食物中毒多发生在秋冬、冬春凉爽季节。

（2）引起中毒的食品主要是动物性食品，如乳、肉类、豆腐等。尤其是 0～5℃低温运输或储存的食品。

（二）发病机制

小肠结肠炎耶尔森菌食物中毒的发生是该菌的侵袭性及产生的肠毒素的共同作用。侵袭的靶组织是小肠和结肠，其产生的耐热性肠毒素可通过激活肠黏膜细胞膜上的腺苷酸环化酶的活性而致肠黏膜细胞分泌功能改变，终致腹泻。

（三）中毒症状

（1）潜伏期较长，一般 3～7d。多见于 1～5 岁幼儿。

（2）主要表现为腹痛、腹泻和发热。体温 38～39.5℃。

（3）病程 2～5d，长者可达 2 周。

（4）该菌也可引起结肠炎、阑尾炎、肠系膜淋巴炎、关节炎及败血症等。

（四）预防措施

（1）预防措施参考沙门氏菌食物中毒部分。

（2）与大多数病原菌不同，该菌为低温菌，在冰箱冷藏的熟食品，食用前一定要加热。

十二、其他的细菌性食物中毒

有关其他细菌性食物中毒的病因、流行病学特点及预防见表 7.1。

表 7.1　其他的细菌性食物中毒

中毒名称	病因	中毒食物	发病机制	临床表现	预防措施
链球菌食物中毒	D 族链球菌中的粪链球菌	动物性食品尤其是熟肉制品、乳与乳制品	感染型、毒素型或混合型	潜伏期 6～24h，急性胃肠炎症状，体温略高，偶有头痛、头晕等	防止熟肉制品的污染
李斯特菌食物中毒	单核细胞增生李斯特菌	乳及乳制品、肉类制品、水产品、蔬菜和水果	感染型	孕妇、新生儿易发病，胃肠炎症状、败血症、脑膜炎，孕妇可出现流产等	重点防止冷藏乳及乳制品、熟肉制品的污染
志贺氏菌食物中毒	宋内氏志贺氏菌及其肠毒素	肉、乳及其制品，冷盘、凉拌菜	感染型、毒素型或混合型	潜伏期 6～24h，剧烈腹痛、腹泻，水样、血样或黏液便，伴高热，里急后重	防止肉、乳及其制品的污染
空肠弯曲菌食物中毒	空肠弯曲菌及其霍乱样肠毒素	动物性食品、乳制品	感染型、毒素型或混合型	潜伏期 3～5d，急性胃肠炎症状，体温 38～40℃。婴幼儿为易感人群	重点为婴幼儿食品及乳类食品卫生管理

学习单元三　非细菌性食物中毒

一、化学性食物中毒

扫码学习

化学性食物中毒

化学性食物中毒即食入化学性中毒食品引起的中毒。主要有以下 4 种：

（1）被有毒有害的化学物质污染的食品。

（2）误为食品、食品添加剂、营养强化剂的有毒有害的化学物质。

（3）添加非食品级或伪造的禁止使用的食品添加剂、营养强化剂的食品，以及超量使用食品添加剂的食品。

（4）营养素发生化学变化的食品，如油脂酸败。

下面介绍几种常见的化学性食物中毒。

（一）亚硝酸盐食物中毒

亚硝酸盐食物中毒是指食用了含硝酸盐及亚硝酸盐的蔬菜或误食亚硝酸盐后引起的一种高铁血红蛋白血症，也称肠原性青紫病。

1. 亚硝酸盐的来源

（1）新鲜的叶菜类蔬菜含有较多的硝酸盐，在硝酸盐还原菌的作用下转化为亚硝酸盐。新鲜蔬菜储存过久，腐烂蔬菜及放置过久的煮熟蔬菜，亚硝酸盐的含量明显增高。

（2）腌制不久的蔬菜中含有大量的亚硝酸盐，尤其加盐量少于 12%、气温高于 20℃ 的情况下，可使菜中亚硝酸盐的含量增加，第 7～8d 达高峰，一般于腌后 20d 消失。

（3）有些地区的井水中含有较多的硝酸盐及亚硝酸盐，一般称为苦井水。当用该水煮粥或食物，再在不卫生的条件下存放过久，在细菌的作用下将硝酸盐还原成亚硝酸盐。

（4）食用蔬菜过多，大量硝酸盐进入肠道，对于儿童胃肠功能紊乱、贫血、蛔虫症等消化功能欠佳者，其肠道内的细菌可将蔬菜中的硝酸盐转化为亚硝酸盐，且在肠道内过多地形成以致来不及分解，结果大量亚硝酸盐进入血液导致中毒。

（5）腌肉制品加入过量硝酸盐及亚硝酸盐。

（6）误将亚硝酸盐当作食盐。

2. 发病机制

亚硝酸盐为强氧化剂，进入人体后，经消化道吸收入血液，可使血液中的低铁血红蛋白氧化成高铁血红蛋白，从而失去携带氧的功能，造成组织缺氧，出现青紫而中毒。亚硝酸盐的中毒剂量为 0.3～0.5g，致死量为 1～3g。

3. 中毒症状

（1）潜伏期一般为 1～3h，误食大量亚硝酸盐者潜伏期仅十几分钟。

（2）轻者表现为头晕、头痛、乏力、胸闷、呕吐、嗜睡、腹痛、腹泻，口唇、指甲及全身皮肤、黏膜青紫等。严重者可有心动过缓，心律不齐，昏迷和惊厥，常因呼吸循环衰竭而死亡。

4. 预防措施

（1）保持蔬菜新鲜，勿食存放过久的变质蔬菜。短时间不要进食大量含硝酸盐较多的蔬菜；勿食大量刚腌制的蔬菜，腌菜时盐应稍多，需腌制 15d 以上再食用。

（2）肉制品中的硝酸盐和亚硝酸盐的用量应严格按国家卫生标准的规定，不可多加。

（3）不喝苦井水，勿用苦井水煮粥，尤其勿存放过夜。

（4）妥善保管亚硝酸盐，防止当成食盐或碱面误食。对亚硝酸盐要有专人保管，专用容器存放，健全领发登记手续等。

（二）砷化物中毒

砷广泛分布于自然界，几乎所有的土壤中都存在砷。砷元素毒性很小，但其化合物有显著的毒性。常见的三氧化二砷毒性最强，俗称砒霜、信石、白砒，为白色粉末，无臭无味，较易溶于水，可用于杀虫剂、杀鼠剂、药物、染料工业、皮毛工业及消毒防腐剂等。

1. 中毒原因

（1）误食：误把砒霜当成碱面、食盐或淀粉，或误食含砷农药拌种粮。

（2）滥用含砷杀虫剂（如砷酸钙、砷酸铅）喷洒果树及蔬菜，造成水果、蔬菜中砷的残留量过高。喷洒含砷农药后不洗手即直接进食。

（3）盛放过砷化物的容器、用具或运输工具等用来盛放、加工或运输食物。

（4）食品加工所用的加工助剂（如无机酸、盐、碱等）或添加剂中含砷量过高。

2. 发病机制

三价砷的无机化合物是细胞原浆毒。此类砷化物被机体吸收后，可与细胞酶蛋白的巯基结合，从而抑制酶的活性，使细胞代谢发生障碍，造成细胞死亡；也可使神经细胞发生代谢障碍，引起神经系统的功能紊乱；麻痹血管运动中枢并直接作用于毛细血管，导致毛细血管扩张、麻痹和渗出性增高，使胃肠黏膜和其他脏器出现充血和出血，甚至全身出血，并可引起肝细胞变性、脑水肿等。

3. 中毒症状

（1）潜伏期短，仅数十分钟至数小时。

（2）中毒后患者口腔及咽部有烧灼感，口渴及吞咽困难，口中有金属味，常表现为剧烈恶心、呕吐（甚至吐出血液和胆汁）、腹绞痛、腹泻（水样或米汤便，有时混有血）。由于剧烈吐泻而脱水，血压下降，严重者引起休克、昏迷和惊厥，并可发生中毒性心肌病和急性肾功能衰竭，若抢救不及时，中毒者常因呼吸循环衰竭，肝肾功能衰竭，于 1～2d 死亡。

4. 预防措施

（1）严格保管好砷化物、砷制剂农药，实行专人专库管理。

（2）盛放过砷化物的容器严禁存放粮食和食品。

（3）蔬菜、果树收获前半个月内停止使用含砷农药，防止蔬菜、水果农药残留量过高。

（4）加工食品过程中所使用的酸、碱、食品添加剂等，含砷量应符合食品添加剂国家标准规定。

（三）有机磷农药中毒

有机磷农药是一种农业杀虫剂，具有杀虫效率高、应用范围广、成本低、在植物体内残留时间短、残留量较少的优点，因此在我国农村广泛使用，对防治粮、棉、蔬菜水果的病虫害，保证农业丰收起着重要作用。但是，有机磷农药具有毒性，在生产和使用过程中如不注意防护，可发生食物中毒。

常用的有机磷农药有对硫磷、内吸磷、甲拌磷、敌敌畏、敌百虫、乐果、马拉硫磷等。

1. 中毒原因

（1）用装过农药的瓶子盛装酱油、酒、食用油等食物。

（2）将有机磷农药与粮食或其他食品混装运输或混放，造成食品污染。

（3）食用刚喷洒过有机磷农药的瓜果蔬菜。

（4）误食被有机磷农药毒死的畜、禽及水产品。

（5）在使用农药过程中，未经洗手就吃东西、饮水而引起中毒。

2. 发病机制

有机磷进入人体后，对体内胆碱酯酶的活性产生抑制作用，因其可与胆碱酯酶迅速结合，可形成磷酰化胆碱酯酶，失去催化水解乙酰胆碱的能力，使大量乙酰胆碱在体内蓄积，从而导致以乙酰胆碱为传导介质的胆碱能神经处于过度兴奋状态而出现中毒症状。

3. 中毒症状

（1）中毒的潜伏期一般在 2h 内，误服者立即发病。

（2）进食后短期内出现头晕、头痛、恶心、呕吐、多汗、胸闷、视力模糊、无力等症状。中度中毒时出现肌束震颤、瞳孔缩小、轻度呼吸困难、流涎、腹痛、腹泻、步态蹒跚。严重者出现昏迷、呼吸麻痹，甚至肺水肿等。常因呼吸衰竭而死亡。

4. 预防措施

（1）加强农药管理，要专库存放。

（2）严禁农药与食物混装、混放。

（3）运输有机磷农药的车、船须经彻底洗净后才能运输包装严密的食品。

（4）不用盛放过农药的器具盛装食品。

（5）喷洒农药时必须遵守安全间隔期，喷过有机磷农药的水果、谷物在 1 个月内不得食用。

（6）在使用农药过程中，严禁饮食、饮水、吸烟，使用后注意用肥皂彻底洗手、洗脸。

（四）其他化学性食物中毒

其他常见的化学性食物中毒见表 7.2。

表 7.2　其他常见的化学性食物中毒

中毒名称	中毒原因	中毒症状	预防措施
铅中毒	某些铅化物外表颜色、性状与明矾、小苏打、发酵粉等相似，易误服；瓷器釉含量高，在酸性条件下可溶出铅	潜伏期 0.5～2h；口腔、咽部干燥，发热、疼痛、流涎、剧烈绞痛、脸色苍白、冷汗、大便秘结、色黑，腿部肌肉痛、痉挛、贫血	铅化物单独保管，不与食物混放；盛放过铅化物的容器、用具不得盛放食物，同时避免误食
酸败油脂中毒	食用已酸败的油脂	潜伏期 0.5～12h；恶心、呕吐、腹痛、腹泻、无力、头痛、发热、喉痛；病程 1～4d，无死亡	避免油脂氧化酸败，使用抗氧化剂保存油脂；不食用已酸败的油脂
甲醇中毒	酒类在加工过程中加入或产生甲醇	头痛、恶心、胃痛、视力模糊、呼吸困难、呼吸中枢麻痹、发绀、昏迷，甚至死亡。全身状态已恢复者也常发生视力障碍、甚至失明	控制酒类中甲醇含量，严禁用非食用酒精兑制酒类饮用或出售
毒鼠强中毒	投毒、误服毒饵或滥用毒鼠药污染环境而造成食品污染	潜伏期短，0.5～1h；头痛、头晕、恶心、呕吐、胸闷、心悸，惊厥、四肢抽搐，严重可导致呼吸衰竭而死亡	严禁生产、销售和使用毒鼠强；防止投毒；加强宣传教育
瘦肉精中毒	饲料中添加，人食用含瘦肉精的肉	潜伏期 0.5～2h；心悸、肌肉震颤、头晕乏力、呕吐、腹泻、心动过速、神经紊乱，严重危及生命	禁止在饲料中掺入瘦肉精；加强对上市猪肉的检验；提高鉴别能力

二、有毒动植物中毒

（一）动物性食物中毒

食入动物性有毒食品引起的食物中毒称为动物性食物中毒。动物性有毒食品主要有两大类：天然含有有毒成分的动物或动物体内的有毒成分；在一定条件下产生大量的有毒成分的可食动物性食品。动物性食品中的天然有害物质几乎都属于鱼及贝类的毒素。

1. 河豚中毒

1）中毒原因
河豚中毒多为误食，其次为喜食河豚但未将其毒素除净而引起中毒。
2）发病机制
河豚毒素主要作用于神经系统，阻碍神经传导，可使神经末梢和中枢神经麻痹。最初为感觉神经麻痹，继而运动神经麻痹，从而引起外周血管扩张、血压下降，最后出现呼吸中枢和血管运动中枢麻痹。

3）中毒症状

（1）发病急，潜伏期 0.5～3h，一般为 10～45min。

（2）先感觉手指、口唇、舌尖麻木或有刺痛感，然后出现恶心、呕吐、腹痛、腹泻等胃肠症状，并有四肢无力，口唇、舌尖及肢端麻痹，进而四肢肌肉麻痹，以致身体摇摆、行走困难，甚至全身麻痹呈瘫痪状。

（3）严重者运动迟缓，瞳孔散大，对光反射消失，随之言语不清、发绀，血压和体温下降，呼吸先迟缓、浅表，继而呼吸困难，最后呼吸衰竭致死亡。

4）预防措施

（1）加强宣传教育，普及河豚的毒性及危害，不擅自食用沿海地区捕捞或捡拾的不知名或未吃过的鱼。

（2）水产部门必须严格执行《水产品卫生管理办法》，严禁出售鲜河豚。加工干制品必须严格按规定操作程序操作。

（3）加强对河豚的监督管理，我国严禁食品行业加工河豚，也要禁止其流入市场。

2. 鱼类引起的组胺中毒

1）中毒原因

组胺中毒是由于食用含有一定数量组胺的某些鱼类而引起的类过敏性食物中毒。

2）发病机制

组胺刺激心血管系统和神经系统，促使毛细血管扩张充血和支气管收缩，导致一系列症状。

其他氨基酸脱羧产物，如尸胺、腐胺、酪胺、氨基乙醇等，可与组胺发生协调作用，使其毒性增强。

3）中毒症状

组胺中毒的特点是发病快，症状轻，恢复快。

（1）潜伏期为数分钟至数小时。

（2）主要表现为面部、胸部及全身皮肤潮红、刺痛、灼烧感，眼结膜充血，并伴有头痛、头晕、心动过速、胸闷、呼吸急促、血压下降，有时可有荨麻疹，个别出现哮喘，体温正常。

（3）一般多在 1～2d 恢复健康。预后良好。

4）预防措施

（1）防止鱼类腐败变质。在鱼类生产、储运和销售等各环节进行冷冻冷藏，保持鱼体新鲜，减少污染途径。鱼类腌制加工时对体形较厚者应劈开背部，以利盐分渗入，用盐量不低于 25%。

（2）加强对青皮红肉鱼类中组胺含量的监测。凡含量超过 100mg/100g 者不得上市销售。

（3）做好群众的宣传工作。消费者购买青皮红肉鱼类时要注意其新鲜程度，并及时烹调。烹调时加醋、雪里蕻或山楂等可使组胺减少。

有过敏性患者，不吃此类鱼为宜。

（二）植物性食物中毒

1. 毒蕈中毒

毒蕈又称毒蘑菇，属于真菌植物。目前已鉴定的蕈类中，可食用蕈 300 种，有毒蕈约 100 种，其中含有剧毒可致死的约 10 种。

1）中毒原因

毒蕈中毒多发生在高温多雨的夏、秋季节。往往由于毒蕈与食用蕈不易区别，个人采摘野生鲜蘑，误食而引起中毒。

2）发病机制

毒蕈含有毒素的种类与多少因品种、地区、季节、生长条件的不同而异。个体体质、烹调方法和饮食习惯及是否饮酒等，都与能否中毒或中毒轻重有关。毒蕈的有毒成分十分复杂，一种毒蕈可以含有几种毒素，而一种毒素又可存在于数种毒蕈中。目前对毒蕈毒素的研究还在进行中。

3）中毒症状

毒蕈种类繁多，有毒成分和中毒症状各不相同。一般可分为以下几个类型。

（1）胃肠炎型。误食含有胃肠毒素的毒蕈常以胃肠炎症状为主。中毒的潜伏期较短，一般 0.5～6h。主要症状为剧烈的腹痛、腹泻、水样便、恶心、呕吐，体温不高。病程短，经过适当对症处理可迅速恢复，病程 2～3d，死亡率低。

引起此类型中毒的毒蕈有红菇、乳菇、毒粉褶菌、橙红毒伞等。毒素可能为类树脂物质。

（2）神经精神型。潜伏期为 0.5～4h，临床表现除有胃肠反应外，主要是神经症状：流涎、流泪、大汗、瞳孔缩小、脉缓等，重症患者出现谵妄、精神错乱、幻视、幻听、狂笑、动作不稳、意识障碍等，亦可有瞳孔散大、心动过速、血压升高、体温升高等。此型多预后良好，病死率低，无后遗症。

引起此类型中毒的毒蕈约有 30 种，所含毒性成分多种多样，多为混合并存，临床表现最为复杂多变。主要的毒素有：毒蝇碱、蜡子树酸、光盖伞素和幻觉原等。

（3）溶血型。此型中毒是由鹿花蕈引起的，有毒成分为鹿花毒素，属甲基联胺化合物，具有强烈的溶血作用，可使红细胞遭到破坏。潜伏期一般 6～12h，多于胃肠炎症状后出现溶血性黄疸、肝脾肿大，少数病人出现尿蛋白。有时溶血后有肾脏损害。严重中毒病例可因肝、肾功能受损和心衰而死亡。

（4）脏器损害型。此型中毒最为严重，病情凶险，如不及时抢救，死亡率极高。毒素为毒肽类和毒伞肽类，存在于毒伞属、褐鳞小伞蕈和秋生盔孢伞蕈中。此类毒素为剧毒，对人致死量约为 0.1mg/（kg 体重），可使体内大部分器官发生细胞变性，属原浆毒。

脏器损害型中毒表现十分复杂，按病程发展分 6 期。

① 潜伏期。一般 10～24h。此期长短与中毒严重程度有关。

② 胃肠炎期。恶心、呕吐、脐周腹痛、腹泻水样便，多在 1～2d 后缓解。

③ 假愈期。胃肠炎症状缓解后，病人暂时无症状，或仅有轻微乏力，不思饮食。实际上毒肽已进入内脏，肝损害已开始。轻度中毒病人肝损害不严重，可由此进入恢复期。

④ 脏器损害期。严重中毒病人在发病后 2～3d 内出现肝、肾、脑、心等实质性脏器损害。以肝损害最严重，可出现肝大、黄疸、转氨酶升高，严重者可出现肝坏死，甚至肝昏迷。侵犯肾脏可发生少尿、无尿或血尿，出现尿毒症，肾功能衰竭。

⑤ 精神症状期。患者可出现烦躁不安，表情淡漠、思睡，继而出现惊厥、昏迷，甚至死亡。有些患者在胃肠炎期后立即出现烦躁、惊厥、昏迷，但无肝大及黄疸，属于中毒性脑病。

⑥ 恢复期。经及时治疗后的患者在 2～3 周后进入恢复期，各症状好转并痊愈。

（5）日光性皮炎型。因误食猪嘴蘑引起。中毒时身体裸露部位如颜面出现肿胀、疼痛，特别是嘴唇肿胀、外翻，形如猪嘴，还有指尖疼痛、指甲根部出血等。

4）预防措施

（1）加强宣传教育。不吃不认识或没有吃过的蘑菇。

（2）提高鉴别毒蕈的能力。掌握和熟悉各种毒蕈的形态特征和内部结构，根据当地群众的经验鉴别有毒蕈类，以防误食中毒。

2. 含氰苷类食物中毒

许多高等植物中都含有氰苷。含氰苷类食物中毒有苦杏仁、桃仁、李子仁、枇杷仁、樱桃仁、亚麻仁等中毒及木薯中毒，其中以苦杏仁及木薯中毒最常见。苦杏仁、桃仁、李子仁、枇杷仁、樱桃仁中含有的氰苷为苦杏仁苷，亚麻仁和木薯中含有的氰苷为亚麻苦苷。二者的毒性作用及中毒表现相似。

1）中毒原因

苦杏仁中毒常发生于杏熟时期，多见于儿童生吃水果核仁，或不经医生处方自用苦杏仁治疗小儿咳嗽而引起。木薯中毒主要是由于木薯产区的群众食用未经合理加工处理的木薯或生食木薯而引起。

2）发病机制

食入果仁后，苦杏仁苷在酶或酸作用下水解释放出具有挥发性的氢氰酸，迅速被胃肠黏膜吸收进入血液。氰离子可抑制体内多种酶的活性，其中细胞色素氧化酶最敏感，它可与细胞色素氧化酶的铁离子结合，导致细胞的呼吸链中断，使机体陷入内窒息状态。同时，氢氰酸还能作用于呼吸中枢和血管运动中枢，使之麻痹，最后导致死亡。

亚麻苦苷水解后也释放出氢氰酸，但亚麻苦苷不能在酸性的胃中水解，而在小肠中水解。因此，木薯中毒病情发展缓慢。

3）中毒症状

苦杏仁中毒潜伏期 0.5～12h，一般 1～2h。主要症状为口中苦涩、流涎、头晕、头痛、恶心、呕吐、心悸、四肢无力等，重者胸闷、呼吸困难，有时可闻到苦杏仁味。严重者意识不清、呼吸微弱、昏迷、四肢冰冷，常发生尖叫，继之意识丧失、瞳孔散大、对光的反射消失、牙关紧闭、全身发生痉挛，最后因呼吸麻痹和心跳停止而死亡。也可引起周围神经症状。

木薯中毒的潜伏期稍长些，一般 6～9h。临床症状与苦杏仁苷中毒表现相似。

4）预防措施

（1）加强宣传教育，禁食各种苦味果仁和生食木薯。

（2）合理的加工及食用方法。果仁用水充分浸泡，敞锅蒸煮，使氢氰酸挥发干净。木薯食用前必须去皮，加水浸泡 2d，再敞锅蒸煮后食用。不宜空腹吃木薯，一次不能吃太多。老、幼、体弱者及孕妇不宜食用。

（3）推广含氰苷低的木薯品种。

3. 发芽马铃薯中毒

马铃薯又名土豆、洋山芋、山药蛋，是一种大众蔬菜，尤其在北方的冬天，它是许多家庭的冬储菜和主食蔬菜之一。食入未成熟的或发芽、腐烂的马铃薯可导致人体中毒。

1）中毒原因

马铃薯中含有龙葵素，它是一种生物碱，其含量随品种和季节而有所不同，主要集中在芽眼、表皮和绿色部分，一般含量低不会使人中毒。引起发芽马铃薯中毒的主要原因是储存不当。在储存过程中，龙葵素含量会逐渐增加，尤其当马铃薯发芽、表皮变青或出现黑斑和光照时均可大大提高龙葵素的含量。烹调时未能除去或破坏龙葵素，食用后发生中毒。以春末夏初最为常见。

2）发病机制

龙葵素对胃肠道黏膜有较强的刺激作用，对呼吸中枢有麻痹作用，并能引起脑水肿、充血。此外，龙葵素对红细胞有溶血作用。

3）中毒症状

（1）潜伏期一般 1～12h。

（2）咽喉抓痒感及烧灼感，上腹部烧灼感或疼痛。其后出现胃肠炎症状。可有头痛、头晕、瞳孔放大、耳鸣等症状。严重者出现抽搐，可因呼吸麻痹而死亡。

4）预防措施

（1）改善马铃薯的储存条件，存放于干燥、阴凉处。

（2）对已发芽的马铃薯，食用前削皮去芽；烹调时放些食醋，可加速龙葵素的分解。还要将马铃薯烧熟煮透。

4. 菜豆中毒

菜豆因地区不同又称为豆角、芸豆、扁豆、四季豆等，是人们普遍食用的蔬菜。但因烹调不当食用菜豆中毒者时有发生。一年四季均可发生，但以秋季为多。

1）中毒原因

菜豆的烹调加工方法不当，加热不透，内含的毒素不能破坏，即可引起食物中毒。菜豆中毒多发生在集体食堂，主要原因是锅小，加工量大，翻炒不匀，受热不匀，不易把菜豆烧透。

2）发病机制

菜豆中毒与其皂苷及红细胞凝集素的含量有关。烹调时没有充分加热，所含毒素未完全破坏。中毒与年龄、性别无明显关系，中毒程度与摄入量一致。

3）中毒症状

（1）潜伏期一般 1～5h。

（2）主要症状有恶心、呕吐、腹痛、腹泻、头晕、头痛，少数患者有胸闷、心慌、出冷汗等。体温一般正常。

（3）病程短，恢复快。多数患者在 24h 内恢复健康。预后良好，无死亡。

4）预防措施

烹调时炒熟煮透，最好炖食，以破坏其中的毒素。

三、真菌毒素和霉变食品中毒

食品中的真菌及其毒素引起的食物中毒，其发病率和死亡率都较高，且具有明显的季节性和地区性。

（一）赤霉病麦食物中毒

赤霉病麦中毒是由于误食被赤霉菌污染的麦类等引起的、以呕吐为主要症状的一种急性中毒。我国多发生于长江中下游地区，也见于东北、华北地区。

1. 中毒原因

引起麦类赤霉病的真菌主要是镰刀菌属中的禾谷镰刀菌。小麦、大麦、燕麦等在田间抽穗灌浆阶段的条件适合于真菌生长繁殖，可以使麦类、稻谷及玉米发生赤霉病。引起中毒的成分为赤霉病麦毒素，该毒素对热稳定，一般的烹调加热不会破坏。

2. 中毒症状

（1）潜伏期 10min～5h。

（2）症状多为头晕、恶心、胃部不适、有烧灼感，呕吐、乏力，少数有腹痛、腹泻，颜面潮红。重者出现呼吸、脉搏、血压不稳，四肢酸软、步态不稳似醉酒。

（3）一般停止食用病麦后 1～2d，即可恢复。

3. 预防措施

（1）加强粮食卫生管理，制定粮食中赤霉病麦毒素的限量标准。

（2）加强田间管理，预防谷类感染赤霉病。推广抗赤霉病的谷物品种。收获时及时脱粒、晒干或烘干，仓储粮食要勤翻晒，注意通风，将粮食含水量控制分在 11%～13%。

（3）去除或减少粮食中的病麦粒或毒素。可采用分离、稀释、去皮、浸出、发酵等方法。

（二）霉变甘蔗中毒

1. 中毒原因

由于储存环境条件不良，甘蔗上微生物大量繁殖。甘蔗收割时如未完全成熟，含糖量低，有利于霉菌生长繁殖而产生霉变。食用霉变的甘蔗后可引起中毒。由于饮食习惯，发病者多见于儿童，且病情常较严重甚至危及生命。

引起中毒的有毒成分是霉变甘蔗中的 3-硝基丙酸，其是由引起甘蔗霉变的节菱孢霉产生的神经毒素，具有很强的嗜神经性，主要损害中枢神经。

2. 中毒症状

（1）潜伏期为 15～30min，最长可达 48h。潜伏期越短，症状越严重。

（2）轻者恶心、呕吐、头晕、头痛、腹痛、腹泻，部分患者有复视或幻视。重者很快出现阵发性抽搐、四肢强直或屈曲，手呈鸡爪状，大小便失禁，牙关紧闭，面部发绀。严重者很快进入昏迷，体温升高，而死于呼吸衰竭。幸存者常因中枢神经损害而导致终身残疾。

3．预防措施

（1）甘蔗必须成熟后才能收割，收割后要防冻。

（2）在储存过程中应采取防霉措施，储存时间不能太长，并定期进行感官检查，必要时可进行霉菌检查及动物实验。

（3）加强食品卫生监督，严禁出售和食用霉变甘蔗，不得将其加工成鲜蔗汁出售。

（4）加强宣传教育工作，教育群众不吃霉变甘蔗。

学习单元四　食物中毒的调查处理

食物中毒的调查主要判断是否是食物中毒事件，是哪种食物中毒（确定病原），可疑餐次及可疑食物是什么，另外根据初步调查情况必须在调查现场及时、正确地抢救和处置病人。

一、调查步骤和内容

（一）前往现场

接到发生食物中毒的报告后迅速地组织有关人员携带采样器材和协助抢救的物品前往现场。

1．人员准备

一般要指派2名以上食品卫生专业人员赴现场调查，对涉及面广、较为疑难的食物中毒应配备检验人员和有关专业人员协助调查。

2．物质准备

物质准备包括采样用品、法律文书、取证工具、录音机、照相机、食物中毒快速检测箱，必要时可准备一些化学性、动植物性食物中毒的特殊解毒药。

（二）抢救

到达现场前或到达现场后，进行必要和可能的抢救，如调用特效药、调动抢救工作所需人员。对于症状特殊的病人，迅速协助抢救的医务人员及时确诊。

（三）现场采样和检验

1．食物采集

尽量采集剩余可疑食物，无剩余食物时应采集用灭菌盐水洗刷可疑食物的包装材料或容器后的洗液，必要时也可采集可疑食物的半成品或原料。

2．收集吐泻物

到现场后应尽快收集病人吐泻物，收集病人的粪便时应该首先从还未进行抗生素治疗的病人处收集。

3. 可疑中毒食物制售环节的涂抹

对制售过程中所涉及的餐具、炊具等用无菌棉拭子浸沾生理盐水制作细菌涂抹样。还可进行血、尿样的采集及从业人员带菌检查的样品采集。

对疑似化学性食物中毒，调查时应将所采集的样品，尽可能地用快速检验的方法在现场进行定性检验，以协助诊断。

（四）对进餐者进行个案调查

对中毒者的调查，确定食物中毒的事实；调查中毒患者，确定中毒人数及主要临床症状；查明可疑食品与中毒病人发病的因果关系；确定引起食物中毒的餐次和食品。

食物中毒类型多，中毒原因、途径、临床表现差异大，为防止不同的调查者在调查时产生主观偏倚，进行食物中毒个案调查时应采用统一的食物个案调查表。

二、食物中毒的处理

（1）食物中毒的调查资料。必须及时地整理出调查报告，避免资料散在参加者手中。书写食物中毒调查报告时既要注意调查报告的科学性，又要重视书写行政执法法律文书的程序性要求。

（2）对食物中毒的责任追究。首先食物中毒是导致卫生监督中行政处罚的主要原因，因而处罚决定前的现场调查笔录，应尽量争取发病单位负责人的签名，行政处罚应该密切注意处罚的法律依据。

（3）卫生部门在追究引起中毒的当事人的法律责任之外，应该重视卫生宣传与指导工作，即向病人的家属及所属集体单位证明发生食物中毒的原因，指出仍然存在的隐患，提出具体改进意见和措施。

（4）对食物中毒的调查资料整理、分析和总结，进行必要的报告和登记。

任务十五　食物中毒调查与分析

一、任务描述

以小组为单位，设计调查问卷，进行食物中毒调查，如食物中毒的种类、中毒症状、中毒原因等，对调查材料进行分析，并写出食物中毒调查报告。

二、工作内容及步骤

（1）利用各种途径、方法查找发生的食物中毒事件。

（2）按照以下的调查思路和方法进行调查。

① 调查目的。

a. 确定食物中毒事实，调查中毒病人，确定中毒人数及主要临床症状。

b. 确定中毒食品，至少确定餐次或几种食品。

c. 查明食物中毒发生的原因，并提出今后预防该类食物中毒的措施。

② 调查内容。

a. 可疑及中毒病人的发病人数、时间、地点、症状及体征、诊断、抢救治疗情况。

b. 可疑及中毒病人发病前 48h 内的进餐食谱，以及特殊情况下 72h 内的可疑进餐食谱和同餐人员的发病情况。

c. 可疑中毒食物的生产经营场所、生产经营过程中的卫生状况。

d. 从业人员的健康状况。

③ 调查的步骤和方法。

a. 准备工作。人员分组，明确组内各个成员的职责，携带设计好的调查表和相关的工具书。

b. 现场调查。

初步调查。到达现场后，首先了解食物中毒发生的简要情况，包括中毒发生时间、进食与中毒人数、可疑中毒食物及其进食时间、场所、中毒症状、发病经过，已采取的急救治疗措施及其效果。

中毒食品和原因调查。调查病人发病前 48h 内所进食的食品种类、卫生质量、来源、购买场所和时间、产运储销、烹调加工和食用过程及其卫生状况。

综合以上情况经过全面分析，即可将可疑食物逐渐集中于某一餐的几种甚至一种食物上。

为了判定可能是哪种类型的食物中毒，还需要进一步调查潜伏期长短、临床症状等，进行综合分析即可初步确定是否为食物中毒，是哪种类型的食物中毒。

通过对中毒原因的调查，可提出控制本次食物中毒必须立即采取的措施和日后的预防措施。

三、总结思考

（1）对资料进行整理分析，书写调查报告。内容包括：食物中毒发生的概况；中毒事故的原因分析；处理措施和建议。

（2）在日常生活中发生食物中毒的原因主要是什么？应如何预防和避免？若发生后应如何处理？

（3）在食物中毒现场调查过程中需要注意哪些问题？

任务十六　食物中毒预防专题讨论

一、任务描述

以小组为单位，进行食物中毒专题讨论，找出引起食物中毒的原因，提出预防食物中毒的措施。

二、工作内容及步骤

1. 分组

进行随机分组，选出组长，确定讨论内容。

2. 讨论什么是食物中毒

食物中毒，是指病人所进食物被细菌或毒素污染，或食物本身含有毒素而引起的急性或亚急性疾病。

3. 讨论食物中毒的常见原因

1）细菌性食物中毒常见原因

（1）生熟交叉污染。如熟食品被生的食品原料污染，或被与生的食品原料接触过的表面污染，或接触熟食品的容器、手、操作台等被生的食品原料污染。

（2）食品贮存不当。如熟食品被长时间存放在 8～60℃ 的温度条件下，或易腐原料、半成品食品在不适合温度下长时间贮存。

（3）食品未烧熟煮透。如食品烧制时间不足、烧制量太大、烹调前未彻底解冻等原因使食品加工时中心温度未达到 70℃。

（4）从业人员带菌污染食品。从业人员患有传染病或是带菌者，操作时通过手部接触等方式污染食品。

（5）经长时间贮存的食品在食用前未彻底再加热至中心温度 70℃ 以上。

（6）食品原料腐败变质。

（7）进食未经加热处理的生食品。

（8）餐具清洗消毒不彻底。

2）化学性食物中毒常见原因

（1）作为食品原料的食用农产品在种植养殖过程或生长环境中，受到化学性有毒有害物质污染，如蔬菜中农药、猪肝中瘦肉精等。

（2）食品在加工过程受到化学性有毒有害物质的污染。例如，误将亚硝酸盐当作食盐使用或食用刚腌制不久的腌制菜。

3）有毒动植物中毒常见原因

（1）食用有毒有害食品，如毒蕈、发芽马铃薯、河豚、高组胺鱼类。

（2）豆荚类含有天然有毒物质，食品加工过程未去除。例如，豆浆未煮透使其中的胰蛋白酶抑制物未彻底去除，菜豆加工时加热时间不够使其中的皂素、植物血凝素等未被完全破坏。

4. 讨论食物中毒的特征

食物中毒的原因不同，症状各异，但一般都具有如下特征：

（1）潜伏期短，一般由几分钟到几小时，食入"有毒食物"后于短时间内几乎同时出现一批病人，来势凶猛，很快形成高峰，呈暴发流行。

（2）病人临床表现相似，且多以急性胃肠道症状为主，剧烈的呕吐、腹泻，同时伴有中上腹部疼痛。

（3）发病与食入某种食物有关，病人在近期同一段时间内都食用过同一种"有毒食物"，发病范围与食物分布呈一致性，不食者不发病，停止食用该种食物后很快不再有新病例。

（4）一般不传染，发病曲线呈骤升骤降的趋势，没有传染病流行时发病曲线的余波。

（5）有明显的季节性，夏秋季多发生细菌性和有毒动植物食物中毒；冬春季多发生肉毒中毒和亚硝酸盐中毒等。

5. 讨论如何预防食物中毒

（1）养成良好的卫生习惯，勤洗手（特别是饭前便后），用除菌香皂、洗手液洗手。

（2）不吃生、冷、不清洁食物。

（3）不吃变质剩饭菜。

（4）少吃、不吃冷饮，少吃、不吃零食。

（5）不要随便吃野果，吃水果后不要急于喝饮料特别是水。

（6）尽可能在学校食堂就餐，不到无照经营摊点饭店购买食品或者就餐。

（7）谨慎选购包装食品，认真查看包装标识、厂家厂址、电话、生产日期是否标示清楚、合格。

三、总结思考

认真学习食品卫生知识，掌握一些食品中毒预防方法，提高自我卫生意识，最大限度减少食物中毒的风险，预防食物中毒，保证身体健康。

项目小结

食物中毒有细菌性食物中毒、有毒动植物食物中毒、化学性食物中毒及真菌毒素中毒和霉变食品中毒。

我国发生细菌性食物中毒以沙门氏菌属、变形杆菌和葡萄球菌食物中毒较为常见，其次为副溶血性弧菌、蜡样芽孢杆菌、肉毒梭菌食物中毒。

化学性食物中毒主要有亚硝酸盐食物中毒、砷化物中毒等。近年来一些新出现的化学性食物中毒（如瘦肉精中毒）不断增多。

有毒动植物食物中毒主要包括河豚中毒和毒蕈中毒等，还有发芽马铃薯、菜豆、鱼类组胺中毒等。这些食物中毒偶然性大，潜伏期短，发病迅速。

真菌（霉菌）产生的毒素或毒性物质称为真菌毒素，由真菌毒素引起的食物中毒症状总称为真菌毒素中毒症，主要有赤霉病麦食物中毒和霉变甘蔗食物中毒。

复习思考题

1. 食物中毒有何特点？

2. 细菌性食物中毒的特点有哪些？

3. 沙门氏菌食物中毒主要原因是什么？如何进行预防？

4. 葡萄球菌食物中毒的流行病学特点是什么？

5. 在我国引起肉毒梭菌毒素中毒的食品主要有哪些？

6. 吃河豚为何易引发食物中毒？如何预防？

7. 如何预防亚硝酸盐食物中毒？

8. 食物中毒如何进行现场调查和处理？

主要参考文献

白冰，2007. 营养卫生与家常烹饪 [M]. 北京：中国人民大学出版社.

蔡威，2006. 食物营养学 [M]. 上海：上海交通大学出版社.

曹小红，2006. 食品安全与卫生 [M]. 北京：科学出版社.

高秀兰，2015. 食品营养与卫生 [M]. 重庆：重庆大学出版社.

葛可佑，2005. 中国营养师培训教材 [M]. 北京：人民卫生出版社.

何计国，甄润英，2003. 食品卫生学 [M]. 北京：中国农业大学出版社.

何志谦，2006. 疾病营养 [M]. 成都：四川大学出版社.

靳国章，2004. 饮食营养与卫生 [M]. 北京：中国旅游出版社.

靳国章，2015. 饮食营养与卫生 [M]. 重庆：重庆大学出版社.

李胜利，2004. 营养与膳食 [M]. 北京：人民卫生出版社.

林海，杨玉红，2011. 营养与食品卫生 [M]. 武汉：武汉理工大学出版社.

刘新社，袁仲，2011. 食品营养与健康 [M]. 北京：中国传媒大学出版社.

刘志皋，2011. 食品营养学 [M]. 2 版. 北京：中国轻工业出版社.

罗登宏，周桃英，2009. 食品营养学 [M]. 北京：中国农业大学出版社.

人力资源社会保障部职业能力建设司，2021. 营养配餐员 [M]. 北京：中国劳动社会保障出版社.

史贤明，2003，食品安全与卫生学 [M]. 北京：中国农业大学出版社.

孙远明，余群力，2002. 食品营养学 [M]. 北京：中国农业大学出版社.

万玉梅，2005. 营养卫生与家庭烹饪 [M]. 北京：中国劳动出版社.

王尔茂，2004. 食品营养与卫生 [M]. 北京：科学出版社.

王丽琼，2008. 食品营养与卫生 [M]. 北京：化学工业出版社.

王莉，2006. 食品营养学 [M]. 北京：化学工业出版社.

王晓琴，曹劲松，2002. 食品营养强化剂 [M]. 北京：中国轻工业出版社.

王亚伟，刘爱月，2006. 烹饪营养与卫生 [M]. 北京：中国林业出版社.

王宇鸿，张海，2008. 食品营养与保健 [M]. 北京：化学工业出版社.

吴坤，2003. 营养与食品卫生学 [M]. 5 版. 北京：人民卫生出版社.

夏延斌，钱和，易有金，2020. 食品加工中的安全控制 [M]. 3 版. 北京：中国轻工业出版社.

薛建平，2017. 食物营养与健康 [M]. 3 版. 合肥：中国科学技术大学出版社.

曾果，2017. 营养与疾病 [M]. 成都：四川大学出版社.

中国就业培训技术指导中心，2022. 公共营养师（基础知识）[M]. 2 版. 北京：中国劳动社会保障出版社.

中国营养学会，2022. 中国居民膳食指南（2022）[M]. 北京：人民卫生出版社.

钟耀广，2020. 功能性食品 [M]. 2 版. 北京：化学工业出版社.